Kohlhammer

Autoreninfo

Professor Dr. med. W. Jordan, MBA, MIM. Stellv. Ärztlicher Direktor der Klinikum Magdeburg gGmbH, Chefarzt der Klinik für Psychiatrie und Psychotherapie. Facharzt für Psychiatrie und Psychotherapie, Schlafmedizin, Suchtmedizin, Video-Interventions-Therapie, Supervisor. Studium der Managementwissenschaften Universität Salzburg, außerplanmäßige Professur Universität Göttingen. Vorstandsmitglied der Bundesdirektorenkonferenz der ärztlichen Leiter und Leiterinnen deutscher Kliniken für Psychiatrie und Psychotherapie e.V. (BDK). Publikationsschwerpunkte: Notfallpsychiatrie und psychotherapeutische Krisenintervention, Schlafmedizin, Oxidativer Stress, Mutter-Kind-Behandlung, Management in der Psychiatrie, Ethik in der Psychiatrie.

Wolfgang Jordan

Psychotherapie bei Psychosen

Ein psychiatrisch-psychotherapeutischer
Leitfaden zum Verstehen und Behandeln
von Menschen mit Psychose

Verlag W. Kohlhammer

Dieses Werk einschließlich aller seiner Teile ist urheberrechtlich geschützt. Jede Verwendung außerhalb der engen Grenzen des Urheberrechts ist ohne Zustimmung des Verlags unzulässig und strafbar. Das gilt insbesondere für Vervielfältigungen, Übersetzungen, Mikroverfilmungen und für die Einspeicherung und Verarbeitung in elektronischen Systemen.

Pharmakologische Daten, d. h. u. a. Angaben von Medikamenten, ihren Dosierungen und Applikationen, verändern sich fortlaufend durch klinische Erfahrung, pharmakologische Forschung und Änderung von Produktionsverfahren. Verlag und Autoren haben große Sorgfalt darauf gelegt, dass alle in diesem Buch gemachten Angaben dem derzeitigen Wissensstand entsprechen. Da jedoch die Medizin als Wissenschaft ständig im Fluss ist, da menschliche Irrtümer und Druckfehler nie völlig auszuschließen sind, können Verlag und Autoren hierfür jedoch keine Gewähr und Haftung übernehmen. Jeder Benutzer ist daher dringend angehalten, die gemachten Angaben, insbesondere in Hinsicht auf Arzneimittelnamen, enthaltene Wirkstoffe, spezifische Anwendungsbereiche und Dosierungen anhand des Medikamentenbeipackzettels und der entsprechenden Fachinformationen zu überprüfen und in eigener Verantwortung im Bereich der Patientenversorgung zu handeln. Aufgrund der Auswahl häufig angewendeter Arzneimittel besteht kein Anspruch auf Vollständigkeit.

Die Wiedergabe von Warenbezeichnungen, Handelsnamen und sonstigen Kennzeichen in diesem Buch berechtigt nicht zu der Annahme, dass diese von jedermann frei benutzt werden dürfen. Vielmehr kann es sich auch dann um eingetragene Warenzeichen oder sonstige geschützte Kennzeichen handeln, wenn sie nicht eigens als solche gekennzeichnet sind.

Es konnten nicht alle Rechtsinhaber von Abbildungen ermittelt werden. Sollte dem Verlag gegenüber der Nachweis der Rechtsinhaberschaft geführt werden, wird das branchenübliche Honorar nachträglich gezahlt.

Dieses Werk enthält Hinweise/Links zu externen Websites Dritter, auf deren Inhalt der Verlag keinen Einfluss hat und die der Haftung der jeweiligen Seitenanbieter oder -betreiber unterliegen. Zum Zeitpunkt der Verlinkung wurden die externen Websites auf mögliche Rechtsverstöße überprüft und dabei keine Rechtsverletzung festgestellt. Ohne konkrete Hinweise auf eine solche Rechtsverletzung ist eine permanente inhaltliche Kontrolle der verlinkten Seiten nicht zumutbar. Sollten jedoch Rechtsverletzungen bekannt werden, werden die betroffenen externen Links soweit möglich unverzüglich entfernt.

Die Fallbeispiele in diesem Buch sind anonymisiert. Rückschlüsse auf reale Personen sind daher nicht möglich.

1. Auflage 2019

Alle Rechte vorbehalten
© W. Kohlhammer GmbH, Stuttgart
Gesamtherstellung: W. Kohlhammer GmbH, Stuttgart

Print:
ISBN 978-3-17-035812-6

E-Book-Formate:
pdf: ISBN 978-3-17-035813-3
epub: ISBN 978-3-17-035814-0
mobi: ISBN 978-3-17-035815-7

Für das Leben

Inhalt

Vorwort		9
1	**Krankheitslehre**	**11**
	1.1 Der psychiatrische Krankheitsbegriff	11
	1.2 Definition einer »Psychose«	12
	1.3 Entstehung von Psychosen und psychotischer Symptome	13
	1.4 Definition von Psychotherapie	21
	1.5 Wirkfaktoren und Wirksamkeit einer Psychotherapie	22
	1.6 Evidenzbasierte Psychotherapien	23
	1.7 Leitlinien und psychosoziale Versorgung	25
2	**Diagnostik**	**29**
	2.1 Klinische Diagnostik	29
	2.2 Differenzialdiagnosen psychotischer Symptome	36
	2.3 Psychische Klärung	45
	2.4 Explorationstechniken	50
3	**Krankheitsbilder und Behandlung**	**59**
	3.1 Einteilung und allgemeine Behandlungsempfehlungen	59
	3.2 Behandlungsmethoden und -verfahren	65
	3.3 Klinische Besonderheiten	101
4	**Therapeutische Basisverfahren**	**146**
	4.1 Allgemeine ressourcenorientierte Therapietechniken	147
	4.2 Allgemeine körperorientierte Techniken	152
	4.3 Allgemeine psychotherapeutische Techniken	160
	4.4 Chronobiologisch orientierte Therapien	162
	4.5 Biologische Therapieverfahren	172
	4.6 Handlungsorientierte und kreativtherapeutische Verfahren	175
5	**Alternative Versorgungsmodelle**	**178**
	5.1 Integrative Versorgungsmodelle	181
	5.2 Niederschwellige psychosoziale und/oder psychotherapeutische Versorgungsmodelle	186

6	Vom Leben – Der Schattengänger	189
7	Literatur	200
Stichwortverzeichnis		223

Vorwort

Eine weit verbreitete Vorstellung unter Therapeuten ist, dass eine Psychotherapie bei Psychosen nicht indiziert sei. Doch stimmt das?

Was ist überhaupt eine Psychose und was ist Psychotherapie? Dürfen Patienten mit einer Psychose psychotherapeutisch behandelt werden und wie geht das?

Der kompakte Leitfaden nimmt zunächst eine differenzierte Betrachtung der unterschiedlichen Psychosen vor. Davon abgeleitet werden wesentliche psychotherapeutische Interventionstechniken praxisorientiert beschrieben und störungsspezifische Besonderheiten benannt. Therapeutische Basisverfahren werden insoweit vorgestellt, wie sie für die Behandlung von Psychosen relevant sind. Abschließend werden alternative Versorgungsstrukturen diskutiert.

Auf der Basis eines breiten diagnostischen und therapeutischen Ansatzes gibt der Leitfaden einen gleichermaßen kompakten wie profunden sowie wissenschaftlich aktuellen und klinisch ausgerichteten Überblick zu einem von der Fachliteratur bislang häufig vernachlässigten Thema, das durch die neue Psychotherapie-Richtlinie an zusätzlicher Versorgungsrelevanz gewonnen hat.

Wolfgang Jordan im Mai 2018

1 Krankheitslehre

1.1 Der psychiatrische Krankheitsbegriff

Woher nehme ich die Sicherheit, dass der Patient mir gegenüber schizophren ist und ich es nicht selbst bin?
Was ist überhaupt eine psychiatrische Erkrankung? Ein objektiver Gegenstand, eine Realdefinition, oder ein begriffliches Konstrukt, d. h. eine Nominaldefinition, oder nur eine individuelle Reaktion, eine Lebensform, also eine biographische Definition?
Das gegenwärtige Krankheitsverständnis gemäß der Internationalen Klassifikation psychischer Störungen (ICD-10) beruht auf den beiden zuletzt genannten Definitionen. Aber unverändert besteht die Vorstellung, dass »Geisteskrankheiten« nicht medizinisch einzuordnen seien, sondern als begründete Verhaltensweisen in einem konkreten sozialen System anzusehen, sprich höchstens moralische Probleme sind (Szasz 2013).

Der Krankheitsbegriff in der Psychiatrie ist durch die ausgeprägte Verschränkung mit dem gesellschaftlichen und politischen Umfeld bestimmt. Diagnosen werden zum Teil stigmatisierend verwandt, was zu Kontroversen und Entwicklung einer »Anti-Psychiatrie«-Haltung führte. Demgegenüber ist eine »Anti-Somatik-Bewegung« in der Bevölkerung wenig vorstellbar. In Japan wird darüber diskutiert, die Schizophrenie in eine Störung der Einheit des Selbst umzubenennen (Umehara et al. 2011), oder als Spektrum zu sehen (Guloksuz und van Os 2018) und darüber den Begriff ganz abzuschaffen. Ist die Schizophrenie überhaupt eine Erkrankung (Read et al. 2004), d. h. gibt es eine Kernerkrankung (Parnas 2011) im Sinne Kraeplins? Von Dr. Knock aus dem Bühnenstück von Jules Romain (Uraufführung 1923) wissen wir, dass einige Erkrankungen nicht bestehen, bis wir sie akzeptieren, wahrnehmen, benennen und behandeln bzw. mit ihnen Geld verdienen (Romain 2001). Vielleicht benötigt es ein neues Verständnis für psychische Erkrankungen (Heinz 2017), soziale Neurowissenschaften, die Symptome erforschen statt Krankheiten? Die klassische Psychopathologie nach Jaspers scheint ausgedient zu haben. Kritikern zu Folge wird sie dem Subjekt nicht gerecht, ist zu vage, nicht ausreichend wissenschaftlich fundiert, trägt zu Pathologisierung und Medikalisierung bei und ist zudem manipulations- und missbrauchsgefährdet.

Das National Institut of Mental Health hat im Jahr 2009 in den Vereinigten Staaten das Research Domain Criteria (RDoc) Projekt gestartet, um Befunde aus der neurobiologischen Forschung mehr zu berücksichtigen und Grundlagenforschung und klinische Forschung wieder stärker zusammenzuführen (Jäger 2015). Dieser neue datengetriebene Ansatz könnte anstelle einer nosologischen Einteilung wie bislang zu einer diagnostisch nutzbaren Clusterung aus integrierenden Daten zu Genetik, Neurobiologie, Hirnaktivität, Immunologie, Verhaltensprozesse und Lebenserfahrungen führen (Insel und Cuthbert 2015; Clementz et al. 2016; Clementz 2016; Strik et al. 2017). Gehirnmorphologische Biomarker können z. B. zwischen einer unipolaren und bipolaren Depression unterscheiden (Redlich et al. 2014) oder zur Vorhersagbarkeit von therapeutischen Verfahren genutzt werden (Redlich et al. 2016; Hahn et al. 2015; 2017; Lueken et al. 2013).

Das menschliche Gehirn ist über Areale organisiert. Diese sind Teile eines großen Netzwerkes mit eigener Dynamik und komplexen Effekten. Die zugehörigen Funktionen lassen sich nicht in psychologische Termini fassen. Einfache Begrifflichkeiten wie Aufmerksamkeit, Emotionen oder Halluzinationen kommen dem Verständnis der Hirnfunktion nicht nahe. Mittlerweile besteht eine deutliche Divergenz zwischen der Grundlagenforschung und der klinischen Psychiatrie, so dass es an der Zeit ist, eine gemeinsame Sprache zu finden. Wir sollten nicht vergessen, dass das Gehirn ein Beziehungsorgan ist (Fuchs 2016). Psychiatrische Diagnostik und Therapie sind somit nicht nur Technik, sondern immer eingebunden in eine Beziehung. Die Psychiatrie ist eine Abschätzung der Behandlungsmöglichkeiten. Der (RDoC)-Ansatz einschließlich einer sozialen Neurowissenschaft stellt eine zukunftsweisende diagnostische Option dar.

> **Merke**
>
> Die Natur kennt keine Sprünge. Der Übergang zwischen pathologisch und physiologisch ist stets fließend. Eine Hirnfunktion ist Netzwerkstruktur und -dynamik, d. h. immer reduktionistisch zu sehen. Psychiatrische Diagnosen sind gegenwärtig begriffliche Konventionen. Die psychiatrische Diagnostik erfordert eine Multiperspektive. In einem wissenschaftlichen Diskurs sollten die Methoden miteinander und nicht gegeneinander reden.

1.2 Definition einer »Psychose«

Der Begriff »Psychose« ist unspezifisch, vergleichbar »Herzkreislaufproblemen« in der somatischen Medizin. Hierunter können sich dann sehr unterschiedliche Krankheitszustände wie Herzinfarkt, Herzrhythmusstörungen, Blutdruckentgleisungen oder nur einfache orthostatisch bedingte Synkopen verbergen. Psychose ist eine sehr allgemeine Bezeichnung für viele Formen psychischen Andersseins und psychischer Krankheit, die teils durch erkennbare Organ- oder Gehirnerkrankungen hervorgerufen werden oder deren organische Grundlagen hypothetisch sind (z. B. sog. endogene Psychosen) (Peters 1990). Mit Begründung der Psychoanalyse wurde eine Trennung zur »Neurose« vorgenommen, wobei in einzelnen Fällen die Abgrenzung schwierig sein kann. Als Unterscheidungskriterien dienen Schweregrad der psychischen Auffälligkeiten, z. B. in den USA lange die Notwendigkeit einer stationären Unterbringung, Besonderheiten in der Symptomatik wie bizarre Verhaltensweisen, fehlende Nachvollziehbarkeit des Erlebens, Kommunikationsstörungen oder mangelnde Krankheitseinsicht. In der deutschen Psychiatrie bestand die Vorstellung einer krankhaften hirnorganischen Veränderung als Ursache, welche sich in Zeit- und Verlaufskriterien zur diagnostischen Klassifikation niederschlägt (Dilling et al. 2005).

Insbesondere Wahn, aber auch Halluzinationen und formale Denkstörungen werden oft als Merkmal einer Psychose benannt. Letztendlich können alle psychotischen Ausgestaltungen den Bereichen »Sprache«, »Affekte« und »Motorik« zugeordnet werden, welche als gemeinsame Basis der zwischenmenschlichen Kommunikation dienen. In einer weit gefassten Definition kann eine Psychose als eine Störung der Realitätsbezüge verstanden werden. Der Charme dieser Auslegung besteht in der Annahme eines Kontinuums seelischen Erlebens, von normalen Reaktionsformen des Gehirns zu funktionellen und weiter strukturellen Veränderungen, die gegebenenfalls auch morphologisch als Defekt nachweisbar sind.

Psychotisches Erleben findet sich somit auch bei psychisch gesunden Menschen, z. B. optische Halluzinationen nach Schlafentzug, bei Migräne, Epilepsie, hohem Fieber, Überdosierung gewisser Medikamente, bei Drogenkonsum, oder Depersonalisations- und Derealisationserleben bei Schlaftrunkenheit, Verliebtsein, Liebeskummer, Stress oder auch Deprivation und Reizentzug. Psychotisches Erleben von Gesunden unterscheidet sich nicht grundlegend von dem schizophrener Menschen, auch diese sind in der Lage, Trugwahrnehmungen als irreal zu erkennen. Im Gegensatz zu Gesunden benötigen sie jedoch hierfür Unterstützung.

Psychotisches Erleben kommt weiterhin bei unterschiedlichen Persönlichkeitsstörungen, affektiven, schizophrenen und wahnhaften sowie hirnorganisch bedingten Störungen vor.

> **Merke**
>
> Eine Psychose ist eine Störung der Realitätsbezüge. Psychotisches Erleben ist eine relativ eingeschränkte, unspezifische Reaktionsform des Gehirns auf unterschiedliche innere oder äußere Reize. Psychotisches Erleben findet sich auch bei Gesunden.

1.3 Entstehung von Psychosen und psychotischer Symptome

Unter einer Psychose werden diagnostisch heterogene Störungsbilder verstanden. Der Psychose-Begriff findet zumeist Anwendung für das Auftreten von Halluzinationen und Wahn, mitunter werden auch Ich-Störungen und formale Denkstörungen umfasst. Die ätiopathogenetischen Grundlagen sind unklar, es wird aber von einem Zusammenwirken organischer Krankheitsursachen mit psychosozialen Faktoren ausgegangen. Die Gewichtung, mehr zu einem neurobiologischen oder psychosozialen Pol hin, ist nicht nur akademischer Natur, sondern beschreibt unterschiedliche Erkrankungen mit unterschiedlichen Anforderungen an den Therapeuten. Mit fließendem Übergang lassen sich organisch/hirnorganisch bedingte Psychosen, strukturbedingte Psychosen, konfliktbedingte Psychosen, reaktivbedingte und traumabedingte Psychosen abgrenzen. Die Plastizität des Gehirns beinhaltet nicht nur, dass bestehende Defizite teilweise von anderen Hirnregionen abgedeckt werden können, sondern auch, dass durch eine gezielte Beeinflussung selbst strukturelle Veränderungen möglich sind.

Für die schizophrenen, die schizoaffektiven und die bipolar affektiven Störungen ist eine genetische Beteiligung bekannt (Glessner et al. 2017; Charney et al. 2017; Schizophrenia Working Group of the Psychiatric Genomics Consortium 2014). Obwohl mittlerweile eine Vielzahl von Risikogenen identifiziert werden konnte, haben einzelne Gene nur einen geringen Einfluss auf das Erkrankungsrisiko. Die hohe Heritabilität ist somit nicht hinreichend, eine solche Erkrankung zu entwickeln. Verschiedene Umweltfaktoren sind vermutlich ebenfalls von Bedeutung. Möglicherweise verändern sie durch DNA-Methylisierung (Montano et al. 2016) und Histonacetylierung die Ableserate der beteiligten Gene. Die abgeänderte epigenetische Regulation könnte eine Modifikation der neuronalen Entwicklung und darüber auch der Neurotransmission verursachen. Das Auftreten psychopathologischer Symptome wäre letztendlich die Konsequenz (Buchholz et al. 2013).

Daneben könnten Umweltfaktoren über hormonelle, entzündliche, immunologische oder neurotoxische Prozesse direkt die Hirnentwicklung und damit auch die neuronale Informationsverarbeitung beeinflussen. So ist bei Patienten mit einer Schizophrenie oder anderen Psychosen eine Aktivierung der Hypothalamus-Hypophysen-Nebennierenrinden-Achse (HPA-Achse) als Folge von chronischem Stress, Cannabiskonsum oder im Rahmen entzündlicher Reaktionen bekannt (Walker et al. 2013). Eine Dysregulation des Immunsystems und oxidativer Stress scheinen ebenfalls pathophysiologisch bedeutsam zu sein (Haller et al. 2014; Goldsmith et al. 2016; Jordan et al. 2016; Black et al. 2015; Flatow et al. 2013; Michel et al. 2012; Miller et al. 2011; Palta et al. 2014; Popa-Wagner et al. 2013), weiterhin besteht zumindest für eine Untergruppe von Patienten ein Zusammenhang mit Antikörpern gegen den N-Methyl-D-Aspartat glutamatergen Rezeptor (NMDA-Rezeptor) (Steiner et al. 2013; Kovac et al. 2018).

Zahlreiche hirnmorphologische und -funktionelle Veränderungen sind mittlerweile für Psychosen bei schizophrenen, schizoaffektiven und bipolaren Patienten beschrieben (Andreasen et al. 2008; Lefort-Besnard et al. 2018; Pezzoli et al. 2018; Walton et al. 2018; 2017; Altamura et al. 2017; Eggins et al. 2018; Wise et al. 2017). Es benötigt jedoch die Analyse großer Datensätze, um Gemeinsamkeiten herauszuarbeiten, was sicherlich auch am gegenwärtigen Klassifikationssystem und der Heterogenität der DSM- oder ICD-Diagnosen liegt.

Die Identifikation klar unterscheidbarer »Biotype für Psychose« mit Hilfe ZNS-basierter Biomarker gibt Aufschluss darüber, dass mehrere pathophysiologische Wege zur Manifestation einer klinisch ähnlichen Psychose führen können (Clementz et al. 2016).

Möglicherweise ist der Einfluss ungünstiger Umweltfaktoren umso größer, je früher sie in der Entwicklung auftreten. Für Geburts- und Schwangerschaftskomplikationen, Viruserkrankungen und Mangelernährung der Mutter während der Schwangerschaft, aber auch körperlichen und psychischen Störungen in der frühkindlichen Entwicklung sowie psychosozialen Belastungen in der Kindheit konnte ein erhöhtes Risiko gefunden werden (Belbasis et al. 2018; Dean und Murray 2005; Mäki et al. 2005). Es ist davon auszugehen, dass die negative frühkindliche Einwirkung zu funktionellen Störungen führen kann und auch mit diskreten Hirnschädigungen einhergeht. Die Auswirkungen tragen zu einer gestörten neuronalen Entwicklung bei, die dann mit der Hirnreifung in der Adoleszenz offensichtlich wird. Da belastende Lebensumstände aus der frühen Kindheit oft bis in das Erwachsenenalter reichen, stellen sie eine Potenzierung einer möglichen Fehlentwicklung der Persönlichkeit dar, wobei es dann zu einer wechselseitigen Beeinflussung kommen kann. Oder Traumata wie sexueller Missbrauch, körperliche Gewalt oder schwere Vernachlässigung in der Kindheit verändern selbst die Epigenetik, wie am Beispiel der Regulation des Glukokortikoidrezeptors gezeigt werden konnte (McGowan et al. 2009).

Hieraus leitet sich die Notwendigkeit ab, nicht nur ausreichend psychosoziale Unterstützungsangebote für werdende Eltern vorzuhalten, sondern auch präventiv wirksam zu intervenieren, insbesondere wenn diese selbst psychisch erkrankt sind (Jordan et al. 2012; Jordan 2018). Unabhängige Risikofaktoren in der Adoleszenz oder dem frühen Erwachsenenalter scheinen im Wesentlichen durch einen Missbrauch von Stimulantien und Cannabis begründet (Belbasis et al. 2018), wahrscheinlich über eine Sensibilisierung des dopaminergen Systems (Dean und Murray 2005; Mäki et al. 2005).

Die Dichotomie der Schizophrenie zeigt, dass es unterschiedliche Phänotypen des Verlaufs gibt (Craddock und Owen 2010). Mittlerweile wird davon ausgegangen, dass viele Verbindungen zwischen kindlichen Traumatisierungen und der Entwicklung einer Psychose bestehen (Hardy et al. 2016; Isvoranu et al. 2017), insbesondere affektive mit Angst als dem wesentlichen Bestandteil, aber auch Impulskontrollstörungen und körperliche Retardierung scheinen von Bedeutung zu sein und stehen in Beziehung zu anderen psychopathologischen Symptomen. Sexueller Missbrauch in der Kindheit könnte das Risiko für akustische Halluzinationen erhöhen, wohingegen ein emotionaler Missbrauch in Zusammenhang mit der Entwicklung von Wahnvorstellungen gesehen wird (Hardy et al. 2016).

Vom psychosozialen Pol aus betrachtet liegt die Ätiologie psychogener, auch psychotischer Störungen in ungünstigen Umwelteinflüssen, die nicht bewältigt werden können. Sie treffen auf eine gesunde Persönlichkeit oder auf jemanden mit unterschiedlich ausgeprägten strukturellen Einschränkungen, d. h. einer verminderten Bewältigungsfähigkeit.

Auch im gesunden Leben finden sich reaktive Störungen. Sie treten als Reaktionen auf übermäßige Belastungen auf, wobei bei dem Betroffenen keine besondere Disposition besteht. Psychosen sind bei reaktiven Störungen selten und zumeist nur kurz andauernd, können aber durchaus vorkommen.

Posttraumatische Belastungsstörungen entstehen durch einmalige oder anhaltende Traumatisierungen in verschiedenen Lebensabschnitten. Anhaltende frühe Traumatisierungen sind als ungünstiger für die Entwicklung einer Psychose anzusehen.

In der psychoanalytischen Lehre wird zwischen Konflikt und Struktur unterschieden. Konflikte bezeichnen unlösbare Gegensätze widersprüchlicher Motivationen. Misslungene Konfliktlösungen stellen ein Risiko für die Entstehung einer Konfliktpathologie dar (Ermann 2016). Konfliktstörungen beruhen auf fixierten, unbewussten Konflikten, die ihren Ursprung in der Kindheitsentwicklung nehmen. Psychotisches Erleben ist eher selten, allenfalls passager, eingebunden z. B. in eine narzisstische oder depressive Persönlichkeitsstörung.

Unter einer Struktur wird ein überdauerndes Muster, mit denen der Mensch sich zu sich selbst und seinen Objekten in Beziehung setzt, verstanden. Sie äußert sich in basalen Fähigkeiten wie der Regulation von Beziehungen, Affekten, Impulsen und im Selbstwertgefühl (Ermann 2016). Strukturstörungen liegt eine Entwicklungspathologie zugrunde, die durch Mangelerfahrungen in den vulnerablen Phasen der frühkindlichen Entwicklung bedingt wurde. Psychotische Zustände können im Rahmen der für diese Konstellation typischen Persönlichkeitsstörungen, z. B. Borderline-Persönlichkeitsstörung, schizoide, paranoide und schizotypische Persönlichkeitsstörung auftreten. Der Übergang zu Psychosen i. e. S. ist fließend.

Die frühkindliche Entwicklung ist von Abstimmungsprozessen zwischen dem Kind und seiner Bezugsperson, z. B. der Mutter, abhängig. Gelingen diese nicht, kann es im weiteren Verlauf zu psychischen Auffälligkeiten kommen. Deren Ausprägung steht im engen Zusammenhang mit der Entwicklungsphase, die ungünstig durchlaufen wurde.

Im ersten Lebensjahr steht die sensorische Entwicklung im Vordergrund. Innere und äußere Reize werden die ersten drei Monate zunächst als Wahrnehmungen des Selbst verstanden. Allmählich bilden sich einfache Verhaltensmuster aus und die primäre Betreuungsperson wird bevorzugt. Das Kind ist darauf angewiesen, in Beziehung zu gehen und eine Kommunikation herzustellen. Das zentrale Beziehungsthema ist Bindung. Nach

Rudolf (2013) besteht ein Grundkonflikt der Nähe, welcher gekennzeichnet ist durch den Wunsch nach Nähe und der zugehörigen Angst vor Überwältigung. Die Ich-Organisation ist fragil. Objekte werden zur Spiegelung des eigenen, auftauchenden Selbst benötig, die Beziehungsstruktur ist noch symbiotisch angelegt. Das Trieberleben ist auf die Versorgung intentionaler Grundbedürfnisse ausgerichtet. Dabei wird die versorgende Person in Teilobjekte mit unterschiedlichen Funktionen entsprechend der jeweiligen Bedürfnisse erlebt. Die zugehörigen Kernängste sind dementsprechend Verschmelzungs- und Fragmentierungsangst, später auch Verfolgungsangst. Bei noch unzureichend ausgebildeter Ich-Funktion können widersprüchliche Wahrnehmungen und Einstellungen noch nicht integriert werden, wodurch gespaltene Repräsentanzen und Identitätsdiffusion entstehen. Spaltung ist der vorherrschende Abwehrmechanismus. Der Gedächtnismodus funktioniert noch prozedural-implizit, d. h. sensorische Reize und basale Beziehungserfahrungen werden ohne zugehörige Begrifflichkeit präsemantisch als prozedurales Wissen abgespeichert. Störungen in dieser sensiblen Phase durch Vernachlässigungen, emotionale Mangelerfahrungen oder psychische Erkrankungen der Bezugspersonen ziehen schwere Entwicklungsschäden nach sich. Sie zeigen sich in defizitären strukturellen Fähigkeiten hinsichtlich der Selbstregulation, der Nähe-Distanz-Regulation und einem gestörten Körpergefühl. Im weiteren Verlauf können Strukturstörungen, vornehmlich schizoide Persönlichkeitsstörungen entstehen. Es wird angenommen, dass solche Störungen in der frühen Entwicklung auch den psychischen Anteil bei der Entstehung von Psychosen ausmachen (Ermann 2016).

Mit einem halben bis anderthalb Jahren setzt die Individuationsentwicklung ein. Das Trieberleben ist auf die Befriedigung oraler Bedürfnisse ausgerichtet. Die Realisierung des eigenen Getrenntseins von der Umgebung löst den Grundkonflikt der Bindung (Depressiver Grundkonflikt) (Rudolf 2013) aus. Der Säugling beginnt zu realisieren, dass versorgende Bezugspersonen, Objekte, nicht permanent verfügbar sind. Es entstehen Verlassenheitsängste und ggf. auch Verfolgungsängste, wenn die eigene nicht aushaltbare Wut in die Bezugsperson projiziert wird. Die innere Befindlichkeit und die Umwelt werden polarisiert, als schwarz/weiß oder gut/schlecht, wahrgenommen, wodurch das Abbild einer gespaltenen Welt entstehen kann. Paranoid-schizoide Persönlichkeitsentwicklungen sind typisch für diese frühe Individuationsphase. Mit Beginn des Spracherwerbs zum Ende dieser Phase hin kann das Erleben sprachlich symbolisiert werden, der Gedächtnismodus wird deklarativ-explizit. Erlebnisse werden nun bewusst erinnert, Erfahrungen, explizites Wissen, wird darüber abrufbar und kann berichtet, deklariert, werden. Das Spaltungserleben nimmt ab, wodurch das eigene Selbst und die Anderen, Objekte, sowie die Umwelt realistischer wahrgenommen werden. Die ursprüngliche Verfolgungsangst kehrt sich um in die Angst, verlassen zu werden. Wenn die Individuation nicht sicher bewältigt werden kann, bleiben die genannten Auffälligkeiten wie Spaltungserleben, Fragmentierungsängste und Objektangewiesenheit bestehen, was in eine Persönlichkeitsorganisation auf niederem Strukturniveau, z. B. eine Borderline-Persönlichkeitsstörung, münden kann.

> **Merke**
>
> Das angeborene frühkindliche Bindungsverhalten soll die Beziehung zu emotional verfügbaren zuverlässigen Betreuungspersonen sichern, auf die der Säugling existenziell angewiesen ist. Es gerät in Gegensatz zu dem sich später entwickelnden kindlichen Explorationsverhalten. Je früher Abweichungen in der vulnerablen Phase der frühkindlichen Entwicklung auftreten, umso größer können deren Folgen sein.

Die Autonomieentwicklung vollzieht sich zwischen dem zweiten und vierten Lebensjahr. Sie geht mit einer Zunahme der neurologischen Funktionen, der Sphinkterkontrolle für Ausscheidungsvorgänge und Reifung der Motorik, einher. Das Kleinkind kann sich aus der passiven Versorgung entziehen und eigene selbstbehauptende oder expansive Bedürfnisse verfolgen, z. B. trotziges Stuhlverhalten, aggressives Einnässen oder Weglaufen. Das Trieberleben ist oralaggressiv und analaggressiv bestimmt. Aus dem Zuwachs an Möglichkeiten ergibt sich der Grundkonflikt der Autonomie (Rudolf 2013). Autonomiewünsche stehen der Angst vor Objektverlust entgegen. Trennungs-, Objektentzugs- und Verlustangst bilden sich als Kernängste heraus. Zu dem Abwehrtyp der Spaltung tritt die Verdrängung hinzu. Mit der Zunahme kognitiver Funktionen erwirbt das Kind auch die Fähigkeit, eigene Befindlichkeiten und Absichten zu reflektieren und sich in andere hineinzuversetzen, sich ein Bild von ihren Intentionen, Gedanken und Gefühlen zu machen, eine Theory of Mind entsteht (Fonagy et al. 2002). Wenn der Autonomiekonflikt nur unzulänglich gelöst werden kann, finden eine Fixierung auf der Entwicklungsstufe und eine Regression statt. Der Betreffende wird sich später an die Bedürfnisse des Anderen anpassen und eigene expansive Bestrebungen selbstverleugnen. Die eigene Identität kann nicht ausreichend entwickelt werden, es bilden sich eine typische Objektabhängigkeit und ein falsches Selbst aus. Hierdurch ergibt sich die Disposition für eine depressive oder narzisstische Pathologie auf dem mittleren Strukturniveau. Klinische Manifestationen sind narzisstische und depressive Persönlichkeitsstörungen, Ess- und Verhaltensstörungen sowie funktionelle Störungen (Ermann 2016).

Die präödipale Entwicklungsphase reicht vom dritten bis zum fünften Lebensjahr und wird von der ödipalen Entwicklung zwischen dem vierten und siebten Jahr abgelöst. Die Ausbildung einer psychosexuellen Identität ist für beide Phasen das zentrale Entwicklungsthema. Ist die Beziehungsgestaltung präödipal noch triadisch zwischen dem Selbst und zwei sich ablösenden Liebesobjekten, Mutter und Vater, angelegt, so beginnt ödipal eine ausgewogene Dreiecksbeziehung. Der Prozess der Triangulierung ist in Zusammenhang mit dem Grundkonflikt der Identität zu sehen (Rudolf 2013). Ein Scheitern führt zur Fixierung von Liebesverlust- und Trennungsängsten. In der ödipalen Entwicklung kommt es zu einem libidinösen Rivalitätskonflikt, üblicherweise zunächst mit der gleichgeschlechtlichen Bezugsperson, später auch zu anderen Personen in der familiären Konstellation. Hieraus ergibt sich eine Angst vor Bestrafung, welche in der unbewussten kindlichen Vorstellung auch die Kastration beinhaltet. Mit der weiteren Verinnerlichung konkret strafender Bezugspersonen wird sie von der Gewissensangst abgelöst. Fixierungen in der präödipalen oder ödipalen Entwicklung stellen eine Disposition zur Entstehung von Konfliktstörungen auf höherem Strukturniveau dar. Hierunter können psychische Störungen und Persönlichkeitsstörungen vornehmlich mit hysterischen oder zwanghaften Zügen fallen (Ermann 2016).

> **Merke**
>
> Die Entwicklung der Fähigkeit zur Selbst- und Affektregulation erfolgt durch Spiegelung und frühe Interaktionserfahrungen in einer sicheren Bindung. Ein guter Therapeut benötigt hinreichende Kenntnisse über entwicklungspsychologische Grundlagen und Gesetzmäßigkeiten im Ablauf, um Störungsmuster erkennen zu können.

Für das Verständnis zur Entwicklung psychotischer Störungen ist es wichtig sich zu verdeutlichen, dass die neurobiologische Reifung einer erfahrungsbedingten Ausgestaltung unterliegt. Dabei sind die frühkindlichen Erfahrungen zu den wesentlichen Bezugspersonen besonders bedeutsam. Die Qualität der Bindung entscheidet über spätere Fähigkeiten zur Affektregulierung und Mentalisierung. Bindung umfasst dabei die Gewissheit, dass die Bezugspersonen verfügbar sind, und, dass die Art ihrer Zuwendung den Bedürfnissen, d. h. dem Entwicklungsstand des Kindes, angemessen ist. Die ersten anderthalb bis zwei Jahre, in denen die Grundstruktur der Persönlichkeit, des eigenen Selbst, angelegt wird, gelten als ausnehmend vulnerabel. Störungen können auf der kindlichen Seite durch angeborene oder erworbene neurobiologische Funktionsstörungen bestehen, durch die Bezugspersonen bedingt sind hingegen Vernachlässigung, Trennung, Missbrauch, eigene Krankheit, Konflikte oder ungünstige Lebensumstände zu nennen.

> **Merke**
>
> Physische und psychische Gewalt kann Kinder dauerhaft prägen. Gewalterlebnisse und fehlende emotionale Zuwendung nehmen z. B. Einfluss auf die Genaktivität im Hippocampus und verändern darüber Stressgene. Solche »epigenetische« Veränderungen können an die nachfolgende Generation vererbt, also von den Eltern an ihre Kinder weitergegeben werden.

Eine unzureichende Unterstützung der Bezugsperson, z. B. eine inadäquate Spiegelung eigener Affekte, bewirkt, dass physiologische Abläufe und Emotionen zwar stattfinden, aber im eigenen Erleben nicht bewusst integriert werden können. Kausale Zusammenhänge zwischen körperlichen Prozessen und eigenen Vorstellungen bzw. zwischen eigenen und in der Umwelt ablaufenden Prozessen können nicht hergestellt werden, der »Sense of Agency«, die Wahrnehmung einer Handlungsvollmacht ist beeinträchtigt. Die Bezugsperson, der Gegenüber, übernimmt somit eine strukturbildende Funktion. In Abhängigkeit von der Gestaltung der Eltern-Kind-Beziehung einwickelt sich die Fähigkeit des Kindes, ein positives, kompetentes Selbstbild aufzubauen, eine eigene Identität zu finden, Affekte zu regulieren und ausreichend über sich und andere mentalisieren zu können.

Einigen Theorien zu Folge könnte die Ausbildung einer paranoiden Symptomatik in Zusammenhang mit einem Theory-of-Mind-Defizit stehen (Brune 2005; Kronbichler et al. 2017; Knorr und Hoffmann 2018). Dysfunktionale Einstellungen zur eigenen Person und Umwelt, erhöhte Kränkbarkeit in sozialen Interaktionen und Insuffizienzerleben gehen mit einem ängstlich gefärbten, misstrauischen Denkstil einher. Wenn die Fähigkeit zur Mentalisierung vermindert ist, kommt es zu vorzeitigen oder verzerrten Schlussfolgerungen (Garety und Freeman 1999; Freeman und Garety 2014). Diese können auch auftreten, wenn der Betreffende Schwierigkeiten hat, Ungewissheit, Unsicherheit und kulturelle Unterschiede auszuhalten (Colbert und Peters 2002). Die Wahrnehmung der Realität wird subjektzentriert, d. h. Veränderungen der Umwelt werden auf sich selbst bezogen. Die Umgebung nimmt einen feindlich-bedrohlichen Charakter an. Aber auch anderweitige strukturelle Hirnveränderungen können zur gestörten Mentalisierung beitragen, so ist bei schizophrenen Patienten eine Veränderung der Areale für Gesichtserkennung beschrieben (Caspers et al. 2015). Möglicherweise liegt hier auch eine neurobiologische Basis für das Capgras-Syndrom. Jedenfalls wird der Betroffene zum Schutz seines Selbst sich zurückziehen und dabei in eine passive Haltung geraten. Diese wird eine korrigierende Erfahrung verhindern und zur Festigung der Defizite beitragen.

Patienten mit akustischen Halluzinationen zeigen Veränderungen in den Areas für Akustik und Sprache (Kompus et al. 2011).

Akustische Halluzinationen stehen möglicherweise in Zusammenhang mit einer motorisch unterschwelligen Sprachaktivierung, wobei die »innere« Stimme fälschlicherweise auf eine externe Quelle zurückgeführt wird, also eine Störung des Sense of Agency besteht (de Sousa et al. 2016). Weiterhin konnte im primär auditorischen Cortex eine Aktivierung von Heschl´s Gyrus gefunden werden (Dierks et al. 1999).

Wenn eigene Anteile, Gedanken und Handlungen, in dem Gegenüber externalisiert werden, kann es zur Ausbildung von Ich-Störungen kommen. Neben einem projektiven Abwehrmechanismus zur Stabilisierung des eigenen fragilen Selbstwertgefühls scheinen auch neurobiologische Regulationsstörungen mit einem verminderten Sense of Agency beteiligt zu sein (Frith 2005; Postmes et al. 2014). Inwieweit auch dysfunktionale Überzeugungen bezüglich des eigenen Denkens (Metakognitionen) an der Entstehung von Wahn, Halluzination und Ich-Störungen involviert sind, ist noch nicht abschließend geklärt.

Auch für das Auftreten der typischen formalen Denkstörungen finden sich neurobiologische Korrelate (Kircher et al. 2018). Bei Patienten mit einer Schizophrenie scheint die funktionelle Konnektivität unter Einbezug der unteren frontalen Gyri (Broca`s Area) und des Frontallappens verändert. Auffälligkeiten im frontalen Sprachnetzwerk bestehen bereits zu Beginn der Erkrankung (Li et al. 2017). Der Schweregrad positiver formaler Denkstörungen zeigte zudem eine inverse Korrelation mit der Aktivität in der Wernicke Area (Kircher et al. 2001; 2002). Eine Minderung der Dicke des Cortex, v. a. im linken Temporallappen, soll ebenfalls in Zusammenhang mit der Ausbildung formaler Denkstörungen stehen (Horn et al. 2010; Palaniyappan et al. 2015), wobei als Folge einer synaptischen Rarifizierung die glutamerge Transmission gestört sein könnte (Nagels et al. 2017). Weiterhin ließen sich ein Genlocus und eine Störung eines Transkriptionsfaktors als Risiko für formale Denkstörungen identifizieren (Thygesen et al. 2015). Eine Metaanalyse zu formalen Denkstörungen bei schizophrenen und bipolar affektiven Patienten konnte keinen Unterschied für positive formale Denkstörungen im akuten Stadium finden, lediglich im stabilen Stadium gab es mehr positive Denkstörungen bei schizophrenen Patienten, die auch stärkere negative Denkstörungen aufwiesen (Yalincetin et al. 2017). So ist davon auszugehen, dass formale Denkstörungen unspezifisch sind und auch bei anderen Spektrumerkrankungen auftreten, zumal eine Abhängigkeit zur neuropsychologischen Leistungsfähigkeit besteht (Docherty 2012).

»Die Psychose ist ein Kunstwerk der Verzweiflung« (Jakob Klaesi). Diese Aussage verdeutlicht, dass eine Psychose nicht nur eine rein passive Reaktionsform eines strukturell gestörten Gehirns darstellt, sondern dass es eine Subjektivität im psychotischen Erleben gibt. Die Psychose wäre dann eine aktive Abwehrleistung einer existenziell wahrgenommenen Bedrohung mit einem klar lebensgeschichtlichen Bezug. Der Patient konnte sich zu einem Zeitpunkt nur so und nicht anders entwickeln.

> **Merke**
>
> Die Betrachtung psychotischen Erlebens als eine kreative Abwehrleistung betont ein vorsichtiges Vorgehen, dieses nicht nur zu beseitigen, sondern auch eine alternative Gegenwelt aufbauen zu müssen.

Nach Mentzos (2005) sind die meisten psychotischen Symptome Teile und Komponenten von Abwehr- und Kompensationsmechanismen, die sich gegen eine unerträgliche innere Spannung richten. Die Spannung ist die Folge einer intrapsychischen Gegensätzlichkeit, also eines Konfliktes oder eines

Dilemmas. In seinem Bipolaritätsmodell beschreibt er das Dilemma, ein selbständiges autonomes Selbst zu bilden und sich gleichzeitig dem Objekt anzunähern. Unter bestimmten ungünstigen psychosozialen und zum Teil auch biologischen Bedingungen ist dieser eigentlich normale Prozess nicht möglich. Die Psychose übernimmt in der weiteren Entwicklung eine Lösungsfunktion, wobei ein Teil der Persönlichkeit Krankheitssymptome mitgestaltet. Letztendlich stellt die Psychose eine kreative Leistung dar. Wenn innerhalb der Bipolarität zwischen Selbst- und Objektbezogenheit die Selbstidentität verteidigt wird, entstehen autistische und katatone Zustände. Eine Abwehr von zu großer Nähe bis hin zur Verschmelzung mit dem Objekt führt auf Kosten der Selbstidentität zu hebephrenen bzw. fusionellen psychotischen Zuständen. Auch im Verfolgungswahn bildet sich eine entsprechende Kompromisslösung ab, seine starke feindliche Komponente garantiert die Distanz, während die Beziehung, die Bindung zum Objekt in der Verfolger-Verfolgter-Beziehung enthalten ist. Vergleichbar können Halluzinationen durch Abspaltung und anschließender Externalisierung von negativen, »bösen« oder anders nicht erwünschten Introjekten entstehen, wodurch der Konflikt nach außen transportiert wird, ohne den Bezug zu verlieren. Selbst eine psychotische Negativsymptomatik könnte eine verzweifelte Kompromissbildung darstellen. Wenn ein Kranker in einer Beziehungswelt aufgewachsen ist, in der keine Grenzen gewahrt wurden, dann können der Verlust der Phantasie und die Verwerfung vieler Gedanken wie ein Schutzschild durch Sprachlosigkeit erscheinen, wo andere Abgrenzungen versagt haben (Küchenhoff 2015).

In Abhängigkeit des jeweiligen psychodynamischen Ansatzes können sich Psychosen

- bei defizitär ausgebildeten Selbst- und Objektvorstellungen auf basale Störungen der Beziehungsregulation zwischen Selbst und Objekt begründen (Objektbeziehungstheorie mit verdrängten konflikthaften Objektbeziehungen),
- eine Folge von narzisstischen Ungleichgewichten sein, z. B. bei unbewussten konflikthaften Bedürfnissen der Selbst-Eltern-Kind-Interaktion mit Einfluss auf die Organisation des Selbst (Selbst-Psychologie),
- Symptome einer Kompromissbildung bei einer angeborenen oder erworbenen Ich-Schwäche darstellen (Ich-Psychologie) oder
- als intrapsychische Reaktion einer Konfliktverarbeitung (Konfliktabwehr-Konzept) auftreten.

Schizophrene Psychosen sind Ausdruck schwerer Entwicklungsstörungen. Sie gehen mit existenziellen Ängsten, zu fragmentieren oder die eigene Identität zu verlieren, einher. Entsprechende Ängste sind entwicklungspsychologisch für die frühen Phasen der sensorischen und der Individuationsentwicklung beschrieben und werden auch in Zusammenhang mit schizotypischen, schizoiden oder paranoiden Persönlichkeitsstörungen gesehen. In depressiven Psychosen wird eine tiefe Verzweiflung und Hoffnungslosigkeit zum Ausdruck gebracht, oft handelt es sich um Reaktionen auf Verlassenheit und damit einhergehendem Verlust des Selbstwertgefühls. Manische Psychosen sind durch megalomanische Größenphantasien und Umtriebigkeit gekennzeichnet.

Psychopathologische Symptome bilden nicht nur komplexe neuronale Funktionsstörungen ab, welche eine diagnostische Eingrenzung ermöglichen. Wird die Gestaltung der psychopathologischen Symptomatik in Bezug zur Lebensgeschichte gesetzt, können ebenso Sinngehalt einzelner Symptome und die Subjektivität des Patienten Ausdruck finden. Manchmal stellen einzelne Symptome auch eine Metapher für die Beschreibung der therapeutischen Beziehung dar, z. B. wenn während der Therapie plötzlich ein Vergiftungswahn aufgetreten ist.

> **Merke**
>
> Schizophrene Psychosen sind misslungene Bewältigungsversuche schwerer Entwicklungsstörungen.
>
> Psychotische Symptome können eine Funktion haben. Sie thematisieren ein negatives Selbstbild und unangenehme Überzeugungen. Sie sprechen das Unsagbare an und haben manchmal das (Üb)erleben anfangs ermöglicht. Sie füllen eine Leere und geben Bedeutung. Ihr Sinn erschließt sich mitunter erst in Kenntnis der Lebensgeschichte.

1.4 Definition von Psychotherapie

Was ist Psychotherapie? Wer macht Psychotherapie? Wann ist es Psychotherapie und wann bloß ein nettes Gespräch?

Die Vorstellungen, was Psychotherapie eigentlich ist und wer überhaupt psychotherapeutisch tätig ist, unterliegen einem stetigen Wandel und können sich zwischen einzelnen Ländern unterscheiden. Dies ist bei der Interpretation internationaler Studien, z. B. zur Wirksamkeit einzelner psychotherapeutischer Verfahren, zu berücksichtigen. So wird in den USA und in Großbritannien Psychotherapie oft durch Krankenpflegepersonal (Nurses) praktiziert (Winship et al. 2009; Wheeler 2013). Entsprechende Bestrebungen finden sich auch in Deutschland (Voderholzer 2013; Zimmermann et al. 2016; Wabnitz et al 2017). Von Cushing (1913) soll die Aussage stammen: »Alle Ärzte sind Psychotherapeuten«. Im Wörterbuch der Psychiatrie und medizinischen Psychologie von 1990 wird Psychotherapie als die Behandlung von abnormen Seelenzuständen, psychischen und Körperkrankheiten durch gezielte seelische Einflussnahme, genauer gesagt durch bewusste Ausnutzung der Beziehung zwischen Arzt und Patient definiert (Peters 1990). Ausgeschlossen werden hier die unbewussten oder unbeabsichtigten Beeinflussungen des Kranken, z. B. durch Erklärungen bei der Verabreichung von Medikamenten oder durch die Hoffnungen eines Kranken auf den Erfolg einer Operation. Aber gerade die richtige »psychotherapeutische« Begleitung einer ärztlichen Maßnahme wird zur ihrer Wirkung beitragen.

Bei der Erfassung des komplexen Geschehens in einer psychiatrischen oder psychosomatischen Klinik ist zu bedenken, dass »psychotherapeutische Interventionen« auf unterschiedlichen Ebenen stattfinden können. Auf einer basalen Ebene sind Selbsthilfe und Peer support, z. B. der Austausch mit Mitpatienten, zu sehen. Psychoedukation und kognitive Verhaltenstherapie könnten auf einer höheren Qualifikationsstufe durch einen Berater vorgenommen werden, während eine evidenzbasierte Psychotherapie inklusive einer Biographiearbeit dem ausgebildeten Psychotherapeuten vorbehalten wäre (Fava 2009). Bereits in den 1970er Jahren wurden in England Pflegekräfte zu Verhaltenstherapeuten ausgebildet (Marks et al. 1978). Auch wenn der Fokus der Psychotherapie in den letzten Jahren auf der Entwicklung und Verbreitung neuer Therapieverfahren lag, sollte der therapeutische Einfluss allgemeiner Faktoren in der Psychotherapie nicht unterschätzt werden (Wampold 2015). Sie sind bei der Entwicklung eines theoretischen Konzepts, bei der Beforschung und der praktischen Anwendung gleichermaßen zu berücksichtigen.

Meyer und Hautzinger kennzeichnen Psychotherapie zutreffend als eine »systematische, theoriegeleitete Anwendung von psychologischen Änderungswissen zur Linderung von subjektivem Leiden und Problemen in einem Setting…, in dem mindestens ein Therapeut und ein Patient miteinander kommunizieren« (Meyer und Hautzinger 2004). Die Definition von Senf und Broda (2007) beinhaltet u. a.:

- Professionelles Handeln
- mit einem empirisch abgesicherten Verfahren
- durch eine ausgebildete Berufsgruppe.

Um professionell handeln zu können, sind Kenntnisse in Psychologie, Psychiatrie, Neurobiologie, Medizin und anderen Grundlagenwissenschaften erforderlich.

> **Merke**
>
> Psychotherapie ist eine Behandlung von Krankheiten mit psychologischen Mitteln. Die Interventionen beziehen sich auf eine definierte Theorie und sind zumeist wissenschaftlich begründet. Sie unterscheiden sich von alltäglichen Formen der Einflussnahme. Die Kompetenzen werden in einer anerkannten Ausbildung erworben.

1.5 Wirkfaktoren und Wirksamkeit einer Psychotherapie

Die Erfahrungen, welche ein Mensch mit seinen frühen, wichtigen Bezugspersonen macht, führen zu Vorstellungen über sich selbst und anderen in nahestehenden Beziehungen. Als bewusste und unbewusste Erinnerungen werden sie verinnerlicht und bilden bei gehäuftem Auftreten entsprechende Repräsentanzen. Diese prägen als innere Arbeitsmodelle Annahmen bezüglich der Vertrauenswürdigkeit und Sicherheit zwischenmenschlichen Verhaltens und bestimmen die Erwartungen an zukünftige Beziehungen (Bowlby 1976). Letztendlich werden sie zu Bestandteilen der Persönlichkeit. Verletzungen von Grundbedürfnissen durch wichtige Bezugspersonen in der frühen Entwicklung sollen für die Ätiologie psychischer Störungen bedeutsam sein (Grawe 2004).

Aus der Untersuchung der wesentlichen Wirkfaktoren der Psychotherapie wird abgeleitet, dass der Gestaltung der therapeutischen Beziehung eine besondere Bedeutung zukommt (Grawe et al. 2001; Grawe 2004).

Über die Berücksichtigung früher Bindungserfahrungen werden korrigierende Beziehungserfahrungen möglich. Ungünstige bindungsbezogene Muster können in der Psychotherapie erkannt, verstanden, durchgearbeitet und verändert werden. Die motivationale Klärung führt zur Bewusstmachung impliziter mentaler Prozesse und trägt zur Verbesserung der Mentalisierungsfähigkeit bei. Mit geeigneten Maßnahmen fördert die Therapie, dass der Patient ein klares Bewusstsein der Ursprünge, Hintergründe und aufrechterhaltenden Faktoren seines problematischen Erlebens und Verhaltens gewinnt. Zu den weiteren Wirkfaktoren einer Psychotherapie nach Grawe et al. (2001) zählen die Problemaktualisierung und die Problembewältigung. Bei der Problemaktualisierung werden biographisch geprägte Schemata, d. h. komplexe neuronale Netzwerke aktiviert, um bei der Problembewältigung eine emotionale Verankerung der herausgearbeiteten kognitiven Erkenntnisse zu bewirken (Auszra und Herrmann 2012).

Mit der Veröffentlichung von Kandel (1998) wird verbunden, dass Psychotherapie die Genexpression beeinflussen und darüber auch zu strukturellen Hirnveränderungen führen kann. Durch Real-Time fMRI Untersuchungen an z. B. schwer depressiven Menschen ist bekannt, dass Neurofeedback bereits nach wenigen Anwendungen emotionale Areale aktivieren und nach weiterer Anwendung außerhalb des Scanners zu einer nachhaltigen Verbesserung der Symptomatik beitragen kann (Linden et al. 2012).

1.6 Evidenzbasierte Psychotherapien

Versuche, das beste Psychotherapieverfahren zu entdecken, haben dazu beigetragen, dass es gegenwärtig rund 400 unterschiedliche Psychotherapiemethoden gibt. Jede Schule beschreibt die Vorteile ihres Verfahrens und beansprucht gerne eine überlegene Wirksamkeit gegenüber anderen Verfahren. Doch selbst die Überprüfung von Metaanalysen zeigt auf, dass die Aussage, eine Therapieform sei der anderen überlegen, nicht mit ausreichender Evidenz zu treffen ist (Wampold et al. 2017). Es ist davon auszugehen, dass die Wirksamkeit einzelner Verfahren auch von der spezifischen Indikationsstellung und der entsprechenden Zuordnung abhängig ist (Watzke et al. 2010; 2012). Abgesehen von Einzelfällen bleibt es trotz zahlreicher Untersuchungen unklar, wie und warum Psychotherapie zu Veränderungen führt (Kazdin et al. 2009).

Seit Mitte der 1980er Jahre hat sich die Studienlage zur Wirksamkeit der Psychotherapie deutlich verbessert. Mittlerweile liegen auch für psychiatrische Störungen mit psychotischer Symptomatik positive Nachweise vor, auch auf Basis von Metaanalysen. Die meisten Verfahren und Wirksamkeitsnachweise sind für die unipolare (Meister et al. 2018; Härter et al. 2018) oder bipolare Depression (Stamm et al. 2018) beschrieben worden, seltener für die Manie (Stamm et al. 2018) oder die schizophrenen Erkrankungen (Klingberg und Hesse 2018). Auch die bei schizophrenen Störungen angewandten Verfahren unterscheiden sich nicht grundsätzlich von Psychotherapien anderer Störungen.

In der Akutbehandlung Behandlung depressiver Störungen ist die kognitive Verhaltenstherapie das am häufigsten untersuchte Verfahren mit sehr gut belegter Wirksamkeit. Auch für die tiefenpsychologisch fundierte Psychotherapie und die interpersonelle Therapie, gefolgt von der systemischen Therapie und der Gesprächstherapie liegen zahlreiche Belege vor. Die Evidenz ist aber weniger robust (Meister et al. 2018).

Menschen mit einer bipolar affektiven Störung können von einer psychotherapeutischen Behandlung profitieren. Einer Metaanalyse zufolge beträgt der zusätzliche Effekt einer Psychotherapie hinsichtlich der Verringerung der Rückfallrate rund 40 % (Scott et al. 2007). Schaub und Neubauer geben in ihrer Arbeit einen gelungenen Überblick über Therapiekonzepte, ihre Inhalte und Wirksamkeit bei bipolaren Störungen (2013). Die vorgestellten deutschsprachigen Behandlungsansätze umfassen kognitive Verhaltenstherapie zur Rückfallprophylaxe (Meyer und Hautzinger 2004), kognitiv-psychoedukative Therapie (Schaub et al. 2004), Psychoedukation (Wagner und Bräunig 2004), handlungsorientierte Psychoedukation (Jelley und Elmer 2005) und Kurzpsychoedukation (Erfurth et al. 2005), einschließlich Anregungen zur Angehörigenarbeit. Weiterhin gibt es Übersichten zu Evaluationsstudien bei kognitiven, familienfokussierten und psychoedukativen Interventionen (Meyer und Hautzinger 2012; Miklowitz et al. 2000; 2003; Rea et al. 2003; Colom et al. 2003; 2009; Lam et al. 2003; 2005; Castle et al. 2011), bei interpersonellen, lebenszielorientierten und kognitiven Interventionen (Frank et al. 2005; 2008; Simon et al. 2005; 2006; Ball et al. 2006; Scott et al. 2006) sowie bei familienbezogenen Interventionen (Miklowitz et al. 2007; Reinares et al. 2008; Perlick et al. 2010).

Zusammenfassend lässt sich feststellen, dass psychoedukative, kognitiv-behaviorale, interpersonelle und familienbezogene Interventionen in Kombination mit Pharmakotherapie durchgeführt werden können. Die Modifikation dysfunktionaler Kognitionen bezüglich Krankheitskonzept und Selbstwert, erhöhtem Autonomie- und Zielstreben sowie Symptommanagement und Strategien zur Rückfallprophylaxe sind zentrale Behandlungsbestandteile. Weitere Therapieansätze wie Social Rhythm Therapy, Schematherapie, emotionsfokussierte und achtsamkeitsbasierte Therapie scheinen wirksam, der Nachweis einer Überlegenheit gegenüber der klassischen kognitiven Verhaltenstherapie steht aber noch aus. Andere wichtige therapeutische Strategien sind die Veränderung der familiären Einstellung und der Kommunikationsformen, das Erkennen und der adäquate Umgang mit Frühwarnsignalen sowie die Etablierung eines ausgeglichenen Lebensstils. Das störungsspezifische Behandlungskonzept sollte weiterhin Selbsthilfegruppen, Unterstützung in der Arbeitssituation und Angehörigenarbeit umfassen. Das therapeutische Angebot sollte mit den Lebensbedingungen der Patienten im Einklang sein. Supervision und die Kenntnis von Deeskalationsmaßnahmen sind für die Behandler wichtig. Die Mehrzahl der kontrollierten randomisierten Studien im englischen Sprachraum zeigt insbesondere die Wirkung der kognitiven Einzeltherapie auf depressive Symptome, das soziale Funktionsniveau und die Rückfallrate während der aktiven Behandlung. Eine längere Behandlungsdauer und Auffrischsitzungen zur Stabilisierung der Therapieeffekte werden empfohlen (Schaub und Neubauer 2013). Patienten mit Komorbiditäten wie Verhaltensstörungen durch psychotrope Substanzen oder Achse-II-Störungen waren in den meisten Studien ausgeschlossen, obwohl diese bei 30-50 % der Patienten diagnostiziert werden (Scott et al. 2006).

Auch für die psychotherapeutische Behandlung der Schizophrenie konnten wissenschaftlich fundiert positive Wirkungen nachgewiesen werden. Wykes et al. (2008) fanden für eine kognitive Verhaltenstherapie bei schizophrenen Patienten eine mittlere Effektstärke ($d=0{,}4$) in ihrer Metaanalyse von 1964 Patienten. Eine vergleichbare Effektstärke wurde bei dem Training der kognitiven Leistungsfähigkeit in einer anderen Metaanalyse beschrieben (McGurk et al. 2007). Einem Cochrane-Review zu Folge soll es den größten Effektivitätsnachweis für den rezidivprophylaktischen Effekt der Familieninterventionen geben (Pharoah et al. 2010). Durch die Einbindung der Familie konnte die Rückfallrate um 20 % gesenkt werden (Pitschel-Walz et al. 2001). Jede Art von Psychoedukation soll nach einem anderen Cochrane-Review die Rückfall- und Wiederaufnahmeraten im Zeitraum von 9-18 Monaten nach der Intervention verringern (Xia et al 2011). Auch eine ältere Metaanalyse konnte belegen, dass durch Psychoedukation sich die Rückfallrate über ein Jahr senken ließ, wobei die Einbeziehung der Familien trotz des therapeutischen Mehraufwandes als lohnend eingeschätzt wurde (Lincoln et al. 2007). In einer weiteren Metaanalyse konnte die Wirksamkeit eines sozialen Kompetenztrainings bei schizophrenen Patienten gezeigt werden, v. a. bezüglich der Alltagsfähigkeiten, des sozialen Funktionsniveaus sowie der Negativsymptomatik (Kurtz und Mueser 2008). Die konzeptionelle Ausrichtung auf sozialkognitive Aspekte erwies sich ebenfalls als wirksam (Kurtz und Richardson 2012). Psychodynamisch orientierte Verfahren haben eine lange Tradition und wesentlich zum besseren Verständnis psychotischer Erkrankungen beigetragen. Gemäß der Richtlinienpsychotherapie gehören sie zu den Hauptverfahren und haben durch den wissenschaftlichen Beirat auch die Anerkennung für die Indikation Schizophrenie bekommen. Die empirische Datenlage ist hingegen begrenzt, in einem älteren Cochrane-Review fand sich keine Evidenz für irgendeinen positiven Effekt (Malmberg und Fenton 2001).

Viele Therapieansätze sind auch im deutschen Versorgungssystem in klinischen Studien positiv evaluiert (Bäuml et al. 2006; Bechdolf et al. 2004; 2005; Buchkremer et al. 1997; Klingberg et al. 2010; Leichsenring et al. 2005; Dümpelmann et al. 2013). Eine Reihe von Psychotherapiestrategien können ergänzend zur antipsychotischen Medikation eingesetzt werden und beeinflussen positiv den Krankheitsverlauf. Aber auch ein alleiniger Einsatz sollte erwogen werden. So kann eine kognitive Verhaltenstherapie eine vergleichbar wirksame Alternative darstellen bei Patienten, die keine Medikation einnehmen wollen (Morrison et al. 2014).

> **Merke**
>
> Psychotherapie bei Psychosen ist wirksam. Der beste Wirksamkeitsnachweis liegt bislang für klassische kognitiv-behaviorale Verfahren, aber auch interpersonelle und familienbezogene Interventionen vor. Aufgrund fehlender randomisierter klinischer Studien können die Verfahren Tiefenpsychologisch orientierte Psychotherapie und Psychoanalyse nicht als evidenzbasiert gelten.

1.7 Leitlinien und psychosoziale Versorgung

Psychotherapie bei Menschen mit psychotischer Symptomatik ist wirksam, wobei für sämtliche Verfahren eine Modifikation der klassischen Therapie vorgenommen wird. Psychotherapie kann gut mit einer Pharmakotherapie kombiniert werden. Die Effektstärke ist vergleichbar einer medikamentösen Behandlung.

Die Empfehlung, z. B. bei Patienten mit einer schizophrenen Störung eine Psychotherapie durchzuführen, findet sich dementsprechend in den wesentlichen internationalen Leitlinien wie vom National Institut of Clinical Excellence (NICE) in Großbritannien, dem Schizophrenia Patient Outcomes Research Team (PORT) in den USA oder der S3-Leitlinie Schizophrenie von der DGPPN in der Bundesrepublik. Der höchste Empfehlungsgrad wird v. a. für kognitive Verhaltenstherapien, Familieninterventionen und Frühinterventionsangebote ausgesprochen (S3-Leitlinie Schizophrenie). Die Studienlage zu psychodynamischen oder psychoanalytischen Therapien beruht im Wesentlichen auf Einzeluntersuchungen. Daher haben diese Verfahren bislang keinen Eingang in die Leitlinien gefunden.

Auch die S3-Leitlinie zur Behandlung akuter depressiver Episoden bei bipolar affektiver Störung empfiehlt, eine Psychotherapie anzubieten. Empirische Nachweise liegen für die Kognitive Verhaltenstherapie, die Familienfokussierte Behandlung sowie die Interpersonelle und Soziale Rhythmustherapie vor. Für andere psychotherapeutischen

Verfahren wie z. B. die tiefenpsychologisch fundierte Therapie oder die Psychoanalyse fehlen gegenwärtig noch empirische Studien entsprechend den methodischen Anforderungen einer S3-Leitlinie. In der S3-Leitlinie wird deswegen keine spezifische Empfehlung zum Einsatz dieser Verfahren bei Patienten mit bipolaren Störungen getätigt. Für die akute manische Episode gibt es bislang keine empirischen Belege, dass eine spezifische Psychotherapie oder eine Psychoedukation wirksam ist (S3-Leitlinie Bipolare Störungen).

Insgesamt lässt sich für die psychiatrische Versorgung in Deutschland konsternieren, dass es weniger ein Evidenz-, denn ein Implementierungsproblem gibt (Bechdolf und Klingberg 2014). Die hierfür verantwortlichen Hemmnisse sind vielschichtig zu sehen, u. a.:

- ein Fachkräftemangel,
- eine unzulängliche haftungs- und sozialrechtliche Klärung der Zuständig- und Verantwortlichkeiten,
- die Fragmentierung des Gesundheitswesens,
- eine monomethodal ausgerichtete Richtlinienpsychotherapie mit Kommstruktur und fehlenden Kooperationsmöglichkeiten,
- eine verbreitete Unkenntnis zur psychotherapeutischen Behandlung schwerer psychiatrischer Erkrankungen,
- eine unzureichende Berücksichtigung der Thematik in der psychiatrischen und psychotherapeutischen Weiter-/Ausbildung.

Die derzeitige psychiatrisch-psychotherapeutische Versorgung findet in einem Spannungsbogen zwischen steigendem Behandlungsbedarf und anhaltendem Fachkräftemangel statt (Jordan et al. 2011a). Die rechtliche Klärung, wer am Patienten was machen darf, ist im psychiatrisch-psychotherapeutischen Fachgebiet nicht durchdekliniert und teilweise in den unterschiedlichen Versorgungsbereichen der Sozialen Gesetzbücher (SGB) auch widersprüchlich gelöst (Jordan et al. 2011d).

Die Fragmentierung der gesundheitlichen Versorgung mit unterschiedlichen Zuständigkeits- und Leistungsbereichen (z. B. SGB V, X, XI, XII, VIII), unterschiedlichen Sektoren (z. B. psychiatrische und psychosomatische Krankenhäuser, vollstationäre, teilstationäre, ambulante, komplementäre Versorgung, rehabilitative Einrichtungen, Einrichtungen der Eingliederungshilfe) und unterschiedlichen Abrechnungssystemen (z. B. BPflV, PEPP/OPS, DRG, PIA [Bayerisches Modell, Fallpauschalen], Notfallversorgung, Ermächtigungen, vor- und nachstationär, Hochschulambulanz, MVZ, Vertragsärzte/-psychotherapeuten, EBM, GOÄ) stellt für psychiatrische Patienten oft ein unüberwindbares Hindernis dar, begründete Leistungsansprüche erfüllt zu bekommen (Jordan 2014).

> **Merke**
>
> Im stationären Sektor haben sich multimodale methodenintegrierte Ansätze der Psychotherapie entwickelt, wohingegen im ambulanten Sektor unverändert an dem Konstrukt einer psychotherapeutischen Behandlung, welche auf eine einzige Methode beruht, festgehalten wird. Spätestens seit der dritten Welle der Verhaltenstherapie lässt sich die oft postulierte Notwendigkeit einer schulenspezifischen Trennung nicht mehr aufrechterhalten.

Gerade für Patienten mit einer schweren psychiatrischen Erkrankung ist es erforderlich, ein bedarfsgerechtes, regionales psychiatrisch-psychotherapeutisches und psychosoziales Versorgungssystem aufzubauen, welches patientenzentrierte und lebensweltbezogene Behandlungsformen ohne wesentliche

Schnittstellen ermöglicht (Jordan 2017a). Die Patienten sind oft nicht in der Lage, sich selbst aktiv einen Therapieplatz bei einem niedergelassenen Psychotherapeuten zu suchen (▶ Kap. 5.1 »Integrative Versorgungsmodelle«).

Im stationären Bereich haben sich Tandem- und Teamkonzepte zwischen der ärztlich-psychiatrischen und der psychologisch-psychotherapeutischen Berufsgruppe bewährt (Jordan et al. 2011d). Sie tragen nicht nur zu einer höheren Rechtssicherheit bezüglich der fallführenden Tätigkeit am Patienten bei, sondern eignen sich ausgezeichnet, für Patienten mit einer schweren Psychose eine abgestimmte psychotherapeutische Behandlung umzusetzen. Durch die gemeinsame verzahnte Behandlung wird die interdisziplinäre Ausbildung beider Berufsgruppen wesentlich verbessert. Der Ärztemangel im psychiatrischen Fachgebiet birgt die Gefahr, dass die vorhandenen Ärzte vorrangig zur Absicherung der Notfallversorgung und des Bereitschaftsdienstes eingesetzt werden müssen und so ihre psychotherapeutische Kompetenz nicht erwerben können oder verlieren. Andererseits sind psychiatrische Kenntnisse und Fertigkeiten in der theoretischen Ausbildung zum psychologischen Psychotherapeuten nur unzureichend berücksichtigt und werden zumeist erst während der praktischen Ausbildung in einer psychiatrischen Klinik angeeignet. Daher ist es nicht verwunderlich, dass selbst in der stationären Versorgung oft die Auffassung besteht, dass eine psychotherapeutische Behandlung erst beginnen kann, wenn eine medikamentöse Einstellung vorgenommen wurde. Die gegenseitige Unkenntnis bezüglich psychiatrischer Erkrankungsbilder und psychotherapeutischer Behandlungsmöglichkeiten dürfte zu dieser Vorstellung beitragen. Eine häufige Sorge wird dabei sein, den Patienten mit einer psychotischen Störung durch die affektive Beteiligung in der Psychotherapie zu überfordern und eine Exazerbation oder ein Rezidiv zu befördern.

Die klassischen Nebenwirkungen einer Psychotherapie beinhalten unmittelbar oder zeitverzögert auftretende negative Ereignisse, z. B. eine Verschlechterung der akuten Symptomatik, eine Chronifizierung bestehender Beschwerden, das Auftreten neuer Beschwerden, bleibende unvorteilhafte Persönlichkeitsveränderungen sowie unerwünschte Veränderungen im psychosozialen Umfeld. Unter dem Aspekt der Sicherheit sind schwere Exazerbationen der paranoid-halluzinatorischen Symptomatik, suizidale Krisen, Suizidversuche einschließlich möglicher körperlicher Folgen sowie Selbsttötungen zu nennen. Eine Untersuchung an schizophrenen Patienten mit einer Negativsymptomatik konnte das Vorurteil widerlegen, dass eine Psychotherapie bei Psychosen besonders gefährlich ist. Die Anzahl der schweren unerwünschten Ereignisse war vergleichbar zwischen den Patienten, die eine kognitive Verhaltenstherapie (CBT) oder ein kognitives Training bekommen haben (Klingberg et al. 2012). Trotzdem erscheint es sinnvoll, Patienten, welche ausgeprägte Schwankungen in ihrer Symptomatik zeigen, engmaschig zu betreuen.

> **Merke**
>
> Es ist ein Irrglaube, dass eine Psychotherapie für Menschen mit einer Schizophrenie zu gefährlich ist.

Problematisch für das geringe Interesse der psychologischen Psychotherapeuten an einer Behandlung von Menschen mit psychotischen Störungen war sicherlich auch, dass die alte Psychotherapie-Richtlinie viele Jahre eine Abrechenbarkeit psychotischer Störungen selbst nicht vorsah. Lediglich Begleit-, Folgeerkrankungen und eine Residualsymptomatik wurden als Indikation angegeben. Zwar ist mittlerweile die Abrechenbarkeit in der aktuell gültigen Psychotherapie-Richtlinie gegeben (s. § 26 Indikationen zur Anwendung von Psychotherapie) (Psychotherapie-Richtlinie 2017), in den Köpfen sämtlich Beteiligter ist jedoch die Vorstellung entstanden, dass Menschen mit Psychosen keine Psychotherapie bekommen und dass diese gar kontraindiziert ist.

Die psychotherapeutische Behandlung von Menschen mit psychotischer Störung kann sich nicht immer auf die reine Durchführung einer Psychotherapie beschränken. Entsprechend dem Konzept des »Ethischen Therapeuten« wird der Psychotherapeut mitunter auch gefragt sein, eine aktive Rolle im Sinne der Fürsorge für den Patienten einzunehmen (Jordan 2017a). Unzulängliche Kooperationsstrukturen mögen dann in der Niederlassung dazu beitragen, einen entsprechenden Praxisschwerpunkt nicht aufzubauen, zumal die Sorge vor erhöhten Ausfallkosten bei unzuverlässigen, störungsbedingt gering motivierten und instabilen Patienten besteht.

> **Merke**
>
> Psychotherapie sollte auch für Menschen mit Psychosen ein selbstverständliches Angebot in der Behandlung sein. In Abhängigkeit von dem individuellen Störungsbild und der aktuellen Lebenssituation sind verhaltenstherapeutische, psychodynamische und systemische Methoden sinnvoll. Sie können auch integrativ angewendet werden.

2 Diagnostik

2.1 Klinische Diagnostik

2.1.1 Allgemeines Vorgehen

> Psychosen können
>
> - exogen substanzinduziert,
>   z. B. durch psychotrope Substanzen (u. a. Drogen) und bestimmte Medikamente, besonders bei älteren Menschen und Polypharmazie,
> - somatopsychisch,
>   z. B. durch Exsikkose und Elektrolytveränderungen, endokrinologische Störungen (u. a. Schilddrüsenfunktionsstörungen, Thyreotoxikose, Phäochromozytom, Blutzuckerentgleisungen, Diabetes mellitus), Fieber,
> - hirnorganisch,
>   z. B. durch Hirnverletzungen, Infektionen des zentralen Nervensystems (ZNS), demenzielle Erkrankungen, andere neurodegenerative Erkrankungen, nicht durch psychotrope Substanzen hervorgerufene Delirien, symptomatische Psychosen, Epilepsien, Migräne,
> - entwicklungspathologisch,
>   z. B. »endogener« Anteil schizophrener, schizoaffektiver, bipolarer und depressiver Störungen, schwere Persönlichkeitsstörungen auf niederem Strukturniveau i. S. sog. Frühstörungen,
> - konfliktpathologisch,
>   z. B. Persönlichkeitsstörungen auf mittlerem und höherem Strukturniveau,
> - erlebnisreaktiv,
>   z. B. Traumatisierung,
> - ereignisreaktiv,
>   z. B. physiologisch, Verliebtsein, nach Schlafentzug, Schlaftrance, Oneiroid,
>
> bedingt sein.

Die mögliche Verursachung psychotischen Erlebens ist in einem stufenweisen Vorgehen sorgsam zu klären.

Das psychiatrisch-psychotherapeutische Erstgespräch dient der Anamneseerhebung, der Erfassung des psychopathologischen Befundes und dem Aufbau einer vertrauensvollen Beziehung. Der Eingangsteil wird eher offen geführt und gibt dem Patienten die Gelegenheit, seine persönliche Sicht und Vorstellungen auf die Entstehung der beklagten Symptomatik einzubringen. Der nachfolgende Teil wird strukturierter geführt, um ggf. offen gebliebene Fragen zu klären und gezielt psychopathologische Phänomene zu erfassen. Mögliche Auslösefaktoren am Geschehen sollen erkannt werden, inhaltlich werden wichtige frühere und aktuelle Bezugspersonen, deren Bindung, die gegenwärtige soziale und berufliche Situation einschließlich möglicher Probleme, psychiatrische und somatische Vorerkrankungen, auch in der Familie sowie bisherige psychotherapeutische und medikamentöse Vorbehandlungen betrachtet. Die frühzeitige Einbindung von Angehörigen kann unter Beachtung der ärztlichen Schweigepflicht wichtige Aufschlüsse erbringen. Für die Diagnosestellung ist das gesprochene Wort dem beobachtbaren Verhalten gleichwertig. Das eigene Erleben, die Reaktion des Therapeuten auf den Patienten, ist als ergänzendes diagnostisches Instrument einzusetzen. Die möglichst exakte Erfassung des psychopathologischen Befundes stellt das Kernstück der psychiatrischen Diagnostik dar, da sie wichtige Aufschlüsse zur diagnostischen Einordnung liefern kann. Einige Symptome sind nahezu pathognomisch hinweisend auf eine zugrundeliegende Störung. Eine gezielte Explorationstechnik und Beobachtung sind die Voraussetzung, die richtigen Rückschlüsse aus dem Berichteten und dem Erlebten zu ziehen und darüber diagnostisch verwertbar zu machen.

Der Ausschluss einer somatisch oder hirnorganisch bedingten Symptomatik erfolgt über eine körperliche klinisch-neurologische Untersuchung, ggf. wird diese von einer laborchemischen und apparatetechnischen Diagnostik ergänzt. Eine weitergehende Psychometrie kann im psychotherapeutischen Setting, v. a. stationär oder teilstationär, zur Objektivierung psychischer Symptome oder besonderer Persönlichkeitsakzentuierungen durchgeführt werden (Jordan 2016a) (▶ Abb. 2.1 Diagnosestellung).

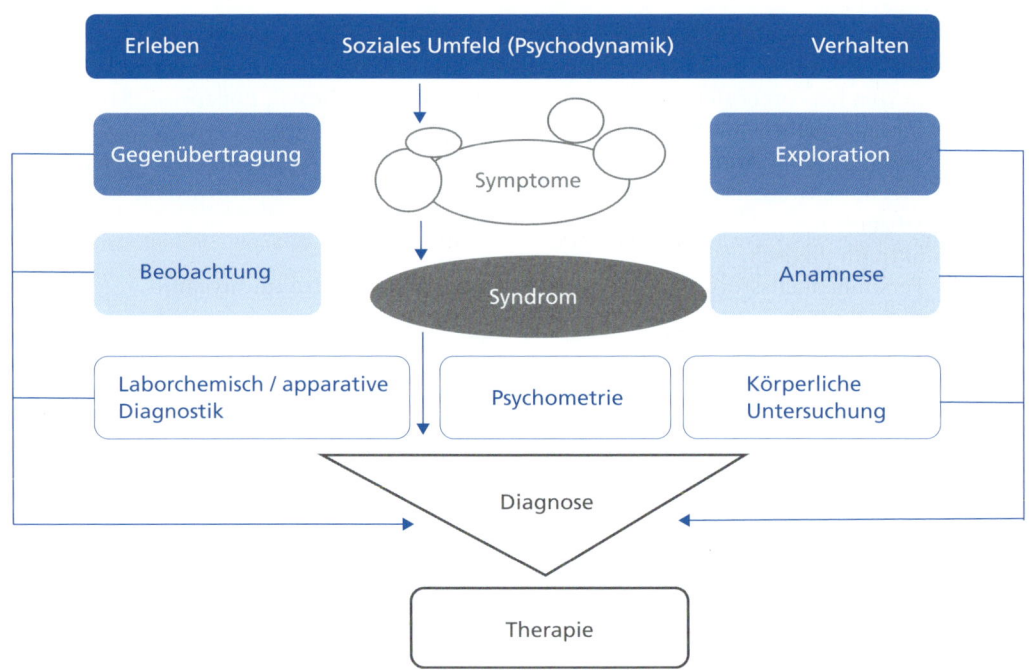

Abb. 2.1: Diagnosestellung (Jordan 2016a)

Bei der Erstmanifestation einer schizophrenen oder schweren affektiven Erkrankung sollte neben einer laborchemischen Untersuchung des Blutes immer eine kernspintomographische Bildgebung des Gehirns vorgenommen und bei Auffälligkeiten um eine Liquoranalyse ergänzt werden. Organische Verursachungen lassen sich phänotypisch mitunter nicht von »endogenen Störungen« trennen. Einige Verlaufsformen der NMDA-Rezeptor-Antikörper-Enzephalitis sind z. B. klinisch nicht unterscheidbar von klassischen schizophrenen Störungen (Steiner et al. 2013; Kovac et al. 2018).

2.1.2 Pathognomische Psychopathologie

Im psychopathologischen Befund finden sich die subjektiven Beschwerden des Patienten, selbst spontan vorgetragen oder auf Nachfrage berichtet, und die zugehörigen objektiven Verhaltensbeobachtungen des Untersuchers wieder. Die richtige Erfassung und Benennung der psychischen Erscheinungen sind essentiell für eine korrekte Diagnosestellung und damit verbunden, überhaupt eine passende Therapie einleiten zu können. Die Erhebung begründet sich zunächst auf ein freies Gespräch, um beweglicher zu sein, Symptome ggf. vorlocken zu können und der Spontanität und den Selbstvorstellungen des Patienten nicht entgegenzustehen. Der Informationsgehalt ist wesentlich von der Erfahrung und der angewandten Explorationstechnik des Untersuchers abhängig, weiterhin spielen seine Motivation, die Situation des Patienten wirklich nachvollziehbar verstehen zu wollen, und sein Interesse an der Lebensgeschichte des Patienten eine große Rolle. Die Untersuchungssituation ist so zu gestalten, dass der Patient sich mit seinen Vorstellungen angenommen fühlt und möglichst angstfrei und entspannt berichten kann. Die Beziehungsgestaltung und das Setting müssen sich den individuellen Erfordernissen einer krisen- und ggf. auch erkrankungsbedingten Beeinträchtigung der Kommunikation und des Erlebens anpassen (Jordan 2016a). Items des psychopathologischen Befundes, welche im freien Gespräch nicht erfasst oder aus dem Kontext nicht erschlossen werden konnten, werden nachträglich gezielt exploriert. Zu den Items gehören Störungen des Bewusstseins, der Orientierung, der Aufmerksamkeit und des Gedächtnisses, formale Denkstörungen, Befürchtungen und Zwänge, Wahn, Sinnestäuschungen, Ich-Störungen, Störungen der Affektivität, des Antriebs und der Psychomotorik, circadiane Besonderheiten sowie andere Störungen (Arbeitsgemeinschaft für Methodik und Dokumentation in der Psychiatrie (AMDP) 1995). Für die diagnostische Verwertbarkeit ist die Fremdbeurteilung durch den Untersucher jeweils bedeutsamer als die Selbstbeurteilung durch den Betroffenen. Aus dem Vorhandensein oder dem Nichtvorhandensein bestimmter Symptome bzw. deren Ausprägung können Rückschlüsse auf eine Syndromdiagnose gezogen werden (▶ Tab. 2.1).

Tab. 2.1: Pathognomische Psychopathologie (Jordan 2017b)

Symptom	Syndrom, Diagnose
Formale Denkstörungen	
Ideenflucht (viele Themen, aber Assoziationen erkennbar und Gedankengang nachvollziehbar)	Manie
Zerfahrenheit, Inkohärenz (Assoziationen oft nicht mehr erkennbar, Gedankengang kaum oder nicht mehr nachvollziehbar)	Schizophrenie, hirnorganisch
Weitschweifigkeit (fehlende Trennung wesentlich – unwesentlich im Gedankengang)	Hirnorganisch, Persönlichkeitsstörung
Inhaltliche Denkstörungen (Wahn)	
Verarmungs-, Versündigungs-, Schuldwahn	Schwere Depression
Größenwahn	Manie, Schizophrenie
Beziehungs-, Beeinträchtigungs-, Verfolgungswahn	Schizophrenie
Dermatozoenwahn	Hirnorganisch, chronischer Kokainkonsum
Eifersuchtswahn	Chronische Alkoholabhängigkeit
Affektstörungen	
Parathymie (Diskrepanz geäußerter Inhalt und Affekt)	Schizophrenie
Affektlabilität (schneller Stimmungswechsel durch äußeren Anstoß oder innerer Beschäftigung mit emotionalem Thema)	Unspezifisch, psycholabile Menschen, bipolar, Depression, Demenz
Affektinkontinenz (überschießender nicht beherrschbarer Affekt, z. B. unvermitteltes Weinen ohne klaren thematischen Bezug)	Hirnorganisch, Demenz
Wahrnehmungsstörungen	
Akustische Halluzinationen	Unspezifisch, z. B. paranoid-halluzinatorische Psychose, Alkoholhalluzinose, Schizophrenie
Optische Halluzinationen	Organisch, auch Delir, medikamentös
Gustatorische Halluzinationen	Epilepsie
Ich-Störungen	
Depersonalisation, Derealisation	Unspezifisch, z. B. auch im normalen Erleben oder bei Persönlichkeitsstörungen, Posttraumatischen Belastungsstörungen
Gedankeneingebung, -entzug, -ausbreitung, Willensbeeinflussung	Schizophrenie

> **Merke**
>
> Paranoid-halluzinatorisches Erleben allein ist unspezifisch, in Kombination mit den passenden Ich- oder Affektstörungen jedoch hinweisend auf eine Schizophrenie!

Wahn kann als eine inhaltliche Denkstörung angesehen werden. Wahninhalte reichen von Verarmungs-, Versündigungs-, Schuld-, Größen-, Beziehungs-, Beeinträchtigungs- und Verfolgungsthemen auch zu köperbezogenen Vorstellungen. Die Themen können Hinweis auf die Syndromdiagnose geben. Ein bizarrer Wahn liegt vor, wenn er gänzlich unmöglich, vor dem kulturellen Hintergrund nicht nachvollziehbar und aus den üblichen Lebenserfahrungen nicht herleitbar ist (AP Association 2015). Mit Ausnahme des bizarren Wahns ist weniger der konkrete Inhalt als vielmehr das feste, unverrückte Festhalten des Betroffenen an seiner Ansicht trotz gegenteiliger Hinweise ausschlaggebend für eine psychotische Erlebnisdimension (Knorr und Hoffmann 2018). Scharfetter definiert den Wahn als eine private lebensbestimmende starre Wirklichkeitsüberzeugung, die den Wahnkranken isoliert und der mitmenschlich gemeinsamen Welt entrückt. Aus seiner Sicht ist der Mensch grundsätzlich wahnfähig (Scharfetter 2002). Es ist davon auszugehen, dass in der Allgemeinbevölkerung wahnhafte Überzeugungen relativ häufig vorkommen (Eaton et al. 1991; Freeman et al. 2005), so dass ein Kontinuum anzunehmen ist.

Die Ich-Störungen umfassen Störungen der Meinhaftigkeit i. e. S. und Entfremdungserleben. Entfremdungserleben wie Depersonalisation und Derealisation ist unspezifisch und kommt auch im normalen Erleben, als eigenständiges Bild oder bei unterschiedlichen Persönlichkeitsstörungen vor. Störungen der Meinhaftigkeit hingegen gelten als spezifisch für schizophrene Störungen. Insbesondere Gemachtheit, Authentizitätsverlust und Beeinträchtigung von Streben und Wollen erscheinen als Merkmale psychotischen Erlebens (Bodatsch und Kuhn 2016). Dem schizophrenen Menschen geht allmählich das Vollzugsbewusstsein oder die sog. Agentenschaft, das Gefühl der inneren Urheberschaft von Gedanken, Gefühlen und Handlungen, verloren. Zu Erkrankungsbeginn oder in der Prodromalphase besteht allerdings oft nur ein Entfremdungserleben.

Depersonalisations- und Derealisationsphänomene bei Gesunden finden sich u. a. in Zusammenhang mit Stress, Schlafstörungen, Schlafentzug, Schlaftrunkenheit, Alkohol- oder Drogenkonsum. Diese Phänomene können von selbst oder unter anhaltendem Stress über eine längere Zeit fortdauern (Hunter et al. 2004). Depersonalisations- oder Derealisationserleben bei Patienten mit Persönlichkeitsstörung oder nach Traumatisierung können als Flucht vor der Wirklichkeit angesehen werden. Die Einsicht des Betreffenden in den Wandel einer veränderten Erlebnisform bleibt dabei erhalten. Weitere typische Merkmale sind eine emotionale Stumpfheit, Übererregtheit und Selbstentfremdung. Differentialdiagnostisch ist eine Abgrenzung zu dissoziativen Phänomenen vorzunehmen. Beide können gemeinsam auftreten oder im Rahmen neurologischer Störungen wie Schädelhirntrauma oder Temporallappenepilepsie bestehen. Deswegen ist auch eine sorgfältige neurologische Befunderhebung indiziert.

2.1.3 Pathognomische Neurologie

Die klinisch-neurologische Untersuchung umfasst eine Inspektion und Palpation des Kopfes, die Prüfung der Hirnnerven, die Erhebung des Reflexstatus, die Prüfung der Motorik mit Inspektion, Erhebung von Muskeltonus, -kraft und Hyperkinesen, Prüfungen der Koordination und Sensibilität sowie eine orientierende vegetative Funktionsprüfung. Die neurologischen Kenntnisse helfen, psychogene Störungen von somatischen Erkrankungen abzugrenzen (Jordan 2016a) (▶ Tab. 2.2).

Tab. 2.2: Diagnostische Unterscheidung psychogener und somatischer Störungen (Jordan 2016a)

Kriterium	Psychogen	Organisch
Störung	Anfallsleiden	
Augenweite	Häufig geschlossen	Zumeist geöffnet
Pupillenreaktion	Zumeist erhalten, Kornealreflex (Blinzelreflex)	Oft nicht vorhanden, lichtstarre Pupille oder Blickdeviation bei komplexfokalem Anfall
Pupillenweite	Normalweite – Mydriasis	Mydriasis
Motorik	Pseudokloni, Zittern, Schütteln	Rhythmische Kloni
Dynamik der Motorik	Hypomotorisch (Verharren ohne Reaktion mit geschlossenen Augen) oder hypermotorisch (mit irregulären Bewegungen aller Extremitäten, wechselnde Amplitude und Frequenz), Zubodensinken, Vermeiden ernsthafter Verletzungen	Amplitudenzunahme, Frequenzabnahme, Sturz
Besonderheiten, Begleitsymptome	Zeitlicher Zusammenhang zu belastend empfundenem Ereignis	Evtl. Aura, Zungenbiss, Einnässen, Einkoten bei Grand Mal, Hypersalivation, Blutdruckerhöhung oder Zyanose
Schlafbezug	Nie direkt aus dem Schlaf	Auch aus dem Schlaf heraus
Dauer	Zumeist mehrere (> 5) Minuten	1-2 Minuten, bei Status länger
Laborwerte	Prolaktinerhöhung möglich durch Reiben der Arme über die Brust, durch Antipsychotika, bei Sturz leichter (2 x) CK-Anstieg möglich	Prolaktinerhöhung im Serum 15-30 Minuten postiktal, NSE-, CK-Erhöhung bei Grand Mal
Elektroenzephalogramm (EEG)	Normales EEG	Epilepsietypische Muster im EEG
Weitere Störungen		
	Bewusstseinsstörung	
Besonderheiten	Normale Atmung, normaler Kreislauf, regelmäßiges Schlucken, aktiver Widerstand beim Versuch, die Augenlider zu öffnen, normales EEG	Okulozephaler Reflex
	Sehstörung	
	Oft Verlust der Sehschärfe, Abnahme der Tiefenschärfe, Verschwommen- oder Tunnelsehen, gute Raumorientierung, erhaltene Pupillomotorik, erhaltener optokinetischer Nystagmus, unauffällige visuell evozierte Potentiale	Vollständige Blindheit, Gesichtsfeldzunahme mit größerer Entfernung bei Vorhandensein von »Tunnelsehen«

Tab. 2.2: Diagnostische Unterscheidung psychogener und somatischer Störungen (Jordan 2016a) – Fortsetzung

Kriterium	Psychogen	Organisch
	Lähmung	
	Unauffälliger Muskeltonus, unauffällige Muskeleigenreflexe, demonstrative Kraftanstrengung bei Muskelprüfungen, synergistische Mitinnervation angeblich gelähmter Muskeln bei Ablenkung, gleichzeitige Innervation agonistischer und antagonistischer Muskelgruppen, unauffällige magnetisch evozierte Potentiale	Fortbestehende Lähmung bei Ablenkung oder im Schlaf, Pyramidenbahnzeichen, Muskelatrophie bei längerem Verlauf, sakkadierter Einsatz der Muskelkraft bei inkompletten Lähmungen, Herabfallen der Extremität der Schwerkraft entsprechend nach plötzlichem Loslassen bei vorherigem Halten
	Sensibilitätsstörung	
	Strenge Mittellinienbegrenzung bei halbseitiger Symptomatik, unauffälliges Betasten von Gegenständen trotz Gefühllosigkeit, Fehlantworten bei schnell wechselnder Prüfung zur Stumpf-Spitz-Diskrimination, normale somatosensibel evozierte Potentiale	Abgrenzungsmuster einer radikulären oder peripheren Nervenläsion

2.1.4 Pathognomische Laboranalytik

Ein kleines Blutbild, Gerinnungsstatus (Quick/INR, PTT, Thrombinzeit), Glukose, Elektrolyte, Leber-, Nierenwerte, C-reaktives Protein (CRP), Fibrinogen, Thyroidea-stimulierendes Hormon (TSH) und ein Elektrokardiogramm (EKG) gehören zur laborchemischen und apparatetechnischen Basisdiagnostik in der Psychiatrie (Jordan 2016a). Ein verstärkter Alkoholkonsum lässt sich durch direkte und indirekte biologische Zustandsmarker verifizieren (Andresen-Streichert et al. 2018).

Hinweis auf eine Alkoholintoxikation liefern bzw. direkte Zustandsmarker sind:

- Blut-, (Atem-)alkohol; im Urin ist Ethanol 10-12 Stunden nach Trinkende nicht mehr nachweisbar
- EtG (Ethylglucuronid) im Serum (Nachweisbarkeitsdauer 8 Stunden länger als bei Ethanol) und im Urin bis 24 Stunden (bis 130 Stunden bei exzessivem Konsum), im Haar bis 3 Monate (bei chronischem Konsum), EtS (Ethylsulfat) im Serum (doppelt so lang wie Ethanol nachweisbar) und im Urin, FAEE (Fettsäureethylester) im Haar, PEth (Phosphatidylethanol) im Blut bis 12 Tage nach einmaligem Konsum (bis 28 Tage bei chronischem Konsum)

Indirekte Zustandsmarker sind das mittlere Erythrozytenvolumen (MCV), die Lebertransaminasen (γGT, ASAT, ALAT) und das Carbohydrat-defiziente Transferrin (CDT), welche einen verstärkten Alkoholkonsum in der letzten Zeit anzeigen, aber auch bei anderen Zustandsbildern wie Medikamenteneinnahme verändert sein können:

- MCV (mittleres Erythrozytenvolumen) bis 8-16 Wochen
- γ-GT/ASAT/ALAT bis 2-6/2-4/2-4 Wochen
- CDT die letzten 2-3 Wochen

Weiterhin sollten Bilirubin gesamt und die Pankreas-Amylase erhoben werden. Bei einer isolierten Vergrößerung des MCV sind Vitamin B12 und Folsäure zu bestimmen, um einen ursächlichen Vitaminmangel auszuschließen.

Mit einem Drogenscreening im Speichel, Blut oder Urin kann bei unklaren Angaben oder Notfällen eine genaue Bestimmung der eingenommenen Substanzen erreicht werden. Die zur Verfügung stehenden Tests unterscheiden sich hinsichtlich ihrer Spezifität und Sensitivität, so sind falsch positive, z. B. durch Kreuzreaktionen mit anderen Substanzen, und falsch negative Bestimmungen, z. B. bei hohen Nachweisgrenzen oder kurzen Halbwertszeiten, durchaus möglich. Wegen seiner kurzen Halbwertszeit wird Gamma-Hydroxybutyrat »Liquid Ecstasy« im üblichen Drogenscreening nicht erfasst. Für besondere Fragestellungen sind gaschromatographische/massenspektroskopische Untersuchungen möglich. Einige Drogen, wie z. B. Cannabis, sind nach Absetzen noch über 2-3 Wochen nachweisbar (Jordan 2016a).

Die Bestimmung von neuronspezifischer Enolase (NSE) und Prolaktin kann zur Differenzierung zwischen epileptischen und nichtepileptischen Anfällen indiziert sein. Bei erhöhten Werten sollte nach 24 Stunden eine erneute Kontrolle vorgenommen werden, um eine nicht anfallsbedingte Erhöhung auszuschließen. Prolaktinerhöhungen können sich auch unter einer Therapie mit Antipsychotika oder bei mechanischer Reizung der Brüste finden. Eine Erhöhung der NSE ist ebenfalls bei zerebralen Traumata, bei Bronchialkarzinomen und als Folge unterschiedlicher kardiovaskulärer Ereignisse zu sehen (Jordan 2016a).

2.2 Differenzialdiagnosen psychotischer Symptome

2.2.1 Substanzinduzierte Psychosen

Substanzinduzierte Psychosen finden sich bei einer Vielzahl von Drogen, können aber auch bei regulären Medikamenten auftreten. Kenntnisse der unterschiedlichen Drogen sind hilfreich, eine erste diagnostische Einschätzung vorzunehmen (▶ Tab. 2.3).

Tab. 2.3: Pathognomischer Drogenblick (Jordan 2017b)

	Wirkung
Substanz: Alkohol, Barbiturate, Benzodiazepine, Opiate	
Allgemeine Wirkung	Beruhigend, euphorisierend
Bei Intoxikation	zentralnervös dämpfend: Somnolenz bis Koma, Atemdepression
Bei Entzug	zentralnervös und vegetativ aktivierend: Angst, Unruhe, Tremor, Schwitzen, Diarrhoe, Blutdruck- und Pulsanstieg, Glieder-, Muskelschmerzen
Besonderheiten	Opiatintoxikation – Miosis, Obstipation Opiatentzug – Mydriasis, lebhafte Darmgeräusche, kein Delir, zeitliche Entwicklung in Abhängigkeit T ½; Heroin 6-8 Stunden, Methadon 24-36 Stunden nach letzter Einnahme »Trockenes Alkohol-Delir« mit geringer/fehlender vegetativer Symptomatik bei Polyneuropathie, cave: Krampfanfälle im Entzug

Tab. 2.3: Pathognomischer Drogenblick (Jordan 2017b) – Fortsetzung

	Wirkung
Substanz: Cannabis (Haschisch, Marihuana)	
Allgemeine Wirkung	Beruhigend, halluzinogen
Bei Intoxikation	Übelkeit, Erbrechen, Hypothermie, Wahnvorstellungen, Halluzinationen
Bei Entzug	v. a. psychische Beschwerden: Depressive Verstimmung, Reizbarkeit, Ängstlichkeit
Besonderheiten	Amotivationales Syndrom
Substanz: Amphetamine (Amphetamin, Metamphetamin [u. a. Speed, Crystal], MDA [Eve], MDMA [Ecstasy] und Kokain (u. a. Crack)	
Allgemeine Wirkung	Anregend, euphorisierend
Bei Intoxikation	ausgeprägte sympathoadrenerge zentrale und vegetative Effekte: Unruhe, Agitation, Reizbarkeit, Aggressivität, psychotisches Erleben, Halluzinationen, zerebrale Krampfanfälle, Hyperreflexie, Vasokonstriktionen unterschiedlicher Stromgebiete mit erhöhtem Infarktrisiko (z. B. Hirn-, Herz-, Nieren-, Darminfarkt), schwere Gerinnungsstörungen bis zur disseminierten intravasalen Gerinnung, Hypertonie, Tachykardie, Hyperthermie, Fieber
Bei Entzug	untypischer, z. T. wochenlanger Verlauf: Ausgeprägte Depressionen, Suizidalität, Angstzustände, Antriebslosigkeit, Erschöpfung, Heißhunger mit Hyperphagie
Besonderheiten	MDMA-Intoxikation klinisch abgeschwächter, aber mit Todesfällen Kokainschock – unmittelbar nach Einnahme, akut lebensbedrohlich
Substanz: Psychotomimetika (heterogene Gruppe, u. a. LSD, Meskalin, Psilocybin, Phencyclidin [»Angel Dust«])	
Allgemeine Wirkung	Anregend, halluzinogen; bereits in geringen Mengen rauschartige Bewusstseinsveränderungen und halluzinatorisches Erleben
Bei Intoxikation	v. a. zentralserotonerg wirksam, mit peripheren Intoxikationserscheinungen erst bei sehr hohen Dosen: Psychotische Symptomatik mit akustischen und optischen Halluzinationen, Wahnvorstellungen, Angst- und Erregungszuständen, im Verlauf Vigilanzstörungen bis zum Koma, Mydriasis, Nystagmus, Hyperreflexie, zerebrale Krampfanfälle, körperlich Übelkeit, Erbrechen, Fieber, Hypertension, Tachykardie
Bei Entzug	kein spezifisches Entzugssyndrom
Besonderheiten	Schnelle Toleranzentwicklung mit Rückbildung nach Absetzen Physische und psychische Abhängigkeiten selten Horrortrips mit eigen- und fremdaggressivem Verhalten Flashback-Psychosen noch Monate verzögert, evtl. dosisunabhängig

Der regelmäßige Konsum von Alkohol kann zu mehreren Erkrankungsbildern mit unterschiedlicher psychotischer Symptomatik führen. Die *Alkoholhalluzinose* ist durch akustische (Pseudo-) Halluzinationen (dialogisierende, beschimpfende Stimmen) gekennzeichnet, bei dem *alkoholischen Eifersuchtswahn* handelt es sich um eine isolierte Wahnbildung mit der wahnhaften Überzeugung vom Geschlechtspartner betrogen zu werden, das *Alkoholdelir* (Delirium tremens) geht als Alkoholentzugs- oder Kontinuitätsdelir (seltener) v. a. mit optischen Halluzinationen und Akoasmen einher.

Die Entwicklung einer *deliranten Symptomatik* ist auch bei dem plötzlichen Absetzen einer länger bestehenden Behandlung mit Benzodiazepinen oder Barbituraten möglich. Opiate gehen nicht mit einem Delir einher, können aber zu Depersonalisations- und Derealisationserleben führen.

Bei substanzinduzierten psychotischen Störungen muss klassifikatorisch zwischen der *akuten Intoxikation*, z. B. dem sog. Horrortrip unter Einnahme von LSD, und einer *psychotischen Störung* unterschieden werden, die während oder unmittelbar bis 48 Stunden nach dem Substanzgebrauch auftritt und für gewöhnlich innerhalb eines Monats zumindest teilweise oder nach 6 Monaten sich vollständig zurückbildet (Weltgesundheitsorganisation 2005).

Cannabis kann eine paranoid-halluzinatorische Symptomatik vergleichbar einer schizophrenen Störung auslösen, das Risiko eine Erkrankung aus dem schizophrenen Formenkreis zu entwickeln ist bei langjähriger regelmäßiger Einnahme dosisabhängig um das 4-fache erhöht (Belbasis et al. 2018; Marconi et al. 2016).

Bei *Stimulanzienabhängigen* scheint eine dopaminerge Dysfunktion im Striatum zu bestehen (Ashok et al. 2017), so dass eine dopaminerge Hyperstimulation eine Psychose oder Schizophrenie hervorrufen könnte (Shumay et al. 2017).

Unterschiede im *Symptomprofil drogenbezogener Psychosen* zu primär psychotischen Erkrankungen wie Schizophrenie oder Manie sind beschrieben (McKetin et al.2017), wobei es auch substanzabhängige Besonderheiten gibt (Alexander et al. 2017). Ein *kokainerger Dermatozoenwahn* kann neben der üblichen paranoid-halluzinatorischen Symptomatik bei rund 7 % der Abhängigen auftreten und weist auf eine schwerere Erkrankung hin (Roncero et al. 2017). Täglicher *Tabakkonsum* ist mit einem erhöhten Risiko für eine Psychose und einem früheren Erkrankungsbeginn assoziiert (Gurillo et al. 2015), auch *Koffein* ist in der Lage, Psychosen zu induzieren (Wang et al. 2015).

> **Fallbeispiel**
>
> Ein Ende 20 Jahre alter, etwas ungepflegter Patient suchte die Notfallambulanz auf und bat dort um die Durchführung einer Röntgenuntersuchung, da er einen Alien im Bauch habe. Nach einem längeren Gespräch ordnete der diensthabende Psychiater trotz Kenntnis der damit verbundenen Strahlenbelastung eine Röntgen-Abdomen-Übersicht an.
>
> **Erläuterung**
>
> Der Psychiater erkannte, dass er den bizarren rigiden Wahn einer drogeninduzierten Psychose nicht durch eine einfache sprachliche Intervention auflösen könnte. Mit der Röntgen-Untersuchung und der anschließenden gemeinsamen Befundbesprechung holte er
>
> 1. den Patienten dort ab, wo er war, d. h. er akzeptierte und wertschätzte seine Beschwerden und die damit verbundenen Vorstellungen (▶ Kap. 2.4, Techniken der Gesprächsführung),
> 2. er versuchte darüber gehend eine therapeutische Beziehung aufzubauen,

3. er konnte bei der Befundbesprechung den Patienten entängstigen und vorsichtig Zweifel an dessem Erklärungsmodell (= Wahn) setzen und
4. es erfolgte eine ergänzende diagnostische Klärung, inwieweit eine körperlich begründete Mitverursachung des wahnhaften Erlebens bestand.

Im Röntgenbild zeigten sich luftgeblähte Darmschlingen. Mit dem alternativen Erklärungsansatz eines stressbedingten Meteorismus und dem Angebot einer weitergehenden Stressbehandlung konnte der Patient zu einer stationären Aufnahme in die Klinik für Psychiatrie und Psychotherapie bewegt werden.

Eine Vielzahl von sehr unterschiedlichen Medikamenten ist geeignet, eine psychotische Symptomatik auszulösen (▶ Tab. 2.4).

Tab. 2.4: Exemplarische Darstellung von Substanzen/Substanzgruppen, die Psychosen induzieren können

Bereich	Substanzgruppe/Substanz
Innere	• Antibiotika • Zytostatika • Antiretrovirale • Interferone • Antimykotika • Analgetika* • Cortisol • ß-Blocker • Bronchospasmolytika • Anticholinergika • Dextromethorphan (u. a. in Wick MediNait®) • Codein • Tuberkulosemittel • Hormontherapie bei Prostatakarzinom • Ketamin • Ziconotid • Malariamittel • Ginseng • Antiadiposita (z. B. Sibutramin) • Badesalz
Neurologie	• L-Dopa • Dopaminagonisten • Antiepileptika • Sumatriptan
Psychiatrie	• Trizyklische Antidepressiva • Trizyklische Antipsychotika • Acetylcholinesterasehemmer • Methylphenidat

Tab. 2.4: Exemplarische Darstellung von Substanzen/Substanzgruppen, die Psychosen induzieren können – Fortsetzung

Bereich	Substanzgruppe/Substanz
	• Guanfacin • Selektive Serotoninwiederaufnahmehemmer (SSRI's) • Lithium • Disulfiram • Benzodiazepine* • Z-Substanzen* • Barbiturate*

* delirante Symptomatik im Entzug möglich

Die Wahrscheinlichkeit unerwünschter Nebenwirkungen einer Arzneimitteltherapie steigt durch die Anzahl der eingenommenen Medikamente. Gerade bei älteren Menschen stellen Exsikkose und *Polypharmazie* die wesentlichen Risiken dar, ein Delir zu entwickeln. Entsprechend der Formel $n^2-n/2$ können z. B. bei der Verordnung von n=10 Medikamenten theoretisch 45 Wechselwirkungen bestehen. Für das Auftreten von Nebenwirkungen können pharmakokinetische Arzneimittelinteraktionen bei der Verstoffwechselung auf Ebene der verschiedenen *Cytochrom-P450- Isoenzyme* (CYP) verantwortlich sein. Die CYP-Enzyme können durch Pharmaka, Hormone, Alkohol, Rauchen und andere Substanzen (cave: Grapefruitsaft!) in ihrer Aktivität beschleunigt oder gehemmt werden. Zudem gibt es ethnische Unterschiede in der Häufigkeit einzelner Enzymvarianten. Wenn ein Medikament in der Leber im Wesentlichen nur über ein CYP-Enzym abgebaut werden kann, besteht – trotz einer regulären Dosis – bei einer gleichzeitigen Enzyminhibition durch eine andere Substanz das Risiko einer schweren Intoxikation. Die Verordnung mehrerer Medikamente gleichzeitig setzt somit die Kenntnis der spezifischen Abbauwege der einzelnen Medikamente und ethnischer Unterschiede bezüglich der Häufigkeit von Genvarianten voraus (Hicks et al. 2015; 2016).

Fallbeispiel

Ein 67-jähriger äußerst netter Patient sucht wegen einer depressiven Symptomatik in Zusammenhang mit seiner kürzlichen Berentung einen ambulanten Psychiater auf. Nach einem guten Gespräch verordnet dieser ihm den nebenwirkungsarmen selektiven Serotoninwiederaufnahmehemmer (SSRI) Paroxetin. Der Patient war von dem Psychiater sehr angetan und fand: »Das ist ein Netter, der soll gut leben.« Entsprechend nimmt er das Rezept entgegen und geht zu seiner Apotheke. Dort lässt er das Rezept einlösen, denn »der Apotheker ist ein Netter, der soll auch leben«. Als er mit seinem Medikament zu Hause ist, öffnet er die N2-Packung und spült den Inhalt im Klosett runter: denn er ist ein Netter und möchte auch leben.

Erläuterung

Die Verordnung, Ausgabe und Einnahme eines zusätzlichen Medikaments ohne Prüfung und Klärung, inwieweit es zur bisherigen Medikation passt, ist geeignet, die Lebensfähigkeit zu reduzieren. Gerade bei älteren Patienten ist von einer Polypharmazie auszugehen. Selbst ein vermeintlich nebenwirkungsarmes Medikament wie z. B. Paroxetin kann mit einem anderen internistischen Medikament, z. B. Metoprolol, über den gemeinsamen Abbauweg durch CYP2D6 interagieren, wodurch eine erhöhte Plasmakonzentration der beteiligten Arzneimittel möglich wird. Auch rezeptfreie Substanzen wie das vermeintlich harmlose Hustenmittel Wick MediNait® (der Wirkstoff Dextromethorphan ist praktisch ein Serotonin-Reuptake-Inhibitor und wird über CYP2D6 metabolisiert) können bei gemeinsamer Gabe zu einem potenziell lebensgefährlichen Zentralen Serotoninsyndrom mit u. a. deliranter Symptomatik führen (▶ Kap. 3 zu Besonderheiten des Delirs). Die Gefährdung steigt ins Unübersichtliche mit jedem weiteren Medikament. Der äußerst nette Patient hat also recht getan. Nächstes Mal sollte er jedoch eine offizielle Abgabestelle für Medikamente aufsuchen, sonst bekommt er irgendwann seine Dosis über das aufbereitete Trinkwasser wieder zurück.

2.2.2 Hirnorganisch und somatopsychisch bedingte Psychosen

Eine Reihe hirnorganischer Veränderungen können psychotische Zustände hervorrufen. Psychosen finden sich bei Demenzen (Alzheimer, vaskulär und Lewy-Körperchen-Demenz, dort v. a. visuelle Halluzinationen), Delirien, enzephalitischen Veränderungen, Multipler Sklerose, primären und sekundären Gehirntumoren, Hirndruckveränderungen, zerebralen Durchblutungsstörungen, Migräne oder Folgen eines Schädelhirntraumas. Weiterhin sind Psychosen bei Epilepsie bekannt, entweder iktal, postiktal, interiktal oder auch als periiktale Verwirrtheit. Interiktale Psychosen sind am häufigsten und können einer schizophrenen Erkrankung ähneln (Maguire et al. 2017).

Zu den somatopsychischen Veränderungen oder Erkrankungen, welche eine psychotische Symptomatik auslösen können, zählen insbesondere Elektrolytstörungen (Exsikkose, Hyper-/Hyponatriämie, -kaliämie, Hyperkalziämie), Entgiftungsstörungen (Leberinsuffizienz, erhöhter Ammoniak, Niereninsuffizienz), endokrine Krankheiten (v. a. Hyperthyreose und thyreotoxische Krise, Morbus Cushing), Autoimmunerkrankungen wie systemischer Lupus erythematodes, Stoffwechselkrankheiten (Hypoglykämie, akute intermittierende Porphyrie, Morbus Wilson, Hämochromatose, Homozystinurie, Phenylketonurie), Vitaminmangel (Vitamin B12) sowie seltene Lipidspeicherkrankheiten (adulte Form des Morbus Gaucher (Glucocerebrosidose), Gruppe 2 bzw. Typ C Morbus Niemann-Pick (Sphingomyelinose)), extrakranielle Neoplasmen mit Fernwirkung auf das ZNS (z. B. Pankreas-Karzinom) (Röh et al. 2016).

> **Fallbeispiel**
>
> Eine 69-jährige Patientin stellt sich in Begleitung ihres Ehemannes vor. Es zeigt sich eine deutlich depressive Symptomatik mit gedrückter Stimmung, Antriebsminderung und psychotisch anmutende Schuldgefühle. Da der Ehemann im gemeinsamen Gespräch einen unangenehmen Eindruck hinterlässt, geht der behandelnde Psychiater von einem Partnerschaftskonflikt aus. In der körperlichen klinisch-neurologischen Untersuchung findet sich im Arm-Vorhalte-Versuch jedoch eine Absinktendenz des rechten Arms mit Pronation, was den Arzt bewegt, eine ergänzende kernspintomographische Bildgebung des Gehirns zu veranlassen. Die Patientin ist nur schwer für diese Untersuchung zu motivieren, wegen der ausgeprägten Ambivalenz dauert es über eine Stunde, bis sie endlich ihre Zustimmung erteilt. Bei der Untersuchung wird ein Tumor an der Hirnoberfläche gefunden, der seitens der Neurochirurgen als operabel eingeschätzt wird. Wiederum erfordert es viel Beziehungsarbeit, bis die Patientin in die Operation einwilligt. Nach der erfolgreichen Entfernung des Meningeoms ist die Depression vollständig weg, der Ehemann ist immer noch furchtbar.

> **Merke**
>
> Psychotische Symptome können das Erstsymptom unterschiedlichster psychiatrischer, neurologischer oder internistischer Erkrankungen sein. Weitere Krankheitsmerkmale, die zur Abgrenzung beitragen könnten, entstehen mitunter erst im Verlauf.

2.2.3 Schwierige Differenzialdiagnostik

Die Abgrenzung einzelner psychotischer Störungsbilder entsprechend der ICD-Klassifikation kann mitunter schwierig sein. Die Diagnose einer *Schizophrenie* sollte nur gestellt werden, wenn neben den akustischen Halluzinationen (üblicherweise dialogisierende, kommentierende, imperative Stimmen) auch typische Ich-Störungen (Gedankeneingebung, Gedankenentzug, -ausbreitung, Gedankenlautwerden, Fremdbeeinflussungserleben) und Affektstörungen (Parathymie = inadäquater Affekt, Ambivalenz, Autismus) vorliegen (Jordan 2016a). Weiterhin sind formale Denkstörungen wie Zerfahrenheit und Inkohärenz diagnostisch hinweisend (▶ Tab. 2.1 »Pathognomische Psychopathologie«). Paranoid-halluzinatorisches Erleben ohne die genannten zusätzlichen Symptome sollte nicht als Schizophrenie klassifiziert werden.

Eine *wahnhafte Störung* ist durch eine unkorrigierbare Gewissheit bezüglich der Richtigkeit des Erlebens und seiner Verursachung sowie mitunter auffallende bizarre Züge gekennzeichnet. Eine depressive Symptomatik kann zeitweilig auftreten. Weitere psychopathologische Symptome finden sich meistens nicht, selten bestehen olfaktorische und taktile Halluzinationen.

Bei dem *hypochondrischen Wahn* besteht eine geringere Anzahl und größere Beständigkeit der körperlichen Beschwerden verglichen zur Somatisierungsstörung. Der Patient benötigt (k)eine Untersuchung zur Bestätigung seiner Überzeugung. Bei der *Somatisierungsstörung* liegen die Hauptbeschwerden auf die Symptome und deren Auswirkungen. Es gibt einen ausgeprägten übertriebenen Medikamentenmissbrauch.

Die Fokussierung auf das Fortschreiten eines zugrundeliegenden, ernsthaften Krankheitsprozesses ist ein Merkmal der *hypochondrischen Störung*. Die Untersuchungen dienen zur Bestätigung dieser Krankheit, der Patient hat Angst vor Medikamenten und deren Nebenwirkungen (Jordan 2016a).

Falls neben einer paranoid-halluzinatorischen Symptomatik Hinweise auf eine organische Ätiologie zu finden sind, ist eine *organisch wahnhafte (schizophreniforme) Störung* zu diagnostizieren. Neben Merkmalen, die auf eine Schizophrenie hinweisen, wie bizarrer Wahn, entsprechende Halluzinationen oder formale Denkstörungen, sollten auch typische hirnorganische Symptome wie Schwierigkeiten, Wesentliches von Unwesentlichem zu trennen, Weitschweifigkeit, Perseverationen, auch im Kontaktverhalten, sowie Affektinkontinenz bestehen. Optische Halluzinationen können zwar auch bei der paranoiden Schizophrenie auftreten, sind aber eher typisch für eine organische oder exogene Verursachung (Medikamente, Drogen).

Zwangsstörungen und Schizophrenie können nebeneinander bestehen, oft fallen die Zwangssymptome nach Behandlung der schizophrenen Akutsymptomatik auf, werden also demaskiert oder sind möglicherweise auch Folge einer medikamentösen Nebenwirkung. Die mitunter schwierige Abgrenzung kann anhand der beiden Merkmale Ich-Zugehörigkeit und Ich-Erleben vorgenommen werden. Schizophrene Patienten empfinden Dinge als von außen und von anderen gemacht, ihrem eigenem Ich nicht zugehörig (z. B. Gedankenentzug, Gedankeneingebung, Fremdbeeinflussungserleben). Patienten mit einer Zwangsstörung wissen, dass es ihre eigenen Gedanken sind, auch wenn sie als unsinnig und fremd empfunden werden. Der Patient mit einer zwanghaften Persönlichkeitsstörung oder einer Depression hingegen wird seine Gedanken als richtig, sinnvoll, zu seiner Person oder Situation passend erleben (Jordan 2016a) (▶ Tab. 2.5).

Tab. 2.5: Abgrenzung Schizophrenie – Zwangsstörung – Persönlichkeitsstörung (Jordan 2016a)

Symptom bzgl. Ich-Zugehörigkeit und Ich-Erleben	Diagnose
Ich-zugehörig + Ich-synton	Primärer Depression
	Zwanghafte Persönlichkeitsstörung
	Suchterkrankung
	Essstörung
	Angsterkrankung
Ich-zugehörig + Ich-dyston	Zwangsstörung
Ich-fremd	Schizophrenie

Eine *gereizte/dysphorische Manie* lässt sich von einer *agitierten Depression* am ehesten durch die Denkinhalte und die ggf. damit verbundenen inhaltlichen Denkstörungen abgrenzen.

Die Abgrenzung zwischen *Depression* und *Demenz* kann bei älteren Menschen schwierig sein, zumal eine gegenseitige Komorbidität besteht. Depressive Symptome, z. B. reaktiv oder organisch bedingt, finden sich bei vielen hirnorganischen Erkrankungen, kognitive Beeinträchtigungen sind häufige Symptome einer Depression (Pseudodemenz) (Jordan 2016a) (▶ Tab. 2.6).

Tab. 2.6: Klinische Unterschiede Demenz – Depression (Jordan 2016a)

Klinische Merkmale	Demenz	Depression
Verhalten	Dissimulierend, weniger Schuldgefühle	Klagend, auch bezüglich der Vergesslichkeit, Schuldgefühle, Sozialer Rückzug
Sprache	Wortfindungsstörungen, Vorbeireden, Weitschweifigkeit, Perseverationen	Denkhemmung, Verlangsamung, Denkeinengung, Grübeln
Leistungstests	Alltagsfähigkeit und Testergebnis entsprechen einander	Alltagsfähigkeit besser als Testergebnis
Kognition	Kurzzeitgedächtnis stärker betroffen als Langzeitgedächtnis	Allgemeine Gedächtnisschwäche
Sexualität	Eher ungestört, evtl. sogar gesteigert	Libidostörungen, Impotenz
Motorik	Apraxie, evtl. Tremor, Rigor, Akinese, Ataxie, Primitivreflexe	Antriebshemmung, Antriebsminderung, Akinese, evtl. Stupor
Hygiene	Gestört	Ungestört oder vernachlässigt
Orientierung	Gestört	Ungestört
Circadiane Schwankungen	Zumeist beständig, evtl. Leistungstief am Abend, fluktuierende Symptomatik (Lewy-Körperchen-Demenz), später Tag-Nacht-Umkehr	Morgentief, keine nächtliche Verschlechterung (sog. Sun-downing)
Krankheitsverlauf	Schleichend-progredient oder akut mit Fokalneurologie	Tage – Wochen, evtl. Auslöser
Dauer	Über 6 Monate	Zumeist kürzer als 6 Monate

Für die Abgrenzung *substanzinduzierter Psychosen* sind Kenntnisse zum klinischen Bild einer Intoxikation und eines Entzuges unter der jeweiligen Substanz erforderlich (▶ Tab. 2.3 »Pathognomischer Drogenblick«). Die diagnostische Klärung kann entlang der im Vordergrund stehenden Symptomatik erfolgen (▶ Tab. 2.7).

Tab. 2.7: Symptomorientierte Differenzialdiagnostik substanzinduzierter Psychosen

Diagnose	Klinische Spezifika
Symptom: Inhaltliche Denkstörungen (Wahn) und Sinnestäuschungen (akustische und optische Pseudo-, Halluzinationen)	
Drogenintoxikationspsychose (F1x.5; auch F1x.75)	Zeitverlauf (gewöhnlich ≤ 48 Stunden nach Einnahme; auch > 2 Wochen)
	Alkoholhalluzinose (Akustische (Pseudo-)Halluzinose)
	Alkoholischer Eifersuchtswahn (Isolierter Wahn)
	Kokainerger Dermatozoenwahn (bis zu 7 % der Abhängigen)
Delir	Optische Halluzinationen
	Orientierungsstörungen (Zeit > Ort > Situation > Person)
	Suggestibilität ↑, Vegetativum ↑
»Drogeninduzierte Psychosen«, z. B. Schizophrenie	Ich-Störungen (u. a. Gedankeneingebung, -ausbreitung)
	Affektstörungen (Autismus, Parathymie)
	Kontaktstörungen (»*Theory-of-Mind-Defizit*«)
	(Formale Denkstörungen (Zerfahrenheit, Inkohärenz))
Symptom: Affekt- und Antriebstörungen	
Agitierte Depression	Circadianität (Morgentief, Früherwachen)
	Depressionstypische formale Denkstörungen (s. u.)
	Insuffizienzgefühle
Ängstlich-agitiertes Entzugssyndrom	Palmomentalreflex (PMR) +/+
	Vegetativum ↑
	(Hyperhidrosis)
Amotivationales Syndrom	Apathie
	Planlosigkeit
	(Konzentrations- und Gedächtnisstörungen)
Symptom: Kognitive Störungen (»*Pseudo-Demenz*« – Demenz)	
Benzodiazepin-, Opiatabhängigkeit	Apathie, Somnolenz
	(Qualitatives) Drogenscreening
Depression	Circadianität (Morgentief, Früherwachen)
	Depressionstypische formale Denkstörungen (Verlangsamung, Hemmung, Einengung, Grübeln)
	Affektlabilität
	Schuld-, Insuffizienzgefühle

Tab. 2.7: Symptomorientierte Differenzialdiagnostik substanzinduzierter Psychosen – Fortsetzung

Diagnose	Klinische Spezifika
Demenz	Fokalneurologie, Apraxie, PMR +/+
	Wortfindungsstörungen
	Affektinkontinenz
	Dissimulierend, fassadär, weniger Schuldgefühle
	Perseveration, Weitschweifigkeit
Symptom: Delirante Syndrome	
	Alkohol, Barbiturate, Benzodiazepine
	[Analgetika]
	Drogenintoxikation (z. B. Amphetamine)
Symptom: Störungen des Bewusstseins	
	Alkohol, Barbiturate, Benzodiazepine, Opiate
Symptom: Stuporöse Zustände	
	Cannabis, Psychotomimetika

2.3 Psychische Klärung

Die Psychotherapie bei Menschen mit paranoid-halluzinatorischem und schizophrenem Erleben sollte in einem Gesamtbehandlungsplan eingebunden sein (Jordan 2016b). Dieser kann

- eine Psychotherapie,
  zum Aufbau einer therapeutischen Beziehung, Vermittlung eines Krankheitskonzeptes, zur Therapiemotivation und Förderung von Früherkennung und Compliance,
- eine Soziotherapie,
  zur berufliche Rehabilitation, Einbindung und Edukation von Angehörigen,
- eine Pharmakotherapie,
  möglichst rational, als Mono- vor Kombinationstherapie mit frühzeitigem Behandlungsbeginn,
- eine Festlegung der Behandlungsziele in Abhängigkeit vom Verlauf sowie
- eine Nutzen-Risiko-Abwägung

umfassen.

Die psychiatrisch-psychotherapeutische Diagnostik verfolgt mehrere Ziele. Sie dient dem Erkennen und Beschreiben von Störungen, der zugrundeliegenden Symptomatik und zugehöriger Begleitumstände. Mögliche Krankheitsursachen und -folgen sollen identifiziert und bezüglich ihres Einflusses gewichtet werden. Die Ressourcen des Patienten sind ebenfalls wie mögliche störende Begleitumstände zu erfassen. In Abhängigkeit von den genannten Faktoren kann die Indikation für eine spezifische Behandlung, z. B. eine Psychotherapie, gestellt und um weitere Behandlungsangebote i. S. einer umfassenden Behandlungsplanung ergänzt werden. Der Patient und eingebundene Angehörige werden hinsichtlich des Gesamtbehandlungsplans und des weiteren Vorgehens einschließlich der Prognose und möglicher Limitierungen informiert. Gleichermaßen wird bereits in der diagnostischen Phase versucht, eine tragfähige therapeutische Beziehung aufzubauen und ggf. einer Ausbreitung des paranoid-halluzinatorischen Erlebens entgegenzuwirken.

Die psychische Klärung im engeren Sinne beinhaltet die Indikationsstellung zur Psychotherapie in einem bestimmten Verfahren einschließlich möglicher Hemmnisse oder Kontraindikationen (z. B. akute Suizidalität oder Drogenkonsum im ambulanten Setting), weiterhin die Einschätzung der Motivation und möglicher Behandlungskomplikationen.

Aus den diagnostischen Gesprächen sollte sich eine differenzierte Bewertung des paranoid-halluzinatorischen Erlebens und ggf. zugehöriger Ich-Störungen ergeben haben:

- Welches Krankheitsbild zeichnet sich ab?
- Ist die Ätiologie eher dem neurobiologischen oder dem psychosozialen Pol der Psychoseentstehung zuzuordnen?
- Gibt es einen klaren Hinweis auf ein hirnorganisches Geschehen?
- Lassen sich psychische Faktoren identifizieren, die eindeutig an der Krankheitsentstehung beteiligt sind?
- Ist die Symptomatik im biographischen Zusammenhang verstehbar?
- Wieweit und in welcher Weise passt die Lebensgeschichte zu den geschilderten Beschwerden?
- Lässt sich zumindest eine Hypothese zur Funktion des Wahns oder der Halluzinationen generieren?
- Gibt es Hinweise auf die Psychodynamik des Krankwerdens?
- Welche unbewussten und bewussten oder vorbewussten Ängste, Motive oder Verwicklungen verhindern eine Lösung der vorliegenden Problematik?
- Ist die Psychodynamik der auslösenden Situation hinreichend geklärt?
- Warum wird gerade jetzt eine therapeutische Behandlung aufgesucht?
- Welches Problem, welches Symptom, welcher Konflikt muss vordringlich bearbeitet werden, damit es dem Betroffenen wieder besser gehen kann?
- Bestehen strukturelle Defizite in der Persönlichkeitsorganisation?
- Welche Beziehungsmuster und Interaktionsangebote bestehen vorrangig bei dem Betroffenen?
- Wie geht es mir mit dem Betroffenen? (Die Wahrnehmung von Übertragungs- und Gegenübertragungsphänomenen ist ein ergänzendes diagnostisches Instrument. Es erweitert die Betrachtung um einen interaktiven Aspekt, der auch zur Identifikation versteckter Aggressionen und damit eines Gefährdungspotentials genutzt werden kann. Darüber hinaus lassen sich mögliche Störfaktoren der Behandlung vorzeitig erkennen (Jordan 2016c)).
- Welche Entwicklungsschritte wurden nicht erfolgreich durchlaufen bzw. welche Fertigkeiten muss der Betroffene erlangen, wofür er therapeutische Hilfe benötigt?

Die richtige Einschätzung der Persönlichkeitsstruktur ist grundlegend für die Planung der weiteren Therapie. Ich-strukturelle Defizite, Störungen der Affekt- und Beziehungsregulation stellen eine erhöhte Vulnerabilität dar und bedingen auch das Repertoire der zur Verfügung stehenden Abwehr- und Bewältigungsmechanismen. Schizophrenietypische formale Denkstörungen (Zerfahrenheit/Inkohärenz, gesperrtes Denken/Gedankenabreißen, Neologismen), Affektstörungen (Autismus, Parathymie), Auffälligkeiten im Kontaktverhalten (z. B. Mentalisierungsdefizit), kognitive Beeinträchtigungen und psychomotorische Besonderheiten (Antriebssteigerung, Negativsymptomatik) sind bei der Gestaltung des therapeutischen Settings ebenfalls zu berücksichtigen.

Mit der Achse 4 des OPD-2-Systems (Operationalisierte Psychodynamische Diagnostik) lassen sich psychisch-strukturelle Fähigkeiten getrennt nach vier Dimensionen jeweils für das Selbst und andere Objekte erfassen (Dahlbender und Tritt 2011):

- Wahrnehmung
  - Sich selbst wahrnehmen, das Selbstbild reflektieren können
  - Andere/Objekte wahrnehmen, ganzheitlich und realistisch
- Steuerung
  - Selbstregulierung, von eigenen Impulsen, Affekten und Selbstwert
  - Regulierung des Bezugs zum Objekt
- Emotionale Kommunikation
  - Befähigung zur inneren Kommunikation mit eigenen Affekten und Phantasien
  - Befähigung zur Kommunikation mit anderen, u. a. Gefühle anderen gegenüber zulassen, Wir-Gefühl erreichen, Empathie erleben
- Bindung
  - An innere Objekte gebunden sein, Internalisierung positiver Selbst- und Objektrepräsentanzen und Nutzung dieser
  - An äußere Objekte gebunden sein, u. a. Dankbarkeit, Fürsorge empfinden, Hilfe und Entschuldigung annehmen, Abschied nehmen können

Strukturelle Einschränkungen werden demnach die Bereiche Wahrnehmung, Steuerung, emotionale Kommunikation und Bindung eigener psychischer Prozesse und äußerer Objektbeziehungen berühren. Die basalen Fähigkeiten in der Regulation von Beziehungen, Affekten, Impulsen und im eigenen Selbstwertgefühl sind vermindert. Die Differenzierung zwischen dem Selbsterleben und dem Erleben von Beziehungen bleibt letztendlich unklar, damit vulnerabel und anfällig für Belastungen.

Sehr frühe überfordernde Erfahrungen führen zur Fixierung einer chaotischen, zerstückelten inneren Welt im implizit-prozeduralen Gedächtnis. Hieraus resultieren Störungen der inneren Entwicklungsprozesse, ein Scheitern phasenspezifischer Entwicklungsaufgaben (z. B. Überwindung des gespaltenen Erlebens), strukturelle Ich-Störungen und schließlich eine Entwicklungspathologie/Strukturstörung.

Hinweise auf eine Entwicklungspathologie, d. h. ein niederes Strukturniveau ergeben sich somit aus

- Ich-strukturellen Einschränkungen, Defiziten basaler Fähigkeiten und Ich-Funktionen,
- wechselnden Selbstzuständen, instabilen polaren Affekterleben, welches in der Auslösesituation erkennbar sein kann,
- einer unzureichende Selbst-Objekt-Differenzierung mit defizitärer Integration von Selbst- und Objektrepräsentanzen,
- Auffälligkeiten in Selbsterleben, Bindungsverhalten, Mentalisierung,
- Spaltungsabwehr, Projektion,
- unzureichender Selbst- und Beziehungsregulation, auch in der Auslösesituation erkennbar,
- sowie einer Gegenübertragung mit dem Gefühl eines »Containers« für unverarbeitete Affekte des Patienten (z. B. Angst, Aggression).

Das Konflikterleben bei Menschen mit einer Entwicklungspathologie ist durch defizitäre Persönlichkeitszüge (Labilität, Impulsivität), der Notwendigkeit kompensatorischer Strukturen (Beziehungen, Tätigkeiten, den Bezug zu anderen regulieren zu müssen), Objektabhängigkeit, Fehlen basaler Funktionen/Fähigkeiten (Mentalisierung, Symbolisierung, Fähigkeit zum Konflikterleben) sowie dem Auftreten »Früher Konflikte« als Konfliktäquivalente (Spannungserleben bei entwicklungsspezifischen Grundbedürfnissen, Fehlen motivationaler Konflikte) gekennzeichnet.

Die Entwicklung des explizit-deklarativen Erlebnis- und Gedächtnismodus ist als Voraussetzung für Verdrängung ungelöster Konflikte anzusehen. Bei andauernder Abwehrarbeit entstehen Bereiche verminderter Konfliktfähigkeit und unzureichender Lösungsmöglichkeiten. Schließlich kommt es zu einer Konfliktpathologie mit Entgleisung in ähnlichen konflikthaften Auslösesituationen.

Fallbeispiel

Ein 25-jähriger Mann wird von seinen Eltern in die Klinik für Psychiatrie und Psychotherapie gebracht. Laut Aussage der Eltern habe er sich in der letzten Zeit merkwürdig verhalten und komische Ideen geäußert. Jetzt habe er auch seine Wohnung zerlegt. Schon früher habe er sich mitunter phasenweise zurückgezogen und sich um nichts gekümmert. Bereits zweimal hätten sie deswegen seine Wohnung renovieren müssen. Zu anderen Zeiten sei er sehr fordernd gewesen und habe darauf bestanden, sofort neue Autoreifen von ihnen zu bekommen. Wegen eines Streites mit seinem Vater sei er einmalig für eine Nacht in einer anderen psychiatrischen Klinik gewesen. In der Grundschule sei er von den Mitschülern gemobbt worden. Die Familienanamnese wird als leer beschrieben. Ein Drogenkonsum wird glaubhaft verneint und laborchemisch ausgeschlossen. Der Patient selbst berichtet akustische Halluzinationen in Form von Akoasmen, die mit einer bizarren wahnhaften Vorstellung eines Gehirnbohrers begründet werden. Initial bei Aufnahme treten formale Denkstörungen mit einer assoziativen Lockerung des Gedankengangs auf. Auf Kontakt mit dem Oberarzt reagiert er jeweils mit einer Zunahme seiner Symptomatik. Seitens der ärztlichen Behandler wird der Verdacht auf eine schizophrene Erkrankung gestellt, ohne eindeutige diagnostische Hinweise zu haben. Der Patient wird neuroleptisch behandelt. In seinem Verhalten bleibt er bizarr und misstrauisch. Heimlich spuckt er seine Medikamente aus. Während des stationären Aufenthalts unternimmt er einen schweren Suizidversuch, indem er sich eine abgebrochene Zahnbürste tief in die Rachenhinterwand stößt und anschließend eine Waschlotion trinkt. Nach Rückverlegung von der Intensivstation wird eine neuroleptische Behandlung wieder begonnen, worunter der Patient binnen fünf Tage frei von paranoid-halluzinatorischem Erleben und ängstlicher Anspannung ist. Formale Denkstörungen sind ebenfalls nicht mehr zu eruieren.

Erläuterung

Auch in der Nachexploration ergeben sich keine eindeutigen diagnostischen Hinweise auf eine schizophrene Erkrankung, wie z. B. spezifische Ich-Störungen, Denkzerfahrenheit/Inkohärenz oder Autismus/Kontaktstörungen aus einem Mentalisierungsdefizit heraus. Das schnelle Ansprechen auf die antipsychotische Medikation binnen weniger Tage mit nahezu vollständiger Remission ist ebenfalls untypisch. Die vorübergehenden Wahngedanken werden im Sinne eines Wahneinfalls geschildert. Der Patient beschreibt weiter den Suizidversuch als Kurzschlussreaktion im Zusammenhang mit der Sorge, nicht mehr von der geschlossenen Station zu kommen, die Medikamente habe er heimlich abgesetzt, da sie seine innere Lebendigkeit beeinträchtigt hätten.

Ein szenisches Verstehen, ein Narrativ, stellt sich bei dem Behandler nicht ein. Ein deutlicher Konflikt wird nicht offensichtlich, wobei die intrapsychischen Strukturen wenig differenziert erscheinen. Vor Aufnahme habe er die Wohnungseinrichtung zerschlagen, nachdem er von seiner Freundin verlassen worden sei. Es bleibt unklar, inwieweit es sich um eine reale oder phantasierte Beziehung mit Sehnsucht nach positiven Objekterfahrungen handelt, die Eltern haben nicht von einer Freundin gesprochen.

In der Gegenübertragung fühlt sich der fallführende Therapeut verwirrt und ratlos, aber auch unfähig und ein wenig aggressiv. Er erlebt eine Distanzierung zum Patienten.

Die bisherigen fremdanamnestischen Angaben weisen auf ein überfürsorgliches, dominantes, eventuell auch intrusives Verhalten der Mutter hin, wahrscheinlich bis ins Erwachsenenalter reichend. Die Symptomentwicklung ist chronifiziert erfolgt. Es ergeben sich Hinweise auf eine Störung der Selbst-, Beziehungs- und Affektregulation, z. B. eingeschränktes Affektverständnis, verminderte Affektgenerierung, unzureichende Affektdifferenzierung und reduzierte Impulskontrolle. Initial hat der Patient auf Station eine misstrauische Haltung eingenommen, weiterhin bestanden eine ängstliche Anspannung und sensitiv-paranoid anmutende Erklärungen. Die Art des Suizidversuchs und seine Durchführung könnten für eine Unsicherheit bezüglich der psychosexuellen Orientierung sprechen. Unter dem Verdacht einer Entwicklungspathologie mit einem schizoiden Verarbeitungsmodus nach Rudolf (Rudolf und Henningsen 2017) wird mit Einverständnis des Patienten eine strukturbezogene Psychotherapie aufgenommen. Als diagnostische Arbeitshypothese gemäß ICD-10 wird die schizotype Störung gewählt.

Hinweise auf eine Konfliktpathologie, d. h. ein höheres Strukturniveau ergeben sich aus

- einer ausreichenden Selbst-Objekt-Differenzierung (Der Betroffene kann sich und die Anderen als getrennte Wesen und ganzheitlich erleben),
- infantilen Überzeugungen und Mechanismen der Verdrängungsabwehr,
- biographischen Hinweisen auf repetitive Beziehungs- und Verarbeitungsmuster, die auf infantile Beziehungserfahrungen beruhen, in denen unbewusste Motive und Bedürfnisse unterdrückt werden, die regelmäßig zu einem Scheitern in der Lebensbewältigung führen,
- einer Gegenübertragung mit »falschen Verknüpfungen« zwischen dem Beziehungsangebot des Patienten und sich als realer Person.

Fallbeispiel

Eine 52-jährige Patientin wird in Begleitung ihres Ehemannes und der Kinder über die Notfallambulanz vorstellig. Seit rund vier Wochen habe sich eine zunehmende paranoide Symptomatik eingestellt mit Misstrauen und Verfolgungsideen dem Ehemann gegenüber:

Dieser manipuliere zu Hause die Kaffeemaschine, um darüber an jemand anderen geheime Botschaften zu übermitteln. Die Menschen würden sie komisch ansehen und auch ihr Handy werde abgehört. Auslöser sei ein Seitensprung ihres Mannes vor einem halben Jahr gewesen. Zunächst habe sie ihm verziehen, jetzt könne sie aber nicht mehr damit umgehen und habe das Gefühl, er möchte sie loswerden.

Das *mittlere Strukturniveau* ist zwischen der Entwicklungs- und Konfliktpathologie angesiedelt. Inhaltlich besteht ein Ringen um Autonomie und dem regressiven Sog der Abhängigkeit. Die Abwehrorganisation bewegt sich zwischen Spaltungs- und Verdrängungsabwehr. Es werden zwei Varianten unterschieden, eine narzisstische Pathologie und eine depressive Pathologie. Eine gescheiterte Autonomieentwicklung, eine mäßige Ichintegration, Trennungs- und Selbstbehauptungskonflikte, eine labile Regulation des Selbstwertgefühls sowie ein fragiles Selbstwertgefühl kennzeichnen diese Persönlichkeitsorganisation (Ermann 2016). *Hinweise auf eine narzisstische Pathologie* bieten

- eine ausreichende, aber eingeschränkte Selbst-Objekt-Differenzierung, welche den Anderen vornehmlich zur Stabilisierung des eigenen Selbst und Selbstwerts verwendet, welche beim Versagen der Selbstobjekt-Funktion des Anderen immer wieder zum Scheitern in der Lebensbewältigung führt,
- eine defizitäre Selbstregulation, die auf infantile Beziehungserfahrungen beruhend in der Biographie erkennbar als unzureichende Unterstützung, Spiegelung und Bestätigung ist,
- eine Gegenübertragung, welche Mechanismen der Idealisierung und Entwertung erkennen lässt (der Therapeut als »letzte Hoffnung«).

2.4 Explorationstechniken

Die Kunst des richtigen Fragens entscheidet

- Symptome erkennen, benennen und diagnostisch korrekt verwerten zu können,
- intrapsychische und äußere mit dem Krankheitsgeschehen verbundene Zusammenhänge identifizieren, im Kontext der Lebensgeschichte verstehen sowie diagnostisch und therapeutisch gewichten zu können,
- eine tragfähige therapeutische Beziehung aufbauen zu können,
- eine Ausweitung des Krankheitsbildes, z. B. Systematisierung eines Wahns, frühzeitig begrenzen zu können.

> **Merke**
>
> Die Kunst des Fragens bestimmt die Güte der Diagnostik und ist die Voraussetzung für eine gelungene Therapie.

1. Technik: »Den Patienten dort abholen, wo er ist«

Der Betroffene fühlt sich nur verstanden und angenommen, wenn er die Geschehnisse und die damit verbundenen Beschwerden, Gefühle und Befürchtungen aus seiner Sicht darstellen kann. Durch eine zu direktive Gesprächsführung, die dem verständlichen Abfragen von wichtigen Symptomen dient, wird er sich nicht ernstgenommen und wertgeschätzt fühlen, stattdessen ist er irritiert und vielleicht auch ein wenig brüskiert. Der Aufbau einer guten therapeutischen Beziehung wird völlig verhindert bzw. erschwert.

Daher verläuft die Gesprächsführung zunächst entlang der geschilderten Geschehnisse und der Hauptbeschwerden. Im weiteren Verlauf können, am besten in einem kontextabhängigen Vorgehen, für die Diagnosestellung wichtige Zielsymptome nachexploriert werden. Symptome, die aus dem Kontext heraus nicht erfragt oder erschlossen werden konnten, können zum Schluss – verbunden mit dem Hinweis das Geschehen wirklich verstehen zu wollen bzw. auch alle Umstände erfasst zu haben – gezielt exploriert werden. Der Behandler sollte am Ende des Gespräches einen diagnostischen Eindruck haben und in der Lage sein, zumindest ein Syndrom als weiterführende Arbeitshypothese, als Diagnose zu benennen. Der Intellekt des Betreffenden ist bei der Wortwahl und Ausdrucksweise zu berücksichtigen. Mit verschiedenen Techniken (z. B. Spiegeln, Pacing, Leading, Reframing oder Umdeutung, Ja-Antworten bzw. kein Nein-Modus) kann ein besserer Beziehungsaufbau erreicht werden (Jordan 2016d).

2. Technik: »Versuchen, den Patienten wirklich zu verstehen«

Der Behandler gibt sich nicht mit einer einfachen, vordergründigen Erklärung zufrieden, z. B. *Alles sei gut* (»Normopathie«). Durch gezieltes Nachfragen versucht er die inneren psychischen und äußeren Zusammenhänge und wichtigsten Beziehungen wirklich zu verstehen. Dabei kann er bekannte Menschen in ähnlicher Situation oder sich als Vergleichsobjekt nehmen und die Vorgänge und Reaktionen des Betreffenden auf ihre Plausibilität hin prüfen. Ggf. kann er auch vorsichtig paradox oder humorvoll intervenieren.

Fallbeispiel

Patient »*Alles ist bestens. Meine Frau ist der wahre Engel.*«
Therapeut »*Meine Frau ist auch kein Mensch.*«

Merke

Nur mit Kenntnis der Lebensgeschichte ist ein (psychodynamisches) Verstehen möglich. Nach Kirkegaard wird das Leben vorwärts gelebt, aber rückwärts verstanden.

3. Technik: »Bei unbekannten Patienten vom Gesunden (Physiologische) ins Krankhafte (Pathologische) explorieren«

Jemand, der zum ersten Mal in seinem Leben Stimmen hört, die ihm Befehle geben, obwohl niemand zu sehen ist, dürfte sicherlich sehr irritiert und verängstigt sein. Die forsche Frage des Untersuchers »*Hören Sie Stimmen?*« wird wahrscheinlich verneint. Der Betreffende ist durch das neue Erleben völlig verunsichert, kennt sein Gegenüber nicht, hat noch kein Vertrauen aufbauen können und möchte nicht als psychisch krank oder gar schizophren gelten. Er wird sich dementsprechend zurückziehen und eine therapeutische Chance wurde vielleicht vertan.

Nahezu alle psychiatrischen Störungen oder seelische Notzustände gehen mit Schlafstörungen einher. Schlafstörungen empfehlen sich somit als »trojanisches Pferd«, schwierige Psychopathologien wie halluzinatorisches oder wahnhaftes Erleben zu explorieren. Die Explorationsrichtung geht vom Gesunden ins Krankhafte, also z. B. von Schlafstörungen zu Träumen, weiter zu Tagträumen und darüber zu Halluzinationen. Der Behandler kann sich selbst als gesundes Vergleichsobjekt anbieten, was die Angstbesetzung vermindert und die Thematik für den Betreffenden enttabuisiert (Jordan 2016c).

Fallbeispiel (Jordan 2016c)

Therapeut »*Herr Mustermann, bei dem was Ihnen in der letzten Zeit passiert ist, entwickeln die meisten Menschen Schlafstörungen. Wie ist es bei Ihnen? Mögen Sie mir Ihre Schlafstörungen näher beschreiben?*«
Herr Mustermann beschreibt seinen gestörten Schlaf.
Therapeut »*Mh, mh, verstehe. Haben die belastenden Ereignisse auch in Ihren Träumen eine Rolle gespielt?*«
Herr Mustermann spricht über seine Trauminhalte.

Therapeut »*Haben Sie auch tagsüber solche Träume gehabt?*«
Herr Mustermann antwortet.
Therapeut »*Ja, manchmal ist es so, wenn man ganz wichtige Personen verloren hat, dass es sich anfühlt, als ob sie zu einem sprechen würden. Kennen Sie das auch?*«

Erläuterung

Der Therapeut gibt mit seiner Formulierung vor, dass Halluzinationen zum normalen Erleben gehören. Das Thema wird darüber entängstigt und nicht tabuisiert, ein offenes Gespräch über Halluzinationen wird erlaubt.

4. Technik: »Zirkuläre, tangentiale und suggestive Techniken gezielt anwenden«

Eine *zirkuläre Exploration* geht von den Hauptthemen des Betroffenen aus. In immer weiteren Kreisen werden andere Lebensbereiche wie persönliche Entwicklung, Partnerschaft, Beruf, soziales Umfeld, psychische Beschwerden, psychiatrische Vorerkrankungen, Vorbehandlungen, Familienanamnese usw. exploriert. Der eigentliche Fokus liegt auf den Wechselwirkungen der äußeren Lebensbezüge zur Situation bzw. Symptomatik des Betroffenen. Das Vorgehen ist zielsicher, aber sehr zeitintensiv. Es lässt sich auch für eine gezielte systemische Intervention verwenden. Durch die Art des Interviews wird dem Patienten (und seinen Angehörigen) verdeutlicht, dass die äußeren Umstände (äußere Systeme) Einfluss nehmen auf das Krankheitsgeschehen (inneres System) und von diesem wiederum selbst kausal beeinflusst werden. Sämtliche Beziehungspartner unterhalten nicht nur die bestehende Konstellation, sondern lassen sich auch zu ihrer Veränderung nutzen.

Fallbeispiel (Jordan 2016e)

Eine 35-jährige Sparkassenangestellte hat nach lang gehegtem Kinderwunsch endlich einen Sohn geboren. Unmittelbar nach der Entbindung wurde sie schwer depressiv mit psychotischer Symptomatik und musste geschlossen stationär eingewiesen werden. Kaum war sie auf Station, unternahm sie einen Suizidversuch mit einer Packung Antibabypille. Aus den Paargesprächen mit dem Ehemann wurde offensichtlich, dass die Patientin mit dem Kinderwunsch längst abgeschlossen und sich wieder auf ihre berufliche Karriere konzentriert hatte, die Familie des Ehemanns aber auf die Geburt eines Stammhalters sistierte. Die behandelnden Therapeuten, eine Psychologin und ein Psychiater, luden daraufhin die Familie zu einem gemeinsamen Gespräch mit der Patientin auf Station ein.

Die Gesprächsführung begann vergangenheits-/problemorientiert »*Durch welches Verhalten hat jeder Beteiligte Anteil an der Situation?*« und entwickelte sich zukunfts-/lösungsorientiert »*Was kann jeder einzelne in der Familie tun, damit es Frau Mustermann wieder besser geht und sie gesund werden kann?*«.

Mit der systemischen Fragetechnik konnte eine Außenperspektive auf die Partnerbeziehung erreicht werden, welche sich von der Innenperspektive der emotional involvierten Eheleute unterschied. In der als homogen beschriebenen Familie wurden eigenständige Systeme und Bündnisse zwischen den Schwiegereltern und der kinderlos gebliebenen Schwägerin deutlich. Die Klärung der Rangordnung zeigte, dass die Schwägerin in der Familie eine hohe Position einnahm. In Abwesenheit der Patientin kümmerte sie sich um deren neugeborenen Sohn und war an einer Aufrechterhaltung der Situation, d. h. ein

Fortbestehen der Erkrankung, interessiert. Durch die wechselseitige Zuschreibung einer Täter- und Opferrolle wurden der Schwägerin und der Patientin die zugrundeliegenden Interaktionsmuster verdeutlicht und neue Verhaltensmöglichkeiten aufgezeigt:

Therapeut »*Frau Mustermann, wenn Sie wollen, dass Ihre Schwägerin Ihren Sohn behält, was müssen Sie tun?*« (= Täterrolle für Patientin, Opferrolle für Schwägerin)

Therapeut »*Frau S, was müssen Sie tun, um das Kind behalten zu können?*« (= Täterrolle für Schwägerin, Opferrolle für Patientin)

Erläuterung

Mit der Wahl seiner Fragen kann der Therapeut die Beteiligten im Gespräch führen. Durch die Art des Fragens lassen sich unterschiedliche Aspekte einer Beziehung herausarbeiten. Die Fragerichtung kann auf eine reine Beschreibung von Verhaltensweisen, eine Begründung von Verhaltensweisen, z. B. mögliche Hypothesen, oder auf eine Bewertung von Verhalten abzielen. Dabei ist wichtig, nicht eine Verschmelzung der unterschiedlichen Inhalte vorzunehmen.

Der Prototyp einer *tangentialen Gesprächsführung* findet sich bei dem nächsten Friseurbesuch. Das Vorgehen ist nonkonfrontativ und beginnt mit der Eingangsfrage: »*Wollen Sie einen Kaffee?*« Während der Haarwäsche, was als eine körperbezogene Therapie zu sehen ist, wird eine erste Beziehung aufgebaut. Hier kann eine vorsichtige soziale Anamnese erhoben werden: »*Wie ist es Zuhause?*« Ziel ist dabei eine gute Beziehung und nicht der inhaltliche Informationsgewinn. Bei schwierigen Themen oder Schweigen des Klienten wird der Friseur über eigene Sorgen sprechen. Die eigentliche Psychotherapie mit dem Prozess des Haareschneidens beginnt erst im Anschluss.

Die *suggestive Technik* zeichnet sich durch ein konfrontativeres Vorgehen aus. Ausgehend von zusätzlichen Informationen, die sich auch aus dem Kontext oder fremdanamnestisch ergeben, wird suggestiv eine Behauptung aufgestellt, die der Hypothese zur Ätiogenese der zugrundeliegenden Problematik möglichst nahekommen soll. Die Reaktion des Betroffenen, vor allem hinsichtlich seiner Körpersprache (z. B. Mimik, Pupillen-, Mundweite, Puls-, Atemfrequenz, Flush, Magen-, Darmgeräusche, psychomotorische Unruhe, Erstarren, Ausrichtung der Füße, Beine und Fluchtreaktionen) wird sekundenschnell analysiert und bestimmt das weitere Vorgehen. Ggf. muss die Behauptung sofort zurückgenommen werden, um die therapeutische Beziehung nicht zu gefährden. Das Vorgehen ist schnell, dafür mit der Gefahr verbunden, die therapeutische Beziehung zu belasten.

Fallbeispiel

Aus der Beobachtung des Betroffenen in der Notfallambulanz ergeben sich Hinweise auf akustische Halluzinationen. Die Intervention des Therapeuten ist: »*Was sagen Ihnen denn die Stimmen?*«

Reaktionsmöglichkeiten auf Seiten des Betroffenen:

1. Der Angesprochene reagiert erstaunt: »*Woher wissen Sie das?*«
2. Der Angesprochene reagiert ablehnend: »*Was fällt Ihnen ein! Ich bin doch nicht verrückt.*« Seine körpersprachliche Reaktion zeigt aber Fluchttendenzen und Zustimmung zur Aussage.
3. Die verbalen und nonverbalen Äußerungen des Angesprochenen stimmen in der Ablehnung überein.

Die Explorationstechnik nach Columbo, dem bekannten Fernsehkommissar, ist eine Mischung aus tangentialer und suggestiver Gesprächsführung. Der Verdächtige wird in eine scheinbar belanglose Plauderei verwickelt (tangentiale Gesprächsführung), die ihn ein wenig langweilt und ermüdet, wodurch seine Aufmerksamkeit, die Abwehr, nachlässt. Unvermittelt stellt der Kommissar dann laut Überlegungen an, in denen er mögliche Zusammenhänge konstruiert und ein bestimmtes Verhalten provoziert (suggestive Gesprächsführung). Bei seinem weiteren Vorgehen bezieht er die körpersprachlichen Reaktionen und die spontanen Äußerungen des Verdächtigen ein.

5. Technik: »Erfragen von Bedeutungszusammenhängen aus Betroffenensicht und Sicht der wesentlichen Bezugspersonen«

Fallbeispiel

Therapeut »*Herr Mustermann, was denken Sie ist die Ursache dieser Vorfälle?*«
Oder alternativ, wenn der Betroffene aus der eigenen Perspektive nicht antworten möchte oder kann:
Therapeut »*Herr Mustermann, was sagt Ihre Frau, Ihr… zu den Ereignissen?*«

6. Technik: »Vorsicht mit Interpretationen oder Deutungen zu Behandlungsbeginn«

Die psychische Stabilität eines Hilfesuchenden lässt sich aus der Notfallsituation und der Vorgeschichte nur schwer erschließen. Die therapeutische Beziehung ist noch im Aufbau und kann keine besondere Tragfähigkeit aufweisen. Bei unzureichender Belastbarkeit und fehlendem inneren Zusammenhalt sollten deswegen keine Bewertungen, Interpretationen oder Deutungen vorgenommen werden. Allenfalls positive Muster können vorsichtig zurückgespiegelt werden. Gewünschte Verhaltensweisen sind positiv zu verstärken (Jordan 2016c).

Fallbeispiel

Therapeut »*Herr Mustermann, vielen Dank, dass Sie die Ereignisse so genau geschildert haben. Das war jetzt sehr hilfreich für mich, die Situation richtig zu verstehen.*«

7. Technik: »Die Körpersprache beachten«

Der Behandler sollte die Körpersprache des Betroffenen lesen können. Falls es für den Beziehungsaufbau oder die Führung des Patienten in der Therapie hilfreich ist, sollte der Therapeut in der Lage sein, seine eigene Körpersprache auch gezielt einzusetzen.

Informationen, vor allem im interaktionellen Kontext, werden größtenteils über Mimik, Gestik und Körpersprache weitergegeben. Da üblicherweise Mimik und Gestik im Bereich des Oberkörpers besser kontrolliert werden können, ist besonderes Augenmerk auf den Unterkörper und das Vegetativum zu legen. Je sicherer der Behandler in der Wahrnehmung der nonverbalen Botschaft ist, umso besser kann er den Betroffenen verstehen und im therapeutischen Setting unter Einsatz seiner eigenen Körpersprache führen (z. B. Leading).

Menschen mit einer psychiatrischen Störung verfügen oft über eine reduzierte Fähigkeit, eigene oder die Gefühle anderer wahrnehmen zu können. Aus der Nicht-Beachtung des Theory-of-Mind-Defizits können Missverständnisse und Konflikte resultieren.

Körperlich gebundene Affekte lassen sich auch direkt ansprechen. Im weiteren Verlauf der Therapie mag es hilfreich sein, wenn sie zur Darstellung gebracht werden. Dies kann mittels Körperübungen geschehen. Das seelische Erleben wird hierüber greifbar, spürbar und lässt sich stärker ins Bewusstsein rücken und später verbalisieren. Der Fortschritt einer psychotherapeutischen Behandlung kann so durch die allmähliche Modifikation einer bestimmten Körperbewegung, die einem ursprünglichen Seelenzustand zugordnet wurde, für den Betroffenen erlebbar gemacht werden.

8. Technik: »Affekte beachten und bearbeiten«

Kognitive Fähigkeiten wie Aufmerksamkeit, Konzentration und Merkfähigkeit sind bei Patienten mit einer akuten paranoid-halluzinatorischen Symptomatik oft stark beeinträchtigt. Eine Psychotherapie, welche sich schwerpunktmäßig um verbale Interventionen bemüht, wird den Patienten nicht ausreichend zugänglich werden. Der Beachtung und Bearbeitung des Affekts kommt somit eine besondere Bedeutung zu. Enthängstigen, Hoffnung vermitteln und Empathie zeigen, sind dabei wichtige therapeutische Aufgaben. Widersprüchliche Gefühlszustände werden angesprochen und daraus resultierende Ambivalenzkonflikte gelöst.

Fallbeispiel

Therapeut »*Herr Mustermann, ich sehe an Ihrem Gesichtsausdruck, wie Sie sich vor der stationären Behandlung ängstigen. Das geht jetzt leider nicht anders. Ich nehme Sie mit auf Station. Kommen Sie bitte.*«
Mitunter kann es für den Patienten einfacher sein, vermeintliche Alternativen angeboten zu bekommen.
Therapeut »*Herr Mustermann, möchten Sie erst mit Ihren Eltern telefonieren oder gleich in die Klinik fahren?*«

9. Technik: »Auf Verständlichkeit achten«

Eine einfache klare Sprache mit kurzen Sätzen ohne Fachterminologie erleichtert dem Betroffenen, die Situation zu erfassen und dem Behandler zu folgen. Wichtige Informationen sollten am Ende der Sitzung nochmals – ggf. auch gemeinsam schriftlich – zusammengefasst werden, besondere Aufträge können auch »hypnotisch« verstärkt mitgegeben werden.

Fallbeispiel

Der Betroffene wird von dem Behandler mit kräftigem Händedruck und direktem, interaktiven Augenkontakt verabschiedet: »*Herr Mustermann, ich rechne mit Ihnen. Bis Morgen um 12 Uhr.*«

10. Technik: »Motivierende Gesprächsführung«

Die motivierende Gesprächsführung nach Miller und Rollnick (2009) wird in der suchttherapeutischen Behandlung zum Aufbau einer Veränderungsmotivation genutzt. Sie bezieht sich auf den gesprächstherapeutischen Ansatz von Rogers (1951; 1993). Die therapeutische Haltung beruht auf Empathie, Wertschätzung mit Annahme dessen, was der Patient vorbringt, und Kohäsion. Hierunter wird die Echtheit und Authentizität in der Beziehung zum Patienten verstanden. Die Betonung der Selbstverantwortung, Stärkung von Autonomie und Selbstverwirklichung deckt sich mit dem Autarkiebedürfnis vieler Patienten mit einer schizophrenen Störung, ohne sie in der Isolation der fremden paranoiden Welt zu belassen:
Über die empathische Grundeinstellung und Wertschätzung wird der psychotische Patient in seiner Andersartigkeit angenommen. Widersprüchlichkeiten im Erleben können dann über einen sokratischen Dialog oder über einen sog. Change-Talk erarbeitet werden, wobei mit Widerständen kreativ umgegangen wird. Diese werden als Ausdruck einer gestörten therapeutischen Beziehung betrachtet in Zusammenhang mit der Angst vor Autonomieverlust. Durch die Art der Kommunikation werden

selbstwirksamkeitsfördernde Anteile gestärkt und von dem Patienten selbst erste konkrete Ziele und damit verbundene notwendige Schritte formuliert.

> **Fallbeispiel**
>
> **Ungünstiges Vorgehen**
>
> Therapeut »*Herr Mustermann, wenn Sie jetzt akustische Halluzinationen unter THC haben, heißt das, dass Sie schon jahrelang kiffen und schwer abhängig sind. Vermutlich haben Sie Ihr Gehirn schon zerschossen.*«
>
> **Erläuterung**
>
> Der Patient wird in eine negative Rolle gedrängt, »Nein« zu sagen, um seine Selbstbestimmung nicht zu verlieren. Die Möglichkeit einer offenen weiteren Kommunikation wird erschwert, eine wertschätzende therapeutische Beziehung ist in Ferne gerückt.
>
> **Besseres Vorgehen**
>
> Therapeut »*Herr Mustermann, wie fühlt man sich mit so viel Cannabis im Körper?*«
> Patient »*Weiß nicht, kann so schlecht denken. Die Stimmen quatschen immer dazwischen. Hab auch eine Scheiß Angst im Leib.*«
> Therapeut »*Das muss ja furchtbar sein Stimmen zu hören! Wie oft kommt das vor?*«
> Patient »*Mhh, weiß nicht, ist schon länger.*«
> Therapeut »*Schon länger? Und dann noch die Ängste dabei. Muss unangenehm sein, oder?*«
> Patient »*Ja, mhh, ziemlich übel. …am Schlimmsten sind die beleidigenden Stimmen.*«
> Therapeut »*Die beleidigenden Stimmen sind das Schlimmste?*«
> Patient »*Ja.*«
> Therapeut »*Wie wäre es, wenn Sie ohne diese Stimmen leben könnten?*«
> Patient »*Vermutlich besser.*«
> Therapeut »*Mhh, vermutlich besser …!*«
> Usw.
>
> **Erläuterung**
>
> Das Beispiel zeigt einige wesentliche Elemente der motivierenden Gesprächsführung auf: Es besteht eine empathische Grundhaltung. Unterschiede im Erleben werden durch den Patienten selbst herausgearbeitet und eine erste vorsichtige Veränderungsabsicht wird von ihm formuliert: »*Vermutlich besser.*« Der Therapeut spiegelt den Patienten durch die Übernahme der Wortwahl und des Sprachstils und versucht darüber, einen besseren Rapport zum Patienten herzustellen.

11. Technik: »Suizidales Verhalten erkennen und korrekt einschätzen«

Suizidales Verhalten in der Vorgeschichte, Kenntnis von Suizidversuchen oder durchgeführten Suiziden im familiären oder sozialen Umfeld, auch sogenannte appellative bzw. demonstrative Suizidversuche sollten immer Anlass geben, eine sorgsame Exploration zu dem Thema vorzunehmen. Es finden sich Hinweise, dass für Menschen mit einer ersten psychotischen Episode die Zeit um die ambulante oder stationäre Erstvorstellung mit dem höchsten Suizidrisiko verbunden ist (Ayesa-Arriola et al. 2015).

> **Merke**
>
> Bei entsprechendem Verdacht ist eine mögliche Suizidalität immer zu explorieren.

Für die weitere Risikoabschätzung ist die Kenntnis drei unterschiedlicher Prägnanztypen hilfreich:

Der *anhedon-hoffnungslose Typus* ist von Hoffnungslosigkeit, fehlenden Zukunftsbezügen, Gedankeneinengung, situativer Einengung, sozialer Isolierung, Aggressionsstau mit Wendung der Aggression gegen das eigene Ich gekennzeichnet. Insbesondere die Exploration einer möglichen Hoffnungslosigkeit und fehlender Zukunftsbezüge ist geeignet, eine akute Suizidalität abzuschätzen.

Daneben gibt es einen *ängstlich agitierten* und *einen impulsiv-aggressiven Typus*. Der ängstlich agitierte zeigt eine Aggressionshemmung eher nach außen, wobei mit zunehmender Agitiertheit von einer Zunahme autoaggressiver Tendenzen auszugehen ist. Bei dem impulsiv-aggressiven Typus sind Ausbrüche von bedrohlichem und gewalttätigem Verhalten zu berücksichtigen.

Konkrete Pläne oder Vorbereitungen, eine »Unheimliche Ruhe« nach vorheriger Suizidthematik, Suizidversuche in der Vorgeschichte und Suizide in der Familie gelten als Risikofaktoren. Da suizidale Patienten sich häufig auf die direkte Frage nach Suizidalität vorbereitet haben und sie mühelos verneinen können, empfiehlt sich mitunter eine paradoxe Intervention vorzunehmen. Die fehlende oder verzögerte Antwort auf die Frage: *»Warum wollen Sie leben?«* sollte den Untersucher bewegen, von einer akuten Suizidalität auszugehen (Jordan 2016d).

12. Technik: »Psychomotorische Anspannung und fremdaggressive Tendenzen erkennen«

Mithilfe einer kurzzeitigen, wenn möglich auch körpersprachlich unterlegten Intervention des Behandlers, z. B. nach Vornebeugen, um den Gegenüber unter Druck zu setzen, und kräftigere Stimme, lässt sich in einer Gesprächssituation das Erregungs- und Aggressionspotenzial eines Patienten austesten. Dabei ist besonders auf die nonverbalen Reaktionen zu achten. Werden die Pupillen weiter, wird die Atmung schneller, verändert sich vielleicht der erkennbare Pulsschlag der Halsgefäße, wird die Arm-/Beinmuskulatur angespannt, gibt es weitere Hinweise auf Angriffs- oder Fluchtverhalten, z. B. eine Ausrichtung der Füße zur Tür? Die Intervention wird unmittelbar danach wieder zurückgenommen, um den weiteren Beziehungsaufbau nicht zu gefährden und zur nichtgewollten Eskalation der Situation beizutragen. Der Therapeut sollte seinen Blick schulen, gefährliche Situationen rechtzeitig aus dem Verhalten des Betreffenden und den Umständen zu erkennen und ggf. vorbeugend Hilfe zu organisieren.

Fallbeispiel

Der Therapeut möchte einen ihm unbekannten Patienten von der Wartezone abholen. Einer der Wartenden hat einen Gipsarm und die anderen Patienten halten sich von ihm fern. Der Therapeut fragt die Sprechstundenhilfe, wer sein Patient ist und bekommt die Bestätigung, dass es der Mann mit dem Gipsarm sei. Er begibt sich zu dem Patienten und erkundigt sich nach seinen Personalien: »*Sind Sie der Herr Mustermann? Da haben Sie ja einen schönen Gipsarm.*« Bei der Frage verkürzt er den Abstand zum Patienten und schiebt kaum merklich seinen Brustkorb vor. Der so angesprochene Patient reagiert ungehalten und beschwert sich, schon so lange warten zu müssen. Der Therapeut nimmt umgehend wieder mehr Distanz ein und versichert dem Patienten, dass er nach einem Telefonat mit einem Kollegen gleich dran kommen werde. Der Therapeut geht daraufhin wieder zur Rezeption und bittet die Sprechstundenhilfe einen Kollegen telefonisch zu informieren, dass dieser in seinem Behandlungszimmer auf ihn warten und seine Ankunft ihm rückmelden möge. Anschließend beschäftigt er sich am Tresen mit Papierkram, bis er den Anruf von dem Kollegen erhält, dass dieser jetzt in seinem Zimmer ist. Die nachfolgende Exploration wird in Beisein des Kollegen durchgeführt. Der Patient hat eine schwere Impulskontrollstörung und sich dabei kürzlich den Unterarm bei der Bearbeitung eines Laternenpfahls gebrochen.

Erläuterung

Aus dem Verhalten der wartenden Mitpatienten und der Reaktion des Patienten bei dem Austesten des Erregungsniveaus ist ein Gefährdungsrisiko offensichtlich geworden, so dass der Therapeut sich prophylaktisch Hilfe organisiert hat.

Merke

Immer auf die persönliche Sicherheit achten!

3 Krankheitsbilder und Behandlung

3.1 Einteilung und allgemeine Behandlungsempfehlungen

In der Standardversorgung von Menschen mit Psychosen, insbesondere wenn sie an einer Erkrankung aus dem schizophrenen Formenkreis leiden, spielen spezielle psychotherapeutische Verfahren verglichen zur Pharmakotherapie leider noch eine untergeordnete Rolle. Psychoedukative, verhaltens- und familientherapeutische Ansätze gewinnen v. a. in der stationären Psychotherapie zunehmend an Bedeutung, wohingegen psychodynamisch orientierte Verfahren nur bei wenigen ausgewählten Patienten zur Anwendung kommen.

Die Qualität und Quantität der strukturellen Beeinträchtigungen bestimmen das therapeutische Vorgehen (▶ Kap. 2 »Diagnostik«). Dabei sind insbesondere die nachfolgenden Kriterien zur Beurteilung der Indikation und weiteren Prognose zu berücksichtigen:

- Art der Ich-Störungen und des wahnhaften Erlebens
  Bestehen schizophrenietypische Ich-Störungen wie Gedankeneingebung, Gedankenentzug, Gedankenausbreitung und Fremdbeeinflussungserleben oder eher unspezifische wie Depersonalisation und Derealisation?
  Die Erstgenannten können wesentlich die Aufmerksamkeit und das Konzentrationsvermögen beeinträchtigen. Je ausgeprägter die Störung der Realitätsbezüge ist, umso vorsichtiger muss das Setting gewählt und ggf. angepasst werden. Ein rigider Wahn wird sich durch eine einmalige Intervention sicher nicht korrigieren lassen, Bezugspersonen, die in das Wahnsystem integriert sind, sollten zunächst nicht in die Therapie eingebunden werden.
- Art und Umfang der akustischen Halluzinationen
  Bestehen imperative Stimmen mit aufforderndem, befehlendem Charakter, eventuell sich umzubringen? Bestehen diffamierende, selbstwertbeeinträchtigende Stimmen? Lässt der Umfang der akustischen Halluzinationen überhaupt eine leidlich geordnete Gesprächsführung zu?

> **Übung**
>
> Versuchen Sie einmal mit jemandem ein belangloses Gespräch zu führen, währenddessen Ihnen jemand anderes ständig imperative Befehle ins Ohr flüstert. Trotz der Kenntnis, dass es keine »echten« Stimmen sind und Sie keine Angst haben müssen, also allenfalls vergleichbar mit dem Erleben von Pseudohalluzinationen, werden Sie sich auf den Gesprächsfortgang nicht konzentrieren können und bereits nach wenigen Minuten ungehalten und gereizt reagieren. Achten Sie auch auf Ihre Abwehr- oder Fluchtreaktionen!

- Art und Ausmaß der formalen Denkstörungen
  Wenn eine ausgeprägte Denkzerfahrenheit, Inkohärenz und viele Neologismen

besteren, wird es dem Therapeuten vielleicht nicht oder nur mit sehr hoher konzentrativer Anspannung möglich sein, den Ausführungen des Patienten zu folgen.
- Kognitive Beeinträchtigungen auch hinsichtlich Aufmerksamkeit und Gedächtnis
Die Sprache, Wortwahl, die Art der Gesprächsführung, z. B. der Einbau von Wiederholungen und Zusammenfassungen durch den Behandler, sowie die Gesprächsdauer sind den gegenwärtigen kognitiven Fähigkeiten des Patienten anzupassen.
- Psychomotorische Anspannung und Hinweis auf Impulsdurchbrüche
Psychomotorische Anspannung, insbesondere wenn sie mit fremd- oder autoaggressiven Impulsdurchbrüchen einhergeht, kann eine ambulante Psychotherapie zunächst ausschließen, auch im stationären Bereich ist das Setting der Gesprächsführung anzupassen, z. B. gemeinsam Gehen statt sich gegenüber zu sitzen.
- Suizidalität
Eine akute Suizidalität, bei der der Patient nicht mehr zusichern kann, sich bei plötzlich aufdrängenden suizidalen Gedanken und Impulsen an wichtige Bezugspersonen wenden zu können, lässt sich mit einer ambulanten Psychotherapie nicht vereinbaren.

Ergänzend sind weitere Kriterien zu beachten, wie sie für die Indikation und Prognose von Psychoanalyse und Psychotherapie zusammengestellt wurden (Heigl 1972):

- Art des Leidensgefühls
Wenn der Patient nur an den Symptomen und nicht an der Art seiner Persönlichkeit leidet, ist dies prognostisch ungünstig.
- Gestörtheit des Selbstwertgefühls
Eine erhöhte Kränkbarkeit vermindert die Frustrationstoleranz.
- Ausmaß illusionärer Erwartungen
Übersteigerte Erwartungen an den Therapeuten verringern die Mitarbeit des Patienten.

- Über-Ich- und Ich-Ideal-Struktur
Eine destruktive Selbstkritik erfordert ein behutsameres Vorgehen, Allmachtsphantasien beeinträchtigen die soziale Lernfähigkeit.
- Ich-Stärke
Autonome Ichfunktionen und eine befriedigende Freizeitgestaltung gelten als prognostisch günstig.

> Allgemein gilt, je geringer das Strukturniveau ist, umso strukturierter und vorsichtiger ist das Vorgehen zu wählen.

Bei organischen oder endogenen Psychosen ist ebenso wie bei Psychosen von Menschen mit einer schweren Persönlichkeitsstörung als Ergebnis einer ungünstigen frühkindlichen Entwicklung davon auszugehen, dass strukturelle Probleme bestehen.
Diese können sich in Defiziten der

- Selbstregulation
  - eine eingeschränkte Selbstwertregulierung, bei der Insuffizienz- und Größenerleben nicht ausbalanciert werden können,
  - mit einer verminderten Impulssteuerung,
- Objektbeziehungsregulation
  - ein beeinträchtigtes Objekterleben,
  - andere Menschen nicht ganzheitlich und in ihren besonderen Wesenszügen wahrzunehmen,
  - Impulse nicht sozial verträglich umsetzen zu können,
  - undifferenzierte Gefühle anderen gegenüber zu äußern,
  - eine Mentalisierungsschwäche,
  - Schwierigkeiten, sich in den Anderen hineinzuversetzen,
  - nicht verstehen können, wie andere sich fühlen,
  - eine eingeschränkte Empathiefähigkeit,
- Affektregulierung
  - eine eingeschränkte Affektgenerierung,

- Affekte nicht erleben oder darüber nicht verfügen zu können,
- nicht eindeutige Affekte ausdrücken zu vermögen,
- ein eingeschränktes Affektverständnis,
- nicht deutlich zwischen verschiedenen Affekten unterscheiden zu können,

äußern.

Dementsprechend sollten vorrangig strukturgebende Verfahren zur Anwendung kommen.

Strukturgebende Elemente finden sich v. a. bei den verhaltenstherapeutischen Verfahren. Mit der sogenannten dritten Welle wurde die klassische Verhaltenstherapie weiterentwickelt, so dass frühe Bindungserfahrungen und aktuelle Bindungsmuster in der Therapie nun stärker berücksichtigt werden (Meinlschmidt und Tegethoff 2017). Das Methodenspektrum der kognitiven Verhaltenstherapie wurde um humanistische, systemische, psychodynamische und achtsamkeitsbasierte Ansätze erweitert, wie am Beispiel der Schematherapie nach Young oder der Mindfulness-Based Stress Reduction nach Kabat-Zinn zu sehen ist. Je nach Indikation werden unterschiedliche Interventionsformen miteinander kombiniert. In der stationären Psychotherapie kommen in der letzten Zeit verstärkt modulare Ansätze zur Anwendung (Bohus et al. 2012). Aus einer Vielzahl von Therapiemodulen, für die es störungsspezifische Manuale gibt, werden die Interventionen herausgegriffen, welche den aktuellen Bedürfnissen der einzelnen Patienten am nächsten kommen, und miteinander kombiniert. Die Gesamtbehandlung setzt sich dann aus einzelnen störungsspezifischen und auch störungsübergreifenden Therapiebausteinen zusammen, wobei mitunter ein strukturiertes Vorgehen bei der Auswahl gewählt wird. Inwieweit eine modular aufgebaute Psychotherapie bei psychotischen Patienten mit einer ausgeprägten Beziehungsstörung geeignet ist, wird noch Gegenstand weiterer Untersuchungen sein.

Ggf. müsste eine entsprechende Modifikation der Verfahren vorgenommen werden.

Bei der kognitiven Verhaltenstherapie von Menschen mit Psychosen ist ein besonderes Augenmerk auf die Gestaltung der therapeutischen Beziehung zu legen. Diese kann sich am Selbstmanagementansatz orientieren und sollte in ihrer Ausrichtung konstruktiv sein. Wesentliche Inhalte sind der Aufbau einer Veränderungsmotivation (▶ Kap. 2.4 »Explorationstechniken«) und die Konkretisierung und Hierarchisierung von Zielen, z. B. Vermeidung von selbst- und fremdgefährdenden Verhaltensweisen, Aufbau einer finanziellen Grundsicherung und eines sozialen Netzes, Mitwirkung in der Behandlung oder individuelle Sinnfindung. Die Behandlungstechniken und -strategien beinhalten u. a. eine Problemanalyse, Psychoedukation mit Besprechung des Krankheits- und Behandlungskonzepts, eine Orientierung am Recovery-Konzept und präventive Maßnahmen zur Rückfallverhinderung sowie funktions- und symptomorientierte Ansätze.

Verbunden mit der Etablierung eines eher biologischen Verständnisses von Psychosen und der Einführung der Neuroleptika ließ das ursprüngliche Interesse an einer psychodynamisch begründeten Psychotherapie nach, bis diese wegen ihrer intrapsychischen Konfliktorientierung und Beförderung der Regression gar als Kontraindikation galt. Viele Jahre wurden rein neurotische, konfliktbedingte Störungen als wesentliche Indikation einer psychodynamischen Behandlung gesehen. Mit dem Konzept, seelische Erkrankungen auch als Entwicklungsstörungen zu verstehen und eine Strukturperspektive zu berücksichtigen, kam es bei den psychodynamischen Therapieverfahren zu einer Abkehr des traditionellen Indikationsverständnisses und zu einer Hinwendung auch auf strukturelle oder Traumastörungen. Mittlerweile gibt es eine Reihe unterschiedlicher Modifikationen (z. B. strukturbezogene

Psychotherapie), welche die Anwendung psychodynamischer Verfahren auch bei Patienten mit einer Psychose ermöglichen.

Die Nutzung der therapeutischen Beziehung steht im Zentrum der Behandlung. Durch eine spezifische therapeutische Haltung – verstehend, annehmend und haltgebend – soll ein behutsamer Umgang mit der Identitätsproblematik erreicht werden. Diese beruht im Wesentlichen auf eine verminderte Fähigkeit der Selbst- und Objekt-Differenzierung sowie einer Kapitulation des Selbstwertgefühls und Fragmentierung des Selbst. Ein tieferes Verstehen der intrapsychischen Zusammenhänge, der Psychodynamik des Patienten soll über eine besondere Betrachtung der Gegenübertragung ermöglicht werden, die als Reaktion auf eine projektive Identifikation verstanden wird. In einem dialogischen Vorgehen wird der interpersonelle Austausch, einschließlich des psychotischen Widerspruchs zwischen Verschmelzungssehnsucht und Selbstverlustangst beleuchtet.

Aus Sicht der Konfliktperspektive führt ein intrapsychischer, pathogener (d. h. nicht gelöster) Konflikt ursächlich zu einem Krankheitsgeschehen. Psychosen, die sich bei einem guten Struktur-/Funktionsniveau auf solch einen Konflikt begründen, können mit den klassischen psychotherapeutischen Verfahren ohne wesentliche Modifikation behandelt werden. Das Erleben einer korrigierenden Beziehungserfahrung wird als wesentlicher Wirkfaktor einer psychodynamischen Psychotherapie angesehen.

Es ist zu berücksichtigen, dass Konflikt und Struktur inhaltlich zusammengehören. Die Bewältigung von Konflikten ist nur möglich, wenn strukturelle Kompetenzen bestehen. Für die Praxis bedeutet dies, dass konflikt- und strukturbezogene Interventionen – individuell ausbalanciert – gleichermaßen zur Anwendung kommen.

Bei Psychosen in Folge einer Traumatisierung ist zunächst auf eine ausreichende Stabilisierung/Affektregulierung und der Vermittlung von Stabilisierungstechniken Wert zu legen. Im weiteren Verlauf können Traumasynthese/Traumaexposition sowie Integration/Neuorientierung vorgenommen werden (Marx 2016a).

Eine gewisse Orientierungshilfe kann die diagnostische Zuordnung nach der Höhe des »psychiatrischen Funktions- und psychologischen Strukturniveaus« bieten, wobei aber das individuelle Störungsbild, auch in seinem Zeitverlauf zu berücksichtigen bleibt (▶ Tab. 3.1).

Die Auswahl des geeigneten Verfahrens unterliegt unterschiedlichen Kriterien. Dabei sind u. a. personenzentrierte, störungsspezifische, verfahrensimmanente und versorgungsstrukturbedingte Beweggründe zu berücksichtigen.

Störungsspezifische Besonderheiten finden sich v. a. bei schizophren Erkrankten. Die Gestaltung der therapeutischen Beziehung bei Patienten mit schizophrenen Störungen ist durch Eigenheiten gekennzeichnet, die ein angepasstes Vorgehen des Therapeuten erfordern können, z. B.:

- Misstrauen auch den Therapeuten/Ärzten und sonstigen an der Behandlung beteiligten Personen gegenüber, d. h. Vertrauensaufbau, hohe Transparenz des Vorgehens, aktive Beteiligung des Patienten, begrenzte Selbstöffnung des Therapeuten.
- Negativsymptomatik, d. h. erhöhte therapeutische Aktivität; abwartende und eher zurückhaltende Beziehungsstile sind weniger geeignet.
- Neurokognitive Defizite, d. h. einfache Sprache mit überschaubaren Botschaften, Vermittlung komplexer Informationen in strukturierter Weise mit häufigen Wiederholungen.
- Soziale Funktionseinschränkungen, d. h. richtige Bewertung z. B. unbeholfener und irritierend wirkender Interaktionsangebote des Patienten.

Tab. 3.1: Funktions- und Strukturniveau orientierte Einteilung ausgewählter psychiatrisch-psychischer Störungen

Zuordnungskriterium und Ausprägungsgrad		Psychiatrisches Funktionsniveau (Art und Ausmaß von Ich-Störungen, Wahn, Halluzinationen, Formalen Denkstörungen, Kognitiven Beeinträchtigungen, Psychomotorischer Erregung usw.)		
		Gering	Mittel	Hoch
Psychologisches Strukturniveau (Art und Ausmaß von Defiziten der Selbstregulation, Objektbeziehungsregulation, Affektregulation usw.)	Gering	Schizophrenie		
			Schizotype Störung	
			Schizoide Persönlichkeitsstörung	
	Mittel		Schizoaffektive Störung	
			Organische Psychose	
			Wahnhafte Störung	
			Affektive Psychose	
	Hoch			Akute polymorphe psychotische Störung
				Psychose bei Traumatisierung
				Erlebnisreaktive Psychose

Die Präferenz eines Patienten mit einem Verfahren, mit dem er möglicherweise in der Vergangenheit schon gute Erfahrungen gemacht hat, sollte gerade bei geringer Motivation genutzt werden, es sei denn andere wichtige Aspekte würden dagegen sprechen. Patienten mit guten strukturellen Ressourcen und dem vorübergehenden Verlust stabilisierender Umstände, z. B. akute Belastungsreaktionen, Anpassungsstörungen, Trauerreaktionen, bedürfen einer zeitlich befristeten Unterstützung. Patienten mit schlechten strukturellen Ressourcen und/oder chronischer Erkrankung benötigen hingegen eine langfristige Begleitung, vermutlich am ehesten mit einem strukturgebenden Verfahren. Der Behandlungsauftrag und das -ziel können in Abhängigkeit vom Erkrankungsstadium unterschiedlich sein und sich im Erkrankungsverlauf auch verändern, z. B. Symptomreduktion, Symptomumgang, Krankheitsverständnis, Rückfall-, Rezidiv- oder Phasenprophylaxe. Bei Patienten mit gesichertem Bedarf, aber einer geringen Motivation zur Psychotherapie, dürfte zunächst eine verstärkte Motivationsarbeit im Vordergrund stehen.

Auch wenn die Frage, wie Psychotherapie wirkt, noch nicht abschließend geklärt ist, wird seitens der Forschung zukünftig mehr Augenmerk darauf verwendet werden, welches Verfahren bei welcher Erkrankung für welche Patienten am geeignetsten ist. Es ist zu erwarten, dass mit neuen Klassifikationsansätzen und auf Grundlage großer Datensätze sich störungs- bzw. indikationsspezifische Verfahren herauskristallisieren werden. In der stationären Psychotherapie können unterschiedliche Verfahren, auch einzelne Interventionen, miteinander kombiniert oder modular angewendet werden. Falls das verwendete Therapieverfahren im ambulanten Sektor fortgeführt werden soll, ist zu beachten, inwieweit eine Finanzierung durch die gesetzlichen Krankenkassen als sog. Richtlinienpsychotherapie besteht und ob es überhaupt ausreichend Vertragspsychotherapeuten in der Region gibt, die sich mit dem Verfahren auskennen.

Die stationäre Psychotherapie lässt sich als eigenständige Psychotherapieform betrachten. Sie entfaltet ihre Wirksamkeit darüber, dass einzelne Patienten in einer Gruppe von Mitpatienten und einer Gruppe von Therapeuten mit unterschiedlichen Methoden und Ansätzen in einem aktiv gestalteten Milieu behandelt werden (Spitzer et al. 2016).

> **Merke**
>
> Die stationäre Psychotherapie ist charakterisiert durch:
>
> - Multimodalität (Einzel-, Gruppenpsychotherapie, Paar-, Familiengespräche, Kunst-, Gestaltungs-, Musik-, Ergo-, Bewegungstherapie, Entspannungsverfahren, Kompetenztraining usw.)
> - Methodenintegration
> - Multiprofessionalität
> - Multipersonalität
> - einen Gesamtbehandlungsplan, in dem die einzelnen Verfahren/Methoden patientenzentriert aufeinander abgestimmt sind

> - ein aktiv gestaltetes therapeutisches Milieu (der Station)

Die juristischen Bestimmungen zur vollstationären Behandlung gemäß SGB V lassen sich nur schwer auf psychische bzw. psychiatrische Erkrankungen anwenden, wo es z. B. oft keine Heilung gibt und das Behandlungsziel durchaus auch durch teilstationäre, vor- und nachstationäre oder ambulante Behandlung einschließlich häuslicher Krankenpflege erreicht werden kann.

Indikationen zur stationären Psychotherapie ergeben sich

- krankheitsbezogen aus:
  - der Schwere, Komplexität, Chronifizierung der Erkrankung, einschließlich akuter oder drohender Selbst-/Fremdgefährdung, einer schwierigen diagnostischen Klärung oder einer kontinuierlichen ärztlichen/therapeutischen Überwachung,
  - mitbehandlungsbedürftigen somatischen und psychischen Komorbiditäten,
  - absehbaren Destabilisierungen im Therapieverlauf, einschließlich einer fehlenden oder geringen Krankheitseinsicht und Behandlungsmotivation sowie
  - einer Entlastung von betreuenden Angehörigen,
- settingsbezogen aus:
  - der Notwendigkeit einer multimodalen oder integrativen Behandlung oder einer besonderen Spezialisierung,
  - einer zu geringen Therapiedichte/-frequenz im bisherigen Behandlungssetting,
  - der gewollten Herausnahme aus einem schädigenden sozialen Milieu (z. B. häusliche Gewalt) mit der Unterbrechung ungünstiger Verhaltensmuster,
  - einer verstärkten Inobhutnahme (z. B. gemeinsame Aufnahme und Behandlung von Mutter und Kind) mit der Bereitstellung eines besonderen Schutzraumes,
  - einer besseren Tagesstrukturierung,

- einer aktiveren sozialen Unterstützung und Modelllernen durch Mitpatienten,
- versorgungsbezogen aus:
  - einer unzulänglichen Wirksamkeit der bisherigen Therapieform (teilstationär, ambulant),
  - einer fehlenden Verfügbarkeit ambulanter oder teilstationärer Behandlungsplätze, einschließlich der damit verbundenen zu langen Wartezeiten.

Kontraindikationen sind bei

- der Destabilisierung einer partnerschaftlichen oder familiären Beziehung,
- einer fehlenden Betreuung von Schutzbefohlenen,
- dem Verlust des Arbeitsplatzes,
- der ungewollten Unterstützung von Vermeidungsverhalten und der Flucht vor notwendigen Auseinandersetzungen

zu sehen.

3.2 Behandlungsmethoden und -verfahren

Auch wenn die psychotherapeutischen Verfahren sehr unterschiedlich sind, gibt es doch eine große Übereinstimmung im allgemeinen Aufbau und Ablauf einer Psychotherapie. Das 7-Phasenmodell von Kanfer (Kanfer et al. 2011) aus dem Selbstmanagement-Ansatz bietet eine gute Übersicht, wie der (verhaltens)therapeutische Prozess in einer Behandlung stattfindet.

> **Das 7-Phasenmodell von Kanfer**
>
> 1. Phase: Schaffung günstiger Ausgangbedingungen, einschließlich Aufbau der therapeutischen Beziehung
> 2. Phase: Analyse und Aufbau von Veränderungsmotivation
> 3. Phase: Verhaltens- und Problemanalyse, einschließlich funktionales Bedingungsmodell
> 4. Phase: Zielanalyse, Vereinbarung von Behandlungsinhalten und therapeutischer Ziele
> 5. Phase: Planung, Auswahl und Durchführung spezieller Methoden
> 6. Phase: Evaluation, d. h. Registrierung und Bewertung des Fortschritts
> 7. Endphase: Generalisierung und Optimierung, u. a. Transfer des Erlernten auf zukünftige Alltagssituationen, Stabilisierung, Rückfallprophylaxe und Beendigung der Therapie

In einer psychodynamischen Psychotherapie steht zu Beginn der Behandlung das Herstellen einer hilfreichen psychotherapeutischen Beziehung, die auf Wohlwollen, Akzeptanz und einfühlsamem Verstehen beruht. Bei dem Aufbau des psychotherapeutischen Arbeitsbündnisses werden je nach Verfahren, z. B. langzeitpsychoanalytisch oder tiefenpsychologisch fundiert, die äußere Rahmensetzung (im Liegen – im Gegenübersitzen), technische Neutralität und Abstinenz (restriktiv – selektiv) sowie die therapeutische Haltung (Gleichschwebende Aufmerksamkeit, abwartend, ermöglichend, deutend – Aktives Zuhören, Nachfragen mit hoher Interventionsaktivität, auch eklektische Interventionen) unterschiedlich berücksichtigt. Gerade bei den kürzeren Verfahren findet zwischen

Patient und Therapeut eine Einigung über den therapeutischen Fokus und die Zeit, die für die Bearbeitung aufgewendet werden soll, statt. Die tiefenpsychologisch fundierte Psychotherapie zielt auf eine Verminderung bzw. Beseitigung der aktuellen Störung, wohingegen in der psychoanalytischen Behandlung eine Umstrukturierung und Nachreifung der Persönlichkeit angestrebt wird, die auch zur Symptomheilung führen soll. Methodenabhängig wird der Therapeut sich in unterschiedlichem Ausmaß auf die Übertragung einlassen, sie aufnehmen, aushalten und verstehen. Tiefenpsychologisch steht die Bearbeitung von psychosozialen Konflikten, Belastungen oder Strukturaspekten im Vordergrund, wobei die Außenbeziehungen im Hier und Jetzt betrachtet werden. In der analytischen Psychotherapie werden die neurotische Entwicklung und die darin gebundenen Grundkonflikte mithilfe einer Übertragungsneurose zum Therapeuten bearbeitet, d. h. Außenübertragungen werden in Binnenübertragungen (auf den Therapeuten gerichtet) transponiert. Bei der Umsetzung der Gegenübertragung wird eine Wiederholung traumatischer Erfahrungen vermieden, dem Patienten wird so eine neue Beziehungserfahrung von Akzeptanz und Selbstwertverstärkung vermittelt. Am Ende der Behandlung wird der Therapeut den Patienten ermutigen, die erzielte Einsicht in unbewusste Erlebniszusammenhänge durchzuarbeiten und in den Alltag zu transferieren. Abschiednehmen von alten Erfahrungen und Neuorientierung kennzeichnen diese Endphase.

Mittlerweile steht im stationären Setting eine Vielzahl an unterschiedlichen Behandlungsverfahren zur Verfügung, die hinsichtlich der angewandten Interventionen bzw. Techniken zum Teil große Überschneidungen zeigen, z. B.:

- Kognitive Verhaltenstherapie
- Cognitive Behavioral Analysis System of Psychotherapy (CBASP)
- Schematherapie
- Analytische Psychotherapie
- Tiefenpsychologisch fundierte Psychotherapie
- Übertragungsfokussierte Psychotherapie
- Mentalisierungsbasierte Psychotherapie
- Katathym-imaginative Psychotherapie
- Gruppenpsychotherapien wie Psychodrama, konzentrative Bewegungstherapie,
- Humanistische Psychotherapie und weitere humanistische Verfahren wie Non-direktive klientenzentrierte Gesprächstherapie, Gestalttherapie, Bioenergetik, Transaktionsanalyse
- Interpersonelle Psychotherapie
- Systemische Therapien, Paar- und Familientherapien
- Stützende und übende Verfahren wie Soziotherapie, Soziales Kompetenztraining, Fertigkeitstraining, kognitives Training
- Funktionstherapeutische Verfahren wie Musik-, Gestaltungs- und Bewegungstherapie
- Suggestive Techniken und Entspannungsverfahren wie Hypnose, Autogenes Training, Progressive Muskelrelaxation

Als Richtlinienverfahren in der Niederlassung kommen lediglich die kognitive Verhaltenstherapie und die psychodynamischen Verfahren wie analytische Psychotherapie und tiefenpsychologisch fundierte Psychotherapie zur Anwendung, wobei es unterschiedliche Modifikationen bezüglich des Settings und der Begrenzung des Behandlungsumfanges gibt.

3.2.1 Psychotherapeutische Frühintervention

Die psychotherapeutische Frühintervention wird üblicherweise im stationären Setting stattfinden, ist aber auch bei ausreichend stabilen Patienten ambulant möglich. Sie verfolgt einen integrativen Ansatz, bei dem individualisiert personenzentriert unterschiedliche Interventionen und Techniken miteinander kombiniert werden. Ausgehend von einem psychodynamischen Verständnis kommen verhaltenstherapeutische und familientherapeutische Techniken bzw. Interventionen gleichbedeutend zur Anwendung. Eine Kombination mit Psychopharmaka ist ebenfalls problemlos möglich, ggf. können einige Techniken auch zur Verbesserung der medikamentösen Compliance genutzt werden. Das Verfahren ist ebenfalls geeignet, eine spezifische Psychotherapie überhaupt erst zu ermöglichen bzw. eine Motivation hierfür aufzubauen. Das Setting ist flexibel syndrom- bzw. auch symptomspezifisch am jeweiligen Bedarf des Patienten orientiert. Zu Beginn werden eine Reizabschirmung und eine Stabilisierung im Vordergrund stehen. Die wesentlichen Ziele sind (Jordan 2016b):

- Förderung der Realitätsprüfung
- Verminderung der Identitätsdiffusion
- Verbesserung der Ich-Funktion
- Abbau psychotischer Ängste
- Entgegenwirkung der Ausbildung eines systematisierten Wahns
- Reduktion der spezifischen Vulnerabilität

Der Aufbau einer therapeutischen Beziehung zu Menschen mit einer paranoid-halluzinatorischen Symptomatik erfordert eine besondere Feinfühligkeit. Gilt es doch einerseits, den Patienten mit seinem realitätsverzerrten Erleben zu akzeptieren, ohne einer Ausbreitung dessen Vorschub zu leisten. Die therapeutische Grundhaltung drückt verbal und nonverbal eine Wertschätzung aus und ist durch einen respektvollen Umgang mit der Achtung des Andersartigen gekennzeichnet. Falls bei dem Patienten Schwierigkeiten zu mentalisieren bestehen, sind diese zu erkennen und in der eigenen Gegenübertragung zu berücksichtigen. Probleme, die jeweils richtige Nähe-Distanz-Regulation zu finden, werden durch ein komplementäres therapeutisches Vorgehen gelöst bzw. gering gehalten. Das Kunststück in der Beziehungsgestaltung liegt darin, den Patienten in seiner Persönlichkeit, d. h. auch in seinem paranoid-halluzinatorischen Erleben zu akzeptieren, aber gleichzeitig Zweifel am realitätsverzerrten Erleben zu setzen, die Realitätsprüfung zu fördern und so der Systematisierung des Wahns frühzeitig entgegenzuwirken (Jordan 2016b):

Fallbeispiel

Therapeut *»Herr Mustermann, Sie sagten, dass ein Alien in Ihrem Bauch ist. Wie kann ich mir das vorstellen?«*
Herr Mustermann beschreibt die Beschwerden, die der Alien macht, z. B. Völlegefühl, Aufstoßen und Darmkrämpfe.
Therapeut *»Hhm, verstehe. Wie groß ist der Alien?«*
Herr Mustermann antwortet, der Alien sei handballgroß.
Therapeut *»Wie ein Handball! Okay. Wie ist der bei Ihnen reingekommen? Die Speiseröhre und der Darmausgang sind doch viel kleiner.«*
Herr Mustermann sagt, er habe ihn mit einem Apfel verschluckt, als er noch kleiner gewesen sei. Mittlerweile sei er gewachsen.
Therapeut *»Ah, Sie glauben, dass er gewachsen ist. Wie viel haben Sie in der letzten Zeit gegessen?«* *»Unverändert«*, entgegnet Herr Mustermann.
Therapeut *»Bei gleichmäßiger Essensmenge müssten Sie eigentlich woanders abgenommen haben, wenn der Alien zugenommen hat. Ich habe nicht den Eindruck, dass Sie an Muskulatur verloren haben. Ihre Sachen passen Ihnen unverändert. Haben Sie ein jüngeres Foto von sich dabei oder den Personalausweis, dass ich das nochmal überprüfen kann?«*
Herr Mustermann reicht den Personalausweis.

Therapeut »*Da sehe ich keine Veränderung. Herr Mustermann, ich glaube Ihnen, dass Sie Leibbeschwerden haben, als ob Ihnen ein Alien im Bauch sitzt. Sie sehen ja auch krank aus. Und ich glaube nicht, dass Sie schwindeln, so wie ich Sie jetzt hier erlebt habe. Kann es aber nicht sein, dass die Beschwerden woanders herkommen? Was haben Sie denn in der letzten Zeit gegessen?*«
Herr Mustermann führt aus, was er gegessen hat.
Therapeut »*Da sind einige blähende Dinge darunter. Die könnten auch solche Beschwerden machen.*«
Herr Mustermann äußert, dass er das nicht glaubt, zumal er auch ein Brennen im Oberbauch verspüre.
Therapeut »*Okay, ja, da haben Sie recht. Das wird durch blähende Nahrung nicht hervorgerufen. Hatten Sie Stress in der letzten Zeit?*«
Herr Mustermann beschreibt Stress am Arbeitsplatz mit einem neuen Vorarbeiter.
Therapeut »*Na, vielleicht rührt es daher, dass aufgrund des Stresses Ihr Magen verstärkt Säure bildet. Die greift jetzt die Schleimhäute an und führt zu den Beschwerden. Vielleicht sollten wir versuchen, etwas gegen Ihren Stress zu machen?*«

Erläuterung

Die Gesprächsführung erfolgt in mehreren Schritten entlang eines sokratischen Dialogs oder eines geleiteten Entdeckens. Durch gezieltes Fragen und Gegenfragen soll dem Patienten die Irrationalität seiner paranoiden Überzeugungen bewusst gemacht werden. Mit Hilfe einer geleiteten Erkenntnis soll der Patient selbst seine dysfunktionalen, z.B. paranoiden Ideen widerlegen. Wenn dadurch ein Zustand der inneren Verwirrung erreicht wurde, wird gemeinsam nach alternativen Erklärungsmöglichkeiten und zielführenden Denkmustern gesucht. Neben einer Stärkung der Eigenverantwortlichkeit und Förderung selbständigen Denkens, auch zur Realitätsprüfung, wird mit dem Vorgehen eine höhere Nachhaltigkeit beim Patienten verbunden (Jordan 2016b). Im weiteren Verlauf soll der Patient angeregt und angeleitet werden, zweifelhafte Wahrnehmungsphänomene in einem sokratischen Selbstdialog oder gemeinsam mit einer vertrauensvollen Bezugsperson zu klären.

Zweifel lässt sich auch mithilfe einer paradoxen Intervention hervorrufen, welche die oft vorhandene Selbstwertproblematik schizophrener Patienten aufgreift. Das Vorgehen ist vorsichtig zu wählen, um den Beziehungsaufbau nicht zu stören oder die destruktive Selbstsicht nicht zu verstärken.

Fallbeispiel

Therapeut »*Herr Mustermann, Sie sagten, dass Sie den Eindruck haben, von der Mafia abgehört zu werden. Wie kommen Sie darauf? Warum sind Sie so wichtig? Sind Sie etwa der Bundeskanzler? Das ist doch enorm teuer, für Sie alleine solch eine Abhöranlage zu installieren.*«

Erläuterung

Bei der Intervention ist darauf zu achten, den Wahn nicht ungewollt mit der eigenen Formulierung zu bekräftigen, also: »*... den Eindruck haben, von der Mafia abgehört zu werden*« anstelle »*von der Mafia abgehört werden*«.

Fallbeispiel

Patient »*Ich werde von der Mafia abgehört.*«
Therapeut »*So etwas muss schlimm sein.*«
Patient »*Ja, das ist schlimm. Die machen das mit Richtmikrophon.*«
Therapeut »*Das könnte technisch durchaus möglich sein. Wie kommen Sie darauf, dass es die Mafia ist? Kann es auch die NSA sein, wie bei der Kanzlerin? In der Tagesschau haben sie gesagt, sowas ist möglich.*«
Patient »*Ich weiß nicht.*«
Therapeut »*Die Kanzlerin war bestimmt ziemlich verdutzt, als sie erfahren hat, ihr Handy wird abgehört. Was meinen Sie?*«
Usw.

Erläuterung

Der Patient wird in seinen Äußerungen angenommen und seine Eigenständigkeit wird akzeptiert. Der Therapeut drückt seine Empathie für die empfundene Belastung aus, ohne den Wahn zu verstärken. Er würdigt das bisherige Erklärungsmodell, den Wahn, beginnt aber durch alternative Erklärungen vorsichtig Zweifel zu setzen. Es kommt zu einer begrenzten Selbstöffnung des Therapeuten. Die Atmosphäre bleibt das ganze Gespräch über entspannt, der Therapeut arbeitet auch mit Humor. Der sokratische Dialog wird durch Fragen des Therapeuten angestoßen und mit gezielten Nachfragen zu einem geleiteten Entdecken für den Patienten.

> **Merke**
>
> Die Andersartigkeit, das paranoid-halluzinatorische Erleben, die Ich-Störungen, die Persönlichkeit und der dahinterstehende Mensch mit all seinen Erfahrungen und Ängsten werden akzeptiert, das bisherige Problemlösen wird gewürdigt, die Richtigkeit der Begründung aber in Frage gestellt.

Bei der Gesprächsführung sind mögliche kognitive Einschränkungen des Patienten bezüglich der Informationsaufnahme und -verarbeitung (Aufmerksamkeit, Konzentration, Gedächtnis etc.) zu berücksichtigen. Die benutzte Sprache sollte dementsprechend einfach sein, klar strukturiert in der Übermittlung überschaubarer Inhalte mit häufiger Wiederholung und Zusammenfassung wichtiger Botschaften. Durch die Verwendung von Worten und Begriffen aus dem Lebensumfeld des Betroffenen wird eine Verstärkung des hierarchischen Gefälles vermieden. Durch spiegelnde Techniken, z.B. auch Angleichen der Wortwahl, Übernahme des Sprachstils oder des -rhythmus, Angleichen der Stimme hinsichtlich Tonart, Lautstärke, Geschwindigkeit, lässt sich die therapeutische Beziehung weiter verbessern. Mit einer »beschreibenden Sprache« wird das therapeutische Vorgehen für den Patienten transparent vorweggenommen. Der Therapeut erläutert, was er tut, fragt öfter nach, ob der Patient damit einverstanden ist. Darüber wird dem Patienten ein Gefühl von Kontrolle und Selbstbestimmung vermittelt.

> **Merke**
>
> Eine »beschreibende« statt vorschreibende Sprache ist für die Gesprächsführung von psychotischen Patienten mit Mentalisierungsschwäche und verstärktem Autarkiebedürfnis geeignet.

In der ersten Phase der Behandlung wird somit hauptsächlich an der therapeutischen Beziehung mit der Bereitstellung eines sicheren Raumes gearbeitet. Ein wenig zeitlich verzögert, aber damit doch parallel verlaufend, wird vorsichtig Zweifel an den bisherigen Überzeugungen gesät, um frühzeitig einer Systematisierung des Wahns entgegen zu wirken.

Nachdem ein erster Zweifel am Wahnerleben gesetzt wurde, gilt es dem Patienten eine alternative Begründung für sein verändertes Erleben anzubieten. Die Vermittlung eines verständlichen Krankheitskonzeptes (z. B. »Trugwahrnehmungen«) kann allgemein über ein psychophysiologisch begründetes Erklärungsmodell oder über ein individuelles lebensgeschichtlich begründetes Erklärungsmodell erfolgen.

Fallbeispiel (Jordan 2016b)

Therapeut »*Herr Mustermann, stellen Sie sich mal vor, ich würde Ihnen mit der Faust eins aufs Auge geben. Keine Sorge, das mache ich nicht. Was würden Sie sehen?*«
Herr Mustermann antwortet, er würde ein blaues Auge bekommen.
Therapeut »*Nein, das meine ich nicht. Was würden Sie sehen? Zum Beispiel, wenn Sie jetzt aus dem Fenster in die helle Sonne schauen. Was sehen Sie?*«
Herr Mustermann entgegnet, rote und grüne Flecke und Kreise, die sich bewegen.
Therapeut »*Und wenn ich Ihnen mit der Faust aufs Auge haue, würden Sie vielleicht Sterne und Blitze sehen, obwohl keine da sind, wie bei der Sonne. Durch den mechanischen Schlag oder den Blick in die Sonne wird das Auge überreizt und wir sehen Dinge, die gar nicht da sind. Trugwahrnehmungen. Mit den Stimmen, die Sie nur alleine hören können, ist es genauso. Das sind ganz normale Trugwahrnehmungen durch Überreizung Ihres Gehirns. Stress kann so etwas machen.*«

Erläuterung

Das psychophysiologische Erklärungsmodell ist ohne genauere Kenntnis der lebensgeschichtlichen Bezüge anwendbar. Stresserleben, welches sicher bei jeder psychischen Störung zu finden ist, wird als Ursache der veränderten Wahrnehmung benannt. Durch das plausible Beispiel bekommt diese einen rein physiologischen Bezug, was den Patienten entängstigen soll. Die Thematik wird enttabuisiert, ein offenes Gespräch über Wahrnehmungsveränderungen wird ermöglicht und das Erlernen eines angstfreien Umgangs mit paranoid-halluzinatorischem Erleben eingeleitet.

Mit der genaueren Kenntnis der Lebensgeschichte können psychopathologische Auffälligkeiten in einem größeren Kontext betrachtet werden. Es kann sich um lebensgeschichtlich notwendige Anpassungsleistungen handeln, die ein Überleben in einer schwierigen Situation überhaupt erst ermöglich haben. Oder die Symptomatik folgt einer inneren Sinnhaftigkeit.

Fallbeispiel

Die Erfahrung der »Bettelkönigin« – Beispiel einer »geglückten Psychose« (Bock 2018)

Hildegard Wohlgemuth, Hamburger Künstlerin mit Schizophrenie-Diagnose, erlebt den Krieg als Kind hautnah. Auf der Flucht aus Ostpreußen wird sie von ihrer Familie getrennt und landet einsam und verloren in einem Kinderheim. Dieses Heim gerät unter Beschuss; immer wieder müssen alle in die Keller fliehen. Die achtjährige Hildegard ekelt sich vor dem stinkenden Keller. Als sie ungehorsam oben bleibt, wird »ihr« Keller getroffen, und alle Insassen kommen ums Leben. Das Mädchen reagiert verstört, beginnt zu halluzinieren und wird davon nicht mehr abzubringen sein, bis sie mit 70 Jahren an einem Herzinfarkt stirbt. Mit viel Glück überlebt sie Krieg und Nazipsychiatrie und verbringt mehrere Jahrzehnte in Anstalten. Als sie schwanger wird, setzt sie gegen Widerstände durch, das Kind zu bekommen und zu behalten, auch ohne den Vater. Auf Umwegen lernt sie Verantwortung – auch für sich selbst.

Trotz eigener Wohnung lebt sie viel auf der Straße, trampt gerne nach Paris. Beim Betteln lernt sie eine Künstlerin kennen, die ihre Begabung entdeckt und fördert. Die junge Frau Wohlgemuth entwickelt einen sehr eigenen Stil zu malen – mit Filzstiften auf Folie oder Papier. Alle Gegenstände haben Augen, Leben, bunte Farben. Sie malt gegen die Erinnerung an, gestaltet das, was ihr immer noch Angst macht.

Sie ist eine gute Mutter, wird dreifach Großmutter. Die Halluzinationen bleiben ihr treu. Und wenn man sie etwas näher kennen lernt, erzählt sie, was bzw. wen sie sieht und hört: Da sind vor allem die 26 Kinder aus dem Keller, die sie am Leben hält, die sie noch alle mit Namen kennt und beschreiben kann, so wie sie damals waren und für sie immer sein werden. In diesem Moment wird deutlich, dass sie mit diesen Stimmen und Bildern besser lebt als ohne sie. Sie hat ihren Kompromiss mit der schrecklichen Wirklichkeit geschlossen, die vielen Kinder in ihre Kunst und in ihren Alltag integriert. Ja, sie hat sie manchmal sogar funktionalisiert, z. B. wenn sie sich aus überfordernder Situation verabschiedet, um – wie sie sagt – nach den Kindern zu sehen, ihnen Apfelstückchen ans Fenster zu stellen.

So viele Kinder ständig um sich zu haben, ist anstrengend. Sie halten sie auf Trab – und am Leben. Nichts hat diese Halluzinationen beseitigen können – keine Insulin- oder Elektroschocks, keine alten oder neuen Neuroleptika. Ihre subjektive Bedeutung ist stärker als jede Chemie.

Doch neben den Kinderstimmen gibt es noch andere weit schrecklichere Geräusche, von metallenen Vögeln, die Bomben werden, sie ins Jenseits rufen und zur Begegnung mit den anderen Kindern locken. Diese Vögel lösen Panik und Suizidalität aus. Frau Wohlgemuth flüchtet mehr oder weniger direkt in die Klinik, lernt Medikamente zu nehmen; und diesmal helfen sie.

Eine mutige, einfache, liebenswerte Frau mit verschiedenen Halluzinationen und einer Doppelstrategie, wie sie die Psychiatrie erst noch lernen muss: Verstehen, entkräften, gestalten und entängstigen, entlasten, symptomatisch behandeln – individuell und gemeinsam entschieden und mit Respekt vor der Subjektivität.

Mit ihrer Erfahrung und ihrer Kunst wird Hildegard Wohlgemuth Zeitzeugin und Referentin des Vereins »Irre menschlich Hamburg« für Aufklärungs- und Präventionsprojekte in Schulen, mit einem genialen selbstverständlichen Zugang zu Kindern. Ein Kinderbuch entsteht, das sie selbst mit ihren kraftvollen Bildern gestaltet: »Die Bettelkönigin« (Stratenwert und Bock 2013). Sie stirbt mit 70 Jahren an Herzversagen. Bei der Beerdigung ist die Kapelle von ihren Bildern bunt wie nie zuvor. Gespielt wird Musik von Edith Piaf.

Erläuterung

Die Geschichte von Hildegard Wohlgemuth verdeutlicht, dass auch langfristige und schmerzhafte psychotische Erfahrungen einer inneren Logik folgen können, dass sie störend und sinnhaft, dysfunktional und funktional sein können, und die Therapie entsprechend akzeptierend, sinn-suchend und symptomorientiert, angstreduzierend sein muss. Wenn Symptome aber immer auch Ausdruck von Lebenserfahrungen, biographischen Konflikten und menschlichen Dilemmata sind, dann stehen psychische Erkrankungen inklusive Psychosen dem Glück nicht zwingend im Wege, sondern können Teil des Weges zu einem geglückten Leben sein (Bock 2018).

Mithilfe eines individuellen lebensgeschichtlich begründeten Erklärungsmodells kann dem Patienten seine Symptomatik verstehbar, erlebbar gemacht werden. Wahrnehmungsphänomene, die bislang scheinbar willkürlich auf den Patienten eingewirkt haben, können nun benannt und in Bezug zur Lebensgeschichte oder aktuellen Konflikten gesetzt werden. Der Patient wird sich weniger ausgeliefert, ängstlich, hilflos oder ratlos fühlen. Mit zunehmender Erkenntnis und individueller Sinnfindung erlebt er eine Bedeutung für sein Selbst und für Andere, was auch zu einer höheren Selbstwirksamkeitserfahrung beiträgt. Ein solches Erklärungsmodell wird darüber Ich-stärkend sein und die spezifische Vulnerabilität reduzieren.

Die Vermittlung eines verständlichen Krankheitskonzeptes (z. B. akustische Halluzinationen als stressbedingte »Trugwahrnehmungen« oder als lebensgeschichtlich notwendige Anpassungsleistungen zu benennen) ist für die weitere Therapie unerlässlich und bereitet den nächsten Behandlungsschritt vor, eine offene, wertneutrale Einstellung zur Symptomatik zu bekommen.

Eine tragfähige, vertrauensvolle therapeutische Beziehung wird sich nur in einem angstfreien Raum aufbauen können. Daher ist es bei der Beziehungsgestaltung wichtig, dass der Therapeut immer ruhig und entspannt bleibt, nicht ungefiltert die psychotischen Ängste des Patienten übernimmt und in diversen Sicherungsmaßnahmen ausagiert. Misstrauen oder Verdachtsmomente sollten angesprochen und vorweggenommen werden.

Fallbeispiel

Patient »*Ich habe den Eindruck, dass die Russen-Mafia mich verfolgt. Vorhin, als ich in die Straßenbahn gestiegen bin, ist so ein Russe auch eingestiegen und hat mich ständig angeschaut. Er ist dann mit mir zusammen ausgestiegen.*«
Therapeut »*Solch ein Gefühl verfolgt zu werden, stelle ich mir sehr anstrengend vor. Haben Sie auch in meiner Sprechstunde jetzt Sorge, dass ich zur Russen-Mafia gehöre?*«
Patient »*Ich weiß nicht, könnte ja sein. Immerhin ist der Russe mit mir wieder ausgestiegen.*«
Therapeut »*Es ist immerhin die Endhaltestelle der Straßenbahn zu einem großen Klinikum. Vielleicht hat der russisch aussehende Mann nur seine Frau besuchen wollen?*«
Patient »*Glaube ich nicht. Dann hätte er ja Blumen dabei gehabt.*«

Therapeut »*Ich würde mir die Blumen im Foyer kaufen. Mit Blumen in der Straßenbahn wird man hier doch nur komisch angeschaut.*«
Patient »*Eigentlich sind Sie ganz nett.*«
Therapeut »*Ich kann Ihnen versichern, dass ich nicht zur Russen-Mafia gehöre. Ich kann ja noch nicht mal russisch. Aber ich verstehe, dass es Ihnen Sorgen macht. Gibt es denn etwas, was als zusätzlicher Beweis dienen könnte?*«
Patient »*Hm, Sie können wirklich nicht russisch? Vielleicht lass ich es mal auf sich beruhen.*«

Psychotische Ängste lassen sich nur abbauen, wenn die subjektive Sicht auf bestehende Wahrnehmungsstörungen verändert wird. Die Kenntnis innerer, psychodynamisch wirksamer und äußerer Zusammenhänge kann hierzu beitragen. Falls das paranoid-halluzinatorische Erleben nicht reduziert werden kann und der Erkenntnisgewinn nicht ausreicht, sind eine aktive Entängstigung durch den Therapeuten und das nachfolgende Erlernen eines angstfreien Umgangs mit der Trugwahrnehmung wichtige Therapieziele.

Fallbeispiel (Jordan 2016b)

Therapeut »*Herr Mustermann, Sie haben ja wieder Ihre blöde Stimme, die über Sie quatscht. Das ist ja nervig. Sagen Sie das Ihrer Stimme! Sagen Sie ihr, dass sie Sie langweilt und sie sich etwas Besseres ausdenken soll. Am besten geben Sie der Stimme einen Namen. Welches ist der lächerlichste Name, den Sie kennen, für einen Mann, es ist ja eine männliche Stimme?*«
Patient »*Egon.*«
Therapeut »*Also sagen Sie Egon, er soll Sie nicht nerven. Er langweilt nur. Ob er nichts Besseres vorhat?*«

Merke

Menschen mit einer Psychose leiden unter ihren Halluzinationen. Andere geben viel Geld für Drogen aus, um welche zu erleben. Die subjektive Sicht entscheidet, ob Zustände angenehm oder unangenehm empfunden werden. Die therapeutische Haltung kann zur Veränderung der subjektiven Sicht beitragen!

Die Förderung der Realitätsprüfung lässt sich durch die gemeinsame Klärung zweifelhafter Wahrnehmungsphänomene in einem sokratischen Dialog erreichen. Dabei übernimmt der Therapeut für den Patienten die Funktion eines Chronisten. Er stellt ggf. den Bezug zur Lebensgeschichte und der damit verbundenen innerseelischen Prozesse her.

Fallbeispiel

Therapeut »*Das erinnert mich daran, dass Sie mir zu Behandlungsbeginn über Ihre Kindheit ... gesagt haben.*«

Im weiteren Verlauf soll der Patient angeregt und angeleitet werden, bei Besonderheiten in der Wahrnehmung in einen sokratischen Selbstdialog zu treten bzw. diese gemeinsam mit einer vertrauensvollen Bezugsperson zu klären. Wenn eine tragfähige vertrauensvolle Beziehung zum Therapeuten zustande gekommen ist, kann dieser auch vorübergehend die Funktion einer externen Wahrnehmungskontrolle übernehmen.

Fallbeispiel

Therapeut »*Herr Mustermann, wenn ich meine Brille abnehme, habe ich die Wahrnehmung, dass die Welt unscharf ist. Auch, wenn Sie mir etwas anderes berichten. Aber ich habe Vertrauen zu Ihnen und weiß, dass Sie mich nicht belügen würden. Und wenn ich wieder meine Brille aufsetze, sehe ich, dass die Welt wirklich scharf ist, so wie Sie es mir gesagt haben. Soll ich bei Ihnen die Funktion der Brille übernehmen, solange Ihre Wahrnehmung noch nicht klar ist? Oder haben Sie eine Vertrauensperson, mit der Sie das gemeinsam machen können?«*

Um bei dem Patienten die spezifische Vulnerabilität verringern zu können, bedarf es umfangreicher Informationen zur Symptomatik, zu deren möglichen Funktion, zu intrapsychischen und äußeren Auslösern, zur Lebensgeschichte, zu aktuellen Konflikten und psychosozialen Belastungen sowie dem Verhältnis zu wesentlichen früheren und gegenwärtigen Bezugspersonen. Gerade zu Beginn ist auf eine stabilisierende Funktion paranoid-halluzinatorischen Erlebens zu achten.

Nach einer eingehenden Analyse lassen sich in einem verhaltenstherapeutischen Vorgehen neue Coping-Strategien im Umgang mit Halluzinationen, Wahneinfällen oder Ähnlichem erlernen. Das Ziel soll sein, den Patienten aufzuklären, zu beraten, zu schulen, seine Eigenverantwortung zu fördern und ihn gleichsam in der Rolle als Behandler in eigener Sache zu befähigen. Vorübergehend kann der Therapeut für den Patienten eine entsprechende Hilfsfunktion als Hilfs-Ich übernehmen oder ihm mit dem Prinzip Antwort (Heigl-Evers und Heigl 1983; Heigl-Evers und Nitzschke 1991) unterstützend und strukturierend zur Seite stehen.

Fallbeispiel

Therapeut *»Ich an Ihrer Stelle würde in so einer Situation … machen.«* Oder: *»In Ihrer Situation würde ich … empfinden.«* Oder: *»Da kommt mir die Idee, … zu tun.«*

Erläuterung

Über die Mitteilung eigener Anregungen, Empfindungen, Gedanken oder Einfälle kommentiert der Therapeut das Erleben des Patienten positiv und ergänzt es ggf. mit neuen Bedeutungsaspekten (»Mentalisierung +«).

Auch über antwortende Mitteilungen des Therapeuten kann eine Strukturierung bei dem Patienten unterstützt werden.

Fallbeispiel

Patient *»Da bin ich jetzt ganz ratlos.«*
Therapeut *»Sie wirken aber eher entschlossen.«*

Die klassische Sichere-Ort-Arbeit, bei der ein sicherer Ort zunächst gemeinsam imaginiert wird und dann nach einiger Übung im Bedarfsfall vom Patienten aufgesucht werden kann, dürfte den meisten psychotischen Patienten mit einer höheren strukturellen Beeinträchtigung nicht möglich sein. Aber auch die sichere Verwahrung eines wichtigen Übergangsobjektes, eines Schatzes, vor dem phantasierten Zugriff anderer kann eine Möglichkeit bei subjektiv drohender Fragmentierung bzw. Fragmentierungsangst darstellen, sich bzw. einen wichtigen Kern des eigenen Selbst zu stabilisieren. Manchmal mag ein Postfach oder ein Schließfach geeignet sein, einen solchen sicheren Ort darzustellen.

Allein durch eine entsprechende therapeutische Haltung kann dem Patienten eine eigene Rolle, eine eigene Identität ermöglicht werden und er bekommt eine Bedeutung für Andere. Problematische Situationen im Krankheitsverlauf sollten so organisiert werden, dass die Vulnerabilität des Patienten nicht erhöht wird. Bei Zwangsmaßnahmen ist darauf zu achten, dass es zu keinem Gesichtsverlust oder einer Bloßstellung des Patienten kommt. Notwendige Zwangsmaßnahmen sollten immer erläutert, ggf. vor- oder nachbesprochen werden. Eine frühzeitige Einbindung des Patienten, z. B. über gemeinsame Behandlungsverträge, fördert die Eigenverantwortung und die Eigeninitiative. Prospektiv können gemeinsame Behandlungsvereinbarungen getroffen und ggf. Hilfestellung bei Patientenverfügungen gewährt werden (Jordan 2016b).

Psychische Symptome, Erleben und gedankliche Vorstellungen können eng miteinander verbunden sein und sich auch gegenseitig negativ bedingen, was unterschiedliche therapeutische Zugangswege erfordern kann. Die Negativsymptomatik ist u. a. durch eine affektive Verflachung und eine Antriebsminderung gekennzeichnet. Dysfunktionale gedankliche Vorstellungen (z. B. *»Wenn ich meine Gefühle zeige, bin ich angreifbarer«*) und verändertes Erleben (z. B. *»Ich fühle mich inhaltlich leer«*) in der Affektverflachung können sich in einer Motivation für eine (Nicht-)Handlung niederschlagen (z. B. *»Am besten mache ich nichts, bevor ich verletzt werde, ich bin eh leer«*) und zur Antriebsminderung beitragen. Wenn der Therapeut ausreichend Kenntnis hat über Kognitionen und Emotionen seines Patienten, kann der Einbezug erlebnisorientierter und körperbezogener Verfahren in der Behandlung hilfreich sein.

Die frühzeitige Berücksichtigung, Einbindung und Psychoedukation des sozialen Umfeldes ist förderlich, Frühsymptome eines Erkrankungsschubes besser zu identifizieren und einen tragfähigen Krisenplan zu Rezidivprophylaxe und Rückfallmanagement zu erstellen. Die Bearbeitung des Krankheits- und Behandlungskonzeptes sollte ein interaktiver Prozess, wenn möglich unter Einbeziehung der Angehörigen, sein. In einem Belastungs- und Krisenmanagement ist die eingeschränkte Wahrnehmung von Belastungen bei schizophrenen Patienten zu berücksichtigen. Belastungen sollten, sofern möglich, auch aus der Perspektive jedes Familienmitgliedes erhoben werden, um Probleme in der Familie zu identifizieren, die familiäre Kommunikation zu erhöhen und konstruktive Kommunikationsstrategien zu etablieren

(Jordan 2016b). Ein Interaktionsstil in der Familie, der durch übermäßige Kritik, Feindseligkeit oder emotionale Involviertheit geprägt ist (sog. Expressed-Emotion-Konzept), stellt durch die damit verbundene Irritabilität ein erhöhtes Risiko für die Erstmanifestation einer psychotischen Episode dar (Haidl et al. 2018), sowohl für schizophren als auch für bipolar affektiv Erkrankte (Ayilara et al. 2017). Familientherapeutische Interventionen auf Basis dieses Konzepts wirken sich entsprechend günstig aus (Grácio et al. 2018; Leff 1994).

> **Merke**
>
> Es empfiehlt sich bei der Einbeziehung von Angehörigen zunächst konfliktträchtige Themen zu vermeiden und stattdessen unmittelbar oder einfach lösbare Probleme zu besprechen.

Die Psychotherapeutische Frühintervention endet für gewöhnlich mit einer Phase des Abschiednehmens, da der zumeist stationär tätige Therapeut den Patienten in der ambulanten (vertragspsychotherapeutischen/-psychiatrischen) Behandlung nicht weiter begleiten kann. Allenfalls bei sektorenübergreifenden Versorgungsmodellen kann eine wünschenswerte Behandlungskontinuität gewährleistet sein (Jordan et al. 2011c; 2014). Der Prozess des Abschiednehmens wird umso ausgeprägter sein, je länger und intensiver die Beziehung bestand. Er sollte vom Therapeuten empathisch und validierend begleitet werden. Es geht um eine bewusste Auseinandersetzung mit dem Thema Trauer und Neuorientierung. Diese wird dem Patienten nur möglich sein, wenn gemeinsam verstanden wird, was es braucht, damit er sich für neue Bindungen und Lebenskreise öffnen kann, aber auch, was er verlieren und vielleicht nie wiederbekommen könnte. Die einer psychotischen Störung oft zugrundeliegende Psychodynamik der Selbst- und Objektdifferenzierung oder der Nähe-Distanz-Regulierung wird durch den Aspekt der zukünftigen Getrenntheit zum Therapeuten sowie damit verbundener Verschmelzungsphantasien und -befürchtungen befeuert. Trotz einer vorübergehenden Verschlechterung, bei der der Patient auch seine Hilfsbedürftigkeit aufzeigen wird, sollte eine verbindliche nahtlose Weiterbehandlung gemeinsam organisiert werden.

3.2.2 Psychotherapeutische Postakutbehandlung

Die psychotherapeutische Postakutbehandlung wird überwiegend im ambulanten Setting stattfinden. Im Rahmen der Richtlinienpsychotherapie stehen hierfür in modifizierter Form die kognitive Verhaltenstherapie und die psychodynamische Psychotherapie zur Verfügung. Systemische Ansätze sollten immer dann berücksichtigt werden, wenn sich chronische Krankheitsverläufe abzeichnen oder die Angehörigen durch die Symptomatik mitbetroffen werden. Obwohl für familientherapeutische Interventionen positive Wirknachweise erbracht und entsprechende Empfehlungen in den Leitlinien getätigt wurden, sind sie als Richtlinienverfahren in Deutschland bislang nicht anerkannt.

Kognitive Verhaltenstherapie bei Psychosen

Allgemeines Vorgehen

Voraussetzend für eine kognitive Verhaltenstherapie ist die Grundhypothese, dass Gedanken, Gefühle und Verhalten eng miteinander verknüpft sind. Die gegenseitige Beeinflussung lässt eine Modifikation auf verschiedenen Ebenen zu. Die vorliegenden Manuale unterscheiden sich nur in einzelnen Aspekten, sie fokussieren zumeist auf eine Rezidivbehandlung und gehen auf die Akutbehandlung nur am Rande ein. Üblicherweise lässt sich die Therapie in unterschiedliche Abschnitte einteilen, die so oder so ähnlich durchlaufen werden.

In der ersten Phase wird sich der Therapeut zunächst einen Überblick verschaffen hinsichtlich der Dringlichkeit, Wichtigkeit und Veränderbarkeit von Symptomen. Weiterhin ist ein therapeutisches Arbeitsbündnis aufzubauen. Der Patient wird in seiner veränderten Wahrnehmung akzeptiert und durch aktives Zuhören wird Interesse an seinen Beschwerden, Schilderungen und seiner Person ausgedrückt. In der verbalen und nonverbalen Kommunikation wird der Therapeut beruhigend wirken und ggf. stellvertretend Hoffnung vermitteln. Die Motivation für eine weitere Behandlung wird durch ihn gestärkt. Er wird die Anamnese und die Lebensgeschichte sowie den bisherigen Krankheits- und Behandlungsverlauf erheben. Psychosoziale Belastungen und die aktuellen Lebensbezüge sind ebenfalls zu explorieren. Mithilfe eines verständlichen Krankheitskonzepts, z. B. Vulnerabilitäts-Stress-Modell, wird ein biopsychosoziales Krankheitsverständnis vermittelt und im Sinne einer Psychoedukation Wissen über psychotische Symptome, deren Auslösung und Behandlungsmöglichkeiten, die Erkrankung, einschließlich einer medikamentösen Behandlung aufgebaut. Psychotische Symptome wie Halluzinationen und Wahn sollen als krankhafte Anzeichen verstanden werden. Am Ende der Phase sollten die Hauptprobleme klar benannt und gemeinsame Ziele formuliert werden können.

In der zweiten Phase wird das therapeutische Modell, das Zusammenwirken und die gegenseitige Beeinflussung von auslösenden Situationen, Gedanken, Gefühlen, körperlichen Reaktionen und daraus resultierenden Konsequenzen, erläutert. Dies geschieht am besten anhand von Erlebnissen, die der Patient berichtet. Weiterhin ist das therapeutische Verfahren, zumindest in seinen Schwerpunkten, darzustellen und das weitere Vorgehen und Setting mit dem Patienten abzustimmen.

Die nächste Phase dient der Problemanalyse. Schwierige Situationen, welche zu Befindlichkeitsschwankungen geführt haben, werden gemeinsam besprochen. Dabei sollen Bedingungen psychotischen Erlebens erkannt und persönliche Coping-Strategien erarbeitet werden. Weiterhin sind negative Gedanken und Einstellungen zu erfassen. Dysfunktionale Informationsverarbeitungen werden herausgearbeitet. Der Patient wird zur Selbstbeobachtung angeregt, z. B. über das Führen eines Befindlichkeitstagebuches, wenn möglich sollten vertrauenswürdige Angehörige in die Fremdbeobachtung eingebunden werden. Wenn der Patient und seine Angehörigen Auslöser und Frühsymptome selbständig erkennen können, sollen persönliche Warnsignale aus der Krankengeschichte, ergänzt um allgemeine Belastungsfaktoren, festgehalten werden. Der Umgang mit individuellen Kognitionen, Denkverzerrungen und Verhaltensweisen, einschließlich der Unterbrechung der Gedanken-Gefühle-Verhaltens-Teufelskreise soll letztendlich auf die eigene Situation angewendet werden.

Die vierte Phase bereitet in einem gestuften Vorgehen den Transfer in den Alltag vor. Dabei werden eine Alltagsgestaltung und Tagesstrukturierung vorgenommen, angenehme und entlastende Aktivitäten aufgebaut sowie der Umgang mit Belastungen geübt. Auf einen regelmäßigen Schlaf-Wach-Rhythmus ist ebenfalls zu achten (▶ Kap. 4.4 »Chronobiologisch orientierte Therapien«). Dysfunktionale psychotische Kognitionen werden vom Patienten jetzt selbständig oder mit äußerer Unterstützung kontrolliert. Der Patient übernimmt im Verlauf eigenständig die Überprüfung der Realität und sucht nach alternativen Erklärungen. Neben einer Reattribuierung finden Pro- und Contra-Abwägungen statt. Überzogene Vorstellungen und Reaktionen sind zu entkatastrophisieren. Eine Wochenplanung kann unterstützend eingesetzt werden.

In der darauffolgenden Phase werden neue Verhaltensweisen zur Lösung von Schwierigkeiten, zur Beziehungsgestaltung mit anderen, zur Regulation negativer Selbstvorstellungen oder zum Umgang mit Emotionen trainiert. Individuelle Probleme und interpersonelle Konflikte werden bearbeitet und Kommunikationsübungen in Form von Rollenspielen durchgeführt. Der Therapeut erteilt klare Instruktionen und gibt Rückmeldung zum Verhalten des Patienten. Gemeinsam wird eine Rückschau auf die bisherige Therapie genommen. Interventionen, welche als besonders hilfreich erlebt wurden, werden dabei herausgearbeitet und ihre Eignung für den Transfer in den Alltag überprüft. Abschließend ist ein Krisen- und Notfallplan, möglichst verbindlich und unter Einbezug der Angehörigen, zu erstellen. Mithilfe von Auffrischungs- und Stabilisierungssitzungen soll das Gelernte beibehalten und der Behandlungserfolg nachhaltig gesichert werden. Um ein vorzeitiges Rezidiv in der belastenden Trennungsphase zu verhindern, wird die Behandlung in immer größeren Abständen der einzelnen Termine ausschleichend beendet.

Umgang mit Wahn

Ausgehend von der Vorstellung, dass Wahn auf dem Boden dysfunktionaler Einstellungen zur eigenen Person und Umwelt (z. B. Kränkbarkeit, Insuffizienz, Misstrauen) beruht, ergibt sich der verhaltenstherapeutische Ansatz, störungsrelevante dysfunktionale Kognitionen zu bearbeiten. In einer aufgliedernden Betrachtung sind kognitive Prozesse der Situationswahrnehmung, der Interpretation und der weiteren Informationsverarbeitung voneinander zu unterscheiden. Sie stellen jeweils einen eigenen therapeutischen Angriffspunkt dar (Jordan 2016b).

Ein Rückgang der selektiven Wahrnehmung auf bedrohliche Aspekte von Situationen kann durch eine detaillierte Exploration erreicht werden. Ziel der Exploration ist dabei, die kognitive Repräsentation der Situation zu vervollständigen. Die geplante Beobachtung von Situationen mit systematischer Nachbesprechung und die gemeinsame

Erörterung möglicher Wahrnehmungsverzerrungen gehen in dieselbe Richtung.

Die fehlerhafte Interpretation einer Situation kann sich aus vorschnellen, willkürlichen Schlussfolgerungen ergeben, dem sog. »Jumping-To-Conclusion«-Bias nach Garety und Freeman (1999). Therapeutisch wird die Bereitschaft gefördert, Schlussfolgerungen mit Hilfe von Beobachtungen zu überprüfen und zunächst gemeinsam nach alternativen Erklärungen zu suchen. Die Förderung der Realitätsprüfung kann auch in einem sokratischen Dialog mit dem Patienten zur Wahrscheinlichkeit des Wahrheitsgehalts seiner Überzeugungen geschehen. Dabei wird ausgenutzt, dass die Gewissheit einer Überzeugung Schwankungen unterliegt. Als Material können Alltagsbeispiele zur Anwendung kommen. In einem nächsten Schritt geht es um die Verringerung von Externalisierungen, d. h. Muster, Gründe für Misserfolge außerhalb der eigenen Person zu suchen. Hilfreich kann dabei eine vorherige Exploration der Entstehungsbedingungen wahnhaften Erlebens sein. Dem Patienten können so versteh- und annehmbare Erklärungen zur Entstehung angeboten werden. Gemeinsam werden alternative Attribuierungen herausgearbeitet, im Verlauf lassen sich gezielte Hausaufgaben einsetzen. Die regelmäßige, gemeinsame Besprechung sozialer Situationen mit Benennung möglicher Intentionen anderer Personen, z. B. als gezieltes Training mit dem »Social Cognitive Interaction and Treatment Program« (SCIT) (Parker et al. 2013), soll zur Förderung des Verständnisses sozialer Situationen beitragen. Der Ansatz geht auf das Theory-of-Mind-Defizit nach Brune (2005) zurück, welcher bei schizophrenen Patienten eine mangelnde Fähigkeit, die Intentionen anderer Personen korrekt einzuordnen und soziale Situationen aus der Perspektive der zweiten oder dritten Person anzuschauen, festgestellt hat.

Dysfunktionale Einstellungen können in einer Schema-Bearbeitung korrigiert werden.

Bei dem Metakognitiven Training nach Moritz et al. (2014) werden die Patienten in der Gruppe oder auch einzeln (als Weiterentwicklung des Konzepts) angeleitet, mit Hilfe eines umfangreichen, illustrierten Materials mögliche Denkverzerrungen und Denkstile zu identifizieren und Denkprozesse zu überprüfen. Das individualisierte metakognitive Training ist eine manualisierte, niedrigschwellige Therapie für die Einzelbehandlung schizophrener Patienten. Es stellt eine Verzahnung kognitiv-verhaltenstherapeutischer Techniken mit Psychoedukation und kognitiver Remediation dar. Es ist für das stationäre und ambulante Setting geeignet und wird in zehn Modulen angeboten. Allen Modulen gemeinsam ist ein psychoedukativer Teil zum Zusammenhang zwischen Denkverzerrung und der Psychose, Übungen zur Verdeutlichung des jeweiligen Denkstils, Fallbeispiele sowie die Arbeit an eigenen Denkinhalten und der Symptomatik des Patienten (Krieger et al. 2015). Für das metakognitive Training konnte ein positiver Wirknachweis erbracht werden. Es zeigt geringe bis moderate Effekte hinsichtlich Wahnvorstellungen und Positivsymptomatik, die vergleichbar denen einer kognitiven Verhaltenstherapie erscheinen. Die Akzeptanz bei den Patienten war hoch (Eichner und Berna 2016). Bei der Behandlung von Menschen mit einer bipolaren Störung ließ sich in einer Pilotstudie ohne Kontrollgruppe eine signifikante Verbesserung des globalen sozialen Funktionsniveaus erreichen (Haffner et al. 2018).

Eher im Sinne von Coping-Strategien können bei aufgeklärten Patienten auch verbale Selbstinstruktionen zu Anwendung kommen.

Fallbeispiel

»Be cool, lass Dich nicht aus der Ruhe bringen.« Oder: »Denke logisch, was würde Dein bester Freund jetzt sagen?« Oder: »Immer, wenn ich denke, abgehört zu werden, schaue ich auf meine Karteikarte, wo steht, das denke ich immer, wenn ich Stress habe.«

Umgang mit Halluzinationen

Auch für halluzinatorisches Erleben ist ein verständliches Erklärungsmodell zu erarbeiten, z. B. stressbedingte »Trugwahrnehmungen« oder lebensgeschichtlich notwendige Anpassungsleistungen. Über die Verwendung schalldichter Kopfhörer kann der Patient nachvollziehbar erleben, dass die akustischen Halluzinationen von ihm selbst generiert werden und nicht von außen kommen.

Die Identifikation und Modifikation auslösender Bedingungen lässt sich gut mit dem SORC- oder Situations-Verhalten-Konsequenz-(SVK)-Schema erreichen. Dabei werden gemeinsam in einer horizontalen Verhaltensanalyse die auslösende Situation (S), Einstellungen und biologische Prozesse (O), Reaktionen, Emotionen, Verhalten und Denken (R) sowie die Konsequenzen und Folgen (C) erfasst und für den Patienten in einen zeitlichen und kausalen Zusammenhang gestellt. Im weiteren Verlauf der Therapie soll der Patient in die Lage versetzt werden, selbständig Verhaltensanalysen vornehmen zu können und geeignete Gegenmaßnahmen, sog. Coping-Strategien, zu entwickeln. In dem Zusammenhang sollte auch eine systematische Überprüfung der vom Patienten ohnehin angewandten Bewältigungsstrategien vorgenommen werden (Optimierung von Coping-Strategien). Die Reduktion der wahnhaften Verarbeitung halluzinatorischen Erlebens kann durch eine Gesprächsführung des geleiteten Entdeckens erreicht werden. Ziel ist dabei, dass Patienten erkennen können, dass Halluzinationen Produkte des eigenen Gehirns sind (Jordan 2016b).

Auf jeder Stufe des scheinbar selbständig ablaufenden, selbstunterhaltenden Mechanismus aus auslösender Situation, kognitiver, emotionaler, vegetativer und psychomotorischer Reaktion mit nachfolgender Symptomverstärkung kann therapeutisch interveniert werden. Auch über eine bewusst eingesetzte positive Bewertung akustischer Halluzinationen lässt sich ggf. der Gedanken-Gefühle-Verhaltens-Teufelskreis unterbrechen.

Fallbeispiel

Ein schizophrener Patient streitet sich mit seiner Mutter wegen seiner unzulänglichen Körperpflege und muss sich ihrerseits massive Vorwürfe anhören. Er fühlt sich wertlos und reagiert innerlich wütend auf sie. Der Versuch, die negativen Gedanken und Gefühle zu unterdrücken und sich abzulenken, scheitert und führt zur intrusiven Vorstellung:
»*Ich könnte sie töten.*«
Die Aufmerksamkeit wird unbewusst auf den negativen Gedankengang fokussiert und bewirkt dessen weitere Verstärkung:
»*Meine Mutter hätte sich besser um mich kümmern müssen.*«
Auf der metakognitiven Ebene wird der Gedanke abgewehrt:
»*Wenn ich so etwas denke und meine Mutter nicht liebe, bin ich ein schlechter Mensch. Wenn ich so etwas denke, kann ich es auch tun.*«
Um das fragile Selbst zu stabilisieren, werden die negativen Gedanken als akustische Halluzinationen externalisiert:
»*Du bist nichts wert. Du bist ein Muttermörder.*«
Die anhaltenden Halluzinationen werden sehr beeinträchtigend und beklemmend erlebt:
»*Die Stimmen machen mich noch fertig, ich halte das nicht länger aus.*«
Der Patient wird zunehmend angespannter und gereizter. Er fühlt sich depressiv. Die Halluzinationen nehmen dadurch weiter zu.

> Mithilfe des Therapeuten lernt der Patient einen positiveren Umgang mit seinen Halluzinationen:
> »Da sind ja meine Stimmen wieder. Ich habe euch schon vermisst. Was ist denn heute im Kino? Der Muttermörder. Gab es doch schon bei Psycho von Hitchcock. Ist das langweilig.«

Zur weiteren Behandlung entaktualisierter Patienten können Ablenkungs- und Wahrnehmungstechniken zur Anwendung kommen, z. B. die Wahrnehmung auf andere Sinne oder externe Stimuli zu fokussieren. Einige Patienten profitieren davon, Musik zu hören oder passende Mitbewegungen des Mundes auszuführen. Weitere hilfreiche Techniken können Gedankenstopp oder Gedankenunterdrückung sein.

Umgang mit Negativsymptomen

Negativsymptome treten oft viele Jahre vor der »Erstmanifestation« auf und werden deswegen von dem Betroffenen und seinen Angehörigen als »Ich-synton«, d. h. zur Person gehörig erlebt. Durch Erarbeitung eines Krankheitskonzepts und die zugehörige Aufklärung kann eine erste Entlastung erreicht werden. Negativsymptome haben unterschiedliche Ursachen und benötigen dementsprechend unterschiedliche therapeutische Maßnahmen (Jordan 2016b).

Wenn es sich um eine Abwehrfunktion bei unerträglich hohem Stressniveau handelt, also einem Mechanismus, eine Überstimulation zu vermeiden, sind Reizabschirmung und Beratung, auch des sozialen Umfeldes, indiziert.

Bei Kommunikationsstörungen ist die Kommunikation zu fördern. Dies kann in sozialen Rollenspielen, ggf. mit Videoaufzeichnung, geschehen. Oft bestehen auch Kommunikationsstörungen in der Ursprungsfamilie, welche in einem familientherapeutischen Setting zu beheben wären. Zentrale Themen sind das Mitteilen von Wünschen, aktives Zuhören ohne Unterbrechung, Ausdrücken negativer und positiver Gefühle sowie das Vermeiden von widersprüchlichen Doppelbotschaften in der begleitenden nonverbalen Kommunikation (sog. double-bind).

Negativsymptome können auch eine Reaktion auf übermäßige Kritik sein. Therapeutisch geht es dann um die Arbeit an Selbstbild und -wert.

Falls es sich um Symptome einer posttraumatischen Belastungsstörung handelt oder dysfunktionale Einstellungen oder Kognitionen zu Grunde liegen, sind diese zu bearbeiten.

Mitunter sind Negativsymptome Ausdruck fehlender Kompetenzen. In einem entsprechenden Trainingsprogramm wären dann neue Kompetenzen zu erlernen, wie der Aufbau von Initiative und Planungskompetenz, der Aufbau sozialer Aktivität, die Stärkung der Ausdruckskompetenz und Förderung der emotionalen Beteiligung, z. B. über den Einsatz eines Gefühlsprotokolls, von Bildmaterial oder der Nutzung von Alltagsberichten zur Emotionsdifferenzierung.

Umgang mit Mentalisierungsdefiziten

Die schizophrenen Kernsymptome werden in Zusammenhang mit Störungen der Mentalisierung gesehen, d. h. dem Reflektieren eigener Befindlichkeiten und Absichten sowie dem Vergegenwärtigen von Intentionen, Gedanken und Gefühlen anderer. Inhaltlich lassen sich Störungen des Handelns aufgrund der eigenen Willensbildung, des Prozesses der Selbststeuerung und des kritischen Reflektierens der Absichten anderer unterscheiden (Frith 2005). Die Störungen des Handelns entsprechen klinisch der Negativsymptomatik, Ich-Störungen und akustische Halluzinationen sind Ausdruck einer gestörten Selbststeuerung, wohingegen Störungen des kritischen Reflektierens fremder Absichten Verfolgungs- und

Beziehungswahn bedingen können. Mit einer mentalisierungsbasierten Psychotherapie können entsprechende Defizite ausgeglichen und auch schizophrene Kernsymptome erreicht werden.

Umgang mit Sozialer Kompetenz

Unter der Annahme, dass eine verbesserte soziale Kompetenz zu einer Reduktion der sozialen Belastung führt, kommen unterschiedliche Verfahren zur Anwendung:

- Training sozialer Fertigkeiten
- Soziales Problemlösetraining
- Kommunikations- und Problemlösetraining in der Familie (z. B. Psychoedukative Familienbetreuung nach Falloon et al. (1985)). Hier wird zunächst ein gemeinsamer Rückblick auf die Zeit der akuten Psychose vorgenommen. Im nächsten Schritt wird ein gemeinsames Krankheitskonzept erarbeitet. Anschließend geht es um die Vermittlung einer sozialen Problemlösekompetenz und der Anwendung der erlernten Kompetenzen auf die aktuellen Probleme in der Familie.

Oft liegt bei schizophrenen Patienten und deren Familie eine eingeschränkte Wahrnehmung bezüglich der individuellen Belastungen vor. Diese können aus der Perspektive jedes Familienmitgliedes exploriert werden. Darüber lassen sich Probleme in der Familie identifizieren und die familiäre Kommunikation wird verbessert. So sollen konstruktive Kommunikationsstrategien etabliert werden.

Kognitives Training

Kognitives Training oder »kognitive Remediation« beinhalten die wiederholte Übung (v. a. bei Aufmerksamkeitsleistungen) sowie das Erlernen von Strategien (v. a. bei Gedächtnisleistungen). Hilfreich sind Memoriertechniken. Für bipolar affektive Störungen wurde das »Functional-Remediation-Program« entwickelt, welches gezielt kognitive Einschränkungen und ihre Auswirkungen auf die soziale Interaktion bearbeitet (Bonnin et al. 2016; Torrent et al. 2013). Dem Recovery-Ansatz als neuen Leitgedanken einer Therapie folgend, ist die Verbesserung der Lebensqualität und des sozialen Funktionsniveaus zumindest genaus wichtig wie die Verhinderung weiterer Phasen. Auch für schizophren Erkrankte liegen Erfahrungen zur kognitiven Remediation vor, deren Wirksamkeit in mehreren Metaanalysen bestätigt wurde (McGurk et al. 2007; Wykes et al. 2011).

Psychodynamische Behandlung von Psychosen

Allgemeines Vorgehen

Menschen mit einer Psychose haben ihre Realitätsbezüge verloren. Mit Hilfe der therapeutischen Beziehung wird Schritt für Schritt die Verarbeitung der Realität gemeinsam vorgenommen. Vorstellungen des Patienten oder Befürchtungen werden klar von der Realität getrennt, ggf. muss sich der Therapeut als eine Art Hilfs-Ich zur Verfügung stellen, um eine verminderte Symbolisierungsfähigkeit des Patienten (z. B. erkennbar im Konkretismus) auszugleichen. Die Persönlichkeit kann ausgeprägte ich-strukturelle Defizite aufweisen, gerade bei Erkrankungen aus dem schizophrenen Formenkreis oder auch bei bipolar affektiven Störungen. Zentrale Themen sind:

- ein beeinträchtigtes Vermögen zwischen Selbst und Objekt zu unterscheiden, was zur Ausbildung von Wahn und Halluzinationen führen kann, sowie
- eine extreme Verminderung des Selbstwertgefühls, welches oft mit Verschmelzungs- oder Fragmentierungsängsten einhergeht.

Klassische Ich-Störungen treten in Folge der genannten Beeinträchtigungen auf.

Dementsprechend liegt der therapeutische Fokus einer psychodynamischen Behandlung auf einer Verbesserung der Selbst-Objekt-Diskriminierung und »Ich-stärkenden Interventionen«, wobei die Ich-(Außen-)Grenzen gestärkt und ich-strukturelle Defizite ausgeglichen bzw. mehr Kompetenz im Umgang mit ihnen erlangt werden sollen. Ausgehend von der Vorstellung einer gestörten Mentalisierung mit nicht begrifflichen Ansichten von sich selbst und anderen ist diese zu befördern und die Verbalisierung diffuser körperlicher und emotionaler Zustände anzuregen. Mit Hilfe der therapeutischen Beziehung können Unterscheidungen zwischen den vielleicht ungefiltert auftretenden Affekten herausgearbeitet werden. Das Scheitern der basalen Beziehungserfahrung soll wenigstens teilweise durch neue, bessere Erfahrungen in der therapeutischen Beziehung korrigiert werden. Dabei steht ein akzeptierender, haltgebender Aspekt mit klaren, verlässlichen Angeboten im Mittelpunkt. Die therapeutische Haltung muss auch Menschen mit krankheitsimmanentem Misstrauen, Ambivalenz oder Ängsten ermöglichen, sich angenommen und beschützt zu fühlen, ohne eingeengt zu werden. Oft müssen die Patienten erst für eine Therapie motiviert und von dem Therapeuten überzeugt werden. Dies kann durch Offenheit, transparente, verlässliche Strukturen, Echtheit und Neugier des Therapeuten geschehen. Die Bereitschaft, über ungewöhnliche Erlebnisse zu sprechen, wird sehr von der aktuellen Beziehungserfahrung abhängen. Das therapeutische Vorgehen richtet sich nach der Einschätzung der strukturellen Einschränkungen bzw. Bewältigungsmöglichkeiten. Letztendlich wird eine Nachreifung der Persönlichkeit angestrebt, auch unter der Idee, dass diese einen psychotischen Beziehungsaufbau entbehrlich macht. Wenn der Therapeut die psychotische Erlebenswelt des Patienten akzeptieren und die damit verbundenen Erfahrungen stellvertretend oder später gemeinsam bearbeiten kann, soll darüber eine Gesundung bei dem Patienten angestoßen werden.

> **Merke**
>
> Der Therapeut muss die »psychotische Angst« seines Patienten erkennen, aushalten und mittragen können. Bei einer unreflektierten Übernahme besteht die Gefahr, dass die Angst von dem Therapeuten ausagiert wird, z. B. durch eine vorzeitige Klinikeinweisung gegen den Willen des Patienten.

Bei der Gegenübertragung ist der Abwehrmechanismus der Spaltung mit z. B. auch projektiver Identifizierung zu berücksichtigen. Demzufolge können die Gefühle und Verwirrungen des Therapeuten ein Abbild der psychotischen Welt des Patienten darstellen. Der Therapeut wird zum Empfänger der abgespaltenen, abgewehrten, nicht integrierbaren Gefühle, Vorstellungen und Phantasien (Container). Nicht integrierbare Erlebnisfragmente werden ihm zugeschrieben (projektive Identifikation), dass er sie stellvertretend für den Patienten verarbeiten, aber gleichzeitig auch bewahren kann (Containing). In vorsichtigen Übertragungsdeutungen lässt sich der Widerspruch zwischen Sehnsucht nach Verschmelzung und Angst vor Verlust des Selbst herausarbeiten.

Persönlichkeitsbedingte Eigenschaften und Belastungen bzw. Risikofaktoren aus der Lebensgeschichte sind zu erfassen und in den weiteren therapeutischen Prozess einzubeziehen. Dazu kann auch die Verarbeitung der psychischen und sozialen Krankheitsfolgen gerechnet werden. Weiterhin sind aktuelle Beziehungskonflikte nicht nur in der Binnen-, sondern auch in der Außenübertragung zu wichtigen Bezugspersonen zu berücksichtigen.

Eher eklektisch und supportiv sind Interventionen zu sehen, die konkrete Vorschläge, Ermutigung, Anleitung, Beratung, Stützung, Entlastung oder auch Grenzsetzung anbieten. Ein v. a. strukturgebender Technikimport, z. B. aus der Verhaltenstherapie, ist ebenfalls möglich.

Die im klinischen Alltag benutzen Behandlungskonzepte sind zumeist nicht standardisiert, sondern entsprechen eher den persönlichen Erfahrungen des Therapeuten. In einer individualisierten, auf die Bedürfnisse des Patienten zugeschnittenen Form kommen modifizierte Ansätze zur Anwendung. So können eine abgewandelte analytische Psychotherapie, eine strukturorientierte tiefenpsychologisch fundierte Psychotherapie oder auch ein mentalisierungsbasiertes Verfahren nebeneinander stehen. Die Behandlung kann in Einzel- oder Gruppentherapie durchgeführt werden, auch eine entsprechende Familientherapie ist möglich.

Behandlungstechnik im Bipolaritätsmodell nach Mentzos (1991)

Mentzos geht in seinem Modell von einer wechselseitigen Beeinflussung zwischen biologisch bedingten Persönlichkeitseigenschaften seitens des Kindes und spezifischen entwicklungspsychologischen Bedingungen, z. B. durch das mütterliche Verhalten, aus. Die notwendigen Abwehr- und Kompensationsmechanismen können bis zur Ausbildung psychotischer Störungen führen, welche als äußerst defensive, regressive Schutz- und Reaktionsmuster anzusehen sind. Ein typischer Grundkonflikt schizophrener Erkrankungen soll auf einer elementaren Gegensätzlichkeit mit sich gegenseitig ausschließenden selbst- oder objektbezogenen Tendenzen beruhen. Das zugehörige Dilemma besteht zwischen dem völligen Aufgeben des Objektes (Autismus) und dem völligen Aufgeben des Selbst (Fusion). Dazwischen sind fließende Übergänge mit der Ausformung von Mischzuständen, in denen beide Komponenten oszillieren, möglich. Die therapeutische Haltung müsse die gegensätzlichen Bestrebungen zur Beziehungsaufnahme berücksichtigen. Eine gewisse therapeutische Distanz entspricht dabei dem Autonomiebedürfnis, wobei das Bedürfnis nach Bindung an ein Objekt durch ein empathisches Auftreten beachtet wird (Mentzos 2005; Hartwich und Grube 2015).

> **Merke**
>
> Der Psychosebetroffene unterliegt einem Identitätsdilemma, er hat die Wahl zwischen Selbst- und Objektverlust, beides bedeutet den persönlichen Untergang. Mit der therapeutischen Haltung soll das Dilemma abgemildert werden und der Betroffene eine neue positive Beziehungserfahrung bekommen.

Die psychotischen Phänomene werden in der therapeutischen Beziehung als sog. Übertragungspsychose bearbeitet, dies gilt auch für die mit ihr verbunden projektiven und identifikatorischen Bewältigungs- oder Abwehrmechanismen. Daneben steht ein über mehrere Jahre verlässlicher, haltgebender, annehmender Aspekt der Beziehungsarbeit ohne Hinterfragen oder Deuten im Mittelpunkt des therapeutischen Geschehens. In einem dreistufigen Vorgehen wird zunächst über viele Jahre eine stützende Psychotherapie mit einer kürzeren Kontaktdauer von 20 bis 30 Minuten zu aktuellen Belangen und Befindlichkeiten durchgeführt, wobei therapeutisch vorrangig klärende Fragen gestellt werden und die Beziehungskonstanz besonders bedeutsam ist. Daran schließt sich eine tiefenpsychologisch fundierte Psychotherapie mit einer Stunde pro Woche an. Inhaltlich geht es um aktuelle Probleme und Konflikte, d. h. eher um nichtpsychotische Themen. Auch hier ist die Beziehungskonstanz von wesentlicher Bedeutung. Die letzte Behandlungsphase entspricht einer modifizierten analytischen Psychotherapie mit zwei bis drei Stunden pro Woche, ebenfalls über mehrere Jahre. Durch die Erhöhung der Kontakte soll die therapeutische Beziehung intensiviert und die Ausbildung einer Übertragungspsychose vereinfacht werden. Diese wird nachfolgend psychoanalytisch mit Deutungen im Hier und Jetzt bearbeitet, um darüber eine »Entwirrung« des verwirrten Patienten zu bewirken (Mentzos 2005; Ermann und Waldvogel 2011; Ermann 2016).

Behandlungstechnik der dialogischen Positivierung nach Benedetti (1987)

Das Behandlungskonzept von Benedetti beruht auf einer biologischen Vorstellung zur Entstehung schizophrener Erkrankungen, welche mit einer psychodynamischen Bearbeitung verknüpft wird. Als einen wesentlichen Faktor sieht er den Zerfall der Ich-Strukturen. Die Ich-Grenze löst sich auf und das Ich droht zu fragmentieren. Indem Fragmente des Selbst auf die Umwelt projiziert werden, versucht sich der Erkrankte zu stabilisieren und einer kompletten Selbstauflösung zu entgehen. Eigene Gedanken verlieren darüber den Bezug zum Selbsterleben und werden als wesensfremd abgespeichert. Im Sinne der Abwehr zieht der Patient sich immer weiter in sich zurück und versucht sein fragiles Selbst von der Außenwelt abzuschließen (Autismus) oder negative Selbstanteile werden auf die Umwelt projiziert, wodurch dann fremde Mächte der Beeinflussung, Verfolgung und Bedrohung entstehen. Die therapeutischen Aspekte werden auf eine dialogische Positivierung, eine progressive Psychopathologie und der Bereitstellung eines Übergangssubjektes gelenkt.

Unter dialogischer Positivierung wird ein therapeutisches Vorgehen verstanden, bei dem sich der Therapeut auf die psychotischen Vorstellungen des Patienten und seiner symbolischen Sprache einlässt, sich gleichsam in seine psychotische Welt begibt und ihm immer wieder ein positives Selbstbild zurückmeldet (Hartwich und Grube 2015). Psychotische Annahmen und Darstellungen werden durch den Therapeuten korrigiert, ggf. auch mit eigenen Phantasien oder Bildern. Sie zeigen Gemeinsamkeiten zwischen dem psychotischen Erleben und früheren, lebensgeschichtlich begründeten Erlebnissen. Dabei wird die Kreativität der Abwehrleistung herausgestellt.

In der progressiven Psychopathologie werden regressive Wahnvorstellungen oder akustische bzw. optische Halluzinationen durch den Therapeuten in Richtung positiver Phänomene wie ein differenzierteres Selbstsymptom interpretiert und abgewandelt. Wahnideen und Halluzinationen, die früher den Patienten abkapselten und seine autistische Welt erzeugten, werden nun zu Symbolen der sich wandelnden Beziehung. Mit der therapeutischen Kommunikation stellt sich eine gemeinsame symbolische Eigenwelt, ein zweisamer Autismus ein.

Stellvertretend durch den Therapeuten werden psychotische Erlebnisse verarbeitet. Er stellt dem Patienten gleichsam seine gesunden Ich-Funktionen zur Verfügung und ermöglicht so die Integration abgespaltener, paranoid-halluzinatorischer Ich-Anteile. Die Wechselseitigkeit dieses Prozesses mit Identifikation und Gegenidentifikation soll wesentlich für die Beziehungsgestaltung sein und zu förderlichen Situationen beitragen. Allmählich kommt es zu einer Neuausrichtung der Psychose und der Patient findet mehr Abstand zu seinem psychotischen Erleben.

Die gemeinsame psychische Realität, die sich zwischen Therapeut und Patient ergibt, dient als Übergangssubjekt. Es beinhaltet sowohl Züge des Patienten als auch des Therapeuten, es ist ein Netz aus beiderseitigen Projektionen und Introjektionen. Das krankhafte Symptom des Patienten erhält in der gemeinsamen Betrachtung mit dem Therapeuten eine andere gesündere Vorstellung und erfährt eine neue Symbolik. Aus dem Übergangssubjekt soll ein Wachsen, Verselbstständigen und Trennen möglich werden.

> **Merke**
>
> Die psychodynamischen Behandlungstechniken nach Mentzos und Benedetti sind nicht unkritisch zu sehen. Ein so tiefes Einfühlen in das Erleben eines Schizophrenieerkrankten ist oft nicht möglich und birgt die Gefahr, dass der Therapeut dem Patienten nicht authentisch erscheint. Ein offener Dialog, dass gewisse Erlebensweisen nicht nachvollziehbar sind, kann dann angebracht sein.
>
> Der hohe zeitliche und personelle Aufwand wird die Anwendbarkeit der beiden Verfahren in vielen (Krankenhäusern und) Praxen begrenzen. Gleichwohl stellen sie einen wichtigen Beitrag zum Verständnis und Behandeln von Psychosen dar.

Strukturbezogene Psychotherapie nach Rudolf (2013)

Patienten mit einer schizophrenen Psychose weisen häufig eine Kontaktstörung auf. Zwar besteht eine Sehnsucht nach positiven Objekten, aus Sorge vor destabilisierenden, verletzenden Beziehungserfahrungen ziehen sie sich aber in sich zurück, wobei sie sich weiter von den Objekten entfernen. Dieser Rückzug wird oft als Abwehrmechanismus in Zusammenhang mit psychotischem Erleben gesehen. Unter einer strukturellen Perspektive kann das verminderte Vermögen, eine emotionale Beziehung einzugehen, aber auch ein davon unabhängiges Entwicklungsdefizit darstellen. Falls strukturelle Defizite in diesem Sinne bestehen, sollten sie im therapeutischen Vorgehen berücksichtigt werden. Ansonsten kann es zu einer wechselseitigen Verstärkung mit der paranoid-halluzinatorischen Symptomatik kommen.

Die strukturellen Störungen bei Patienten mit einer psychotischen Symptomatik tragen zu anhaltenden Schwierigkeiten in der Beziehungs- und Lebensgestaltung bei. Dementsprechend benötigen solche Patienten mehr Unterstützung zum Ausgleich ihrer verminderten Fertigkeiten zur Selbst-, Impuls-, Affekt- oder Nähe-Distanz-Regulation. Die Fähigkeit, eigenes und interaktionelles Erleben differenziert wahrzunehmen, ist ebenfalls beeinträchtigt. Weiterhin ist eine Störung der nonverbalen Kommunikation anzunehmen.

Die therapeutische Hilfestellung ist individuell an dem jeweiligen strukturellen Vermögen orientiert. Klärende Fragen, Anregungen, Einladung zur Selbstreflexion, antwortende Mitteilungen oder spiegelnde Äußerungen zur Körperhaltung, Mimik, Gestik sind geeignet, um die Erarbeitung eines Selbstbildes zu befördern.

> **Fallbeispiel**
>
> Patient »*Da bin ich ganz mutlos.*«
> Therapeut »*Sie wirken aber nicht ängstlich.*«

Dabei braucht es seitens des Therapeuten Distanz in der Wahrung der Grenzen des Patienten. Therapeutisch werden bevorzugt Interventionen eingesetzt, welche die Selbstbestimmung respektieren und die Eigenverantwortung fördern, d. h. sog. Ich-stärkende Interventionen. Der Therapeut unterstützt somit die Abwehr des Patienten, die er als sinnvoll erlebt. Deutungen, welche hinter die Abwehr schauen, werden nicht vorgenommen, da sie den Patienten in seinem Zustand zu Beginn der Beziehungsgestaltung noch destabilisieren würden.

Wenn bei dem Patienten eine gewisse Beruhigung seines irritierten, vulnerablen Selbst eingetreten ist, sollte sich diese in einer veränderten Qualität der therapeutischen Beziehung bemerkbar machen. Der Patient wird sich weniger misstrauisch verhalten und die ängstliche sensitive Anspannung mindert sich ein wenig.

Der Therapeut kann nun beginnen, das Erleben des Patienten vorsichtig zu spiegeln, ohne dabei zu kritisieren, zu bewerten oder zu interpretieren. Er teilt z. B. seine Beobachtungen mit.

> **Fallbeispiel**
>
> Therapeut »*Mir fällt heute auf, dass Sie so ...*«. »*Ich bemerke gerade, dass Sie ...*«.

Durch die Beschreibung von Zuständen und Prozessen kann eine Förderung der Eigenwahrnehmung und Mentalisierung erreicht werden. Die Affektwahrnehmung und -differenzierung oder auch eine ungenügende Selbst-Objekt-Differenzierung lässt sich z. B. mit dem Prinzip Antwort verbessern.

> **Fallbeispiel**
>
> Therapeut »*Wenn ich in Ihrer Situation wäre, würde ich mich... fühlen.*«

Aufzeigende Interventionen oder Interventionen als Chronist des Patienten können zur weiteren Klärung und zur Entwicklung eines situativen Verständnisses beitragen. Dieses ist voraussetzend für ein planendes Denken.

> **Fallbeispiel**
>
> Therapeut »*Da haben Sie nicht gesehen, dass...*«
> Therapeut »*Das erinnert mich, dass wir zu Behandlungsbeginn ... besprochen haben.*«

Falls der Patient zusätzliche Strukturierungshilfen benötigt, kann es erforderlich sein, dass sich der Therapeut auch als Hilfs-Ich zur Verfügung stellt. Schilderungen des Patienten werden durch eigene Eingebungen, Bilder und Geschichten ergänzt. Darüber lassen sich auch Defizite bewusst machen, substituieren und ausfüllen.

> **Fallbeispiel**
>
> Therapeut »*Das kenne ich bei mir.*«

In dem Zusammenhang können auch Vorschläge zu alternativem Verhalten unterbreitet werden.

Spezifisch psychodynamische Interventionsformen, insbesondere Deutungen, können im weiteren Verlauf mit strukturorientierten Techniken, insbesondere stabilisierenden und stützenden, z. B. Substitution oder Hilfs-Ich, verbunden werden.

> **Fallbeispiel**
>
> Der Therapeut deutet einen Zusammenhang. Dabei macht er seinem Patienten Mut, drückt seine Anerkennung aus und übernimmt die Funktion eines Hilfs-Ichs:
> »*Da haben Sie großen Erfolg gehabt*«, ... »*Ich an Ihrer Stelle würde mich fragen ...*«, »*Haben Sie das nicht übersehen?*«

Erläuterung

Er regt den Patienten an, darüber nachzudenken, was er meint. Dieses ist auch als Angebot eines Modells zu verstehen, eine Vorstellung zu entwickeln, wie andere Menschen funktionieren. Durch das Deuten wird so indirekt eine Theory of Mind vermittelt.

Eine Entwicklungsförderung lässt sich auch durch implizite Behandlungstechniken erreichen. Hierzu gehören der nonverbale, körpersprachliche Austausch von Beziehungsbotschaften im Handlungsdialog, einschließlich der Beachtung und Bearbeitung der Gegenübertragung.

Weitere Elemente der nicht-deutenden impliziten Behandlungstechnik sind:

- die Vermeidung der Fixierung pathogener Strukturen und Beziehungsmuster durch eine aktive Haltung, welche die Übertragungserwartungen nicht bestätigt, z. B. durch das Unterbinden von Entbehrungen oder durch die selektive Befriedigung

von Beziehungswünschen nach Maßgabe der selektiven Abstinenz,
- die Vermeidung von emotionaler Distanz, was eine Begrenzung der Abstinenz zugunsten einer emotionalen Präsenz bedeutet,
- die Anerkennung von Abwehr und Widerständen als aktuelle Bewältigungsstrategien bei Defiziten in der Selbst-Objekt-Regulation, wodurch diese damit indirekt positiv konnotiert werden,
- die Nutzung von Deutungen in ihrer entwicklungsfördernden Funktion, eine bisher noch nicht erlebte Objektbeziehung anzubieten.

> **Merke**
>
> Trieb-, Abwehr- oder Widerstandsdeutungen können den Entwicklungsprozess stören.

Durch implizite Behandlungstechniken wie Konstanz der Beziehung, Erleben von Geduld und Einfühlung, Vermittlung von Verständnis sowie durch nicht-deutende Techniken, z. B. eine erfahrungsorientierte Handhabung der Übertragung, Holding und Containing soll eine Entwicklungsförderung erreicht werden. In der Strukturarbeit wird ein vorsichtiger Umgang mit Konfrontationen vorgenommen, alleinige Konfrontationen würden nur die Selbstunsicherheit erhöhen und die Selbstwertproblematik vermehren. Neben einer Stärkung der Eigenverantwortung können auch eklektische oder supportive Interventionen wie konkrete Vorschläge, Ermutigung, Anleitung, Beratung, Stützung, Entlastung oder Grenzsetzung zur Anwendung kommen.

Konflikte, die bei Patienten mit einer Entwicklungspathologie auftreten, werden als Folge ihrer Strukturstörung verstanden und als solche behandelt.

Tiefenpsychologisch fundierte Psychotherapie

Psychotische Patienten ohne schwere Entwicklungspathologie können auch mit der eher klassischen Form der tiefenpsychologisch fundierten Psychotherapie behandelt werden. In Unterscheidung zur analytischen Psychotherapie besteht eine antiregressive Atmosphäre mit einem alltagsmäßigen Umgang ohne rätselhaftes Schweigen oder Anschauen. Das übliche Setting, einmal pro Woche im Sitzen für eine Stunde, fördert Alltagsnähe und verhindert eine zu starke Regression. Die Technik ist aktiver mit Nachfragen, Anknüpfen und Vorschlägen. Die therapeutische Haltung ist durch eine technische Neutralität mit Wohlwollen, Akzeptanz, fehlender Bewertung sowie einer selektiven Abstinenz gekennzeichnet. Gegenübertragungen, über die gedacht wird, dass sie für den Patienten hilfreich sind (= Bereich der Neuerfahrung) werden kontrolliert mitgeteilt, Schuldgefühle sollen nicht geweckt werden. Die allgemeine Behandlungstechnik ist non-direktiv, d. h. nicht direkt auffordernd, aber erlaubt wäre: »*Sie könnten doch …*«.

Deutungen sind Interventionen, in denen der Therapeut – zum geeigneten Zeitpunkt, in geeigneter Form – mitteilt, wie er den Patienten versteht, welche unbewussten Motive er in seinen Einfällen und Inszenierungen erkennt. Sie enthalten Erkenntnisse, die über das Selbstverständnis des Patienten hinausgehen, bewirken Einsichten und die Erfahrung, verstanden zu werden. Bei der tiefenpsychologisch fundierten Psychotherapie werden nicht die großen Deutungen auf die Biographie vorgenommen, sondern Deutungen des Hier und Jetzt: Es geht um das Aufdecken und die Entschlüsselung unbewusster Hintergründe, um Anspielungen, Mutmaßungen, Angebote. Mitunter sind es auch nur kleine Deutungen.

> **Fallbeispiel**
>
> »*Vielleicht war es wichtig, dass wir darüber gesprochen haben.*«

Deutungen werden v. a. als Beziehungsprozess verstanden:

- ein gemeinsames Nachsinnen über die innere Welt des Patienten und seine Beziehungen,
- ein »Spielen mit dem Material«,
- Einsichten in einen emotionalen und sinnlichen Prozess zu vermitteln, in dem das bis dahin Ich-fremde Material vertraut gemacht und angeeignet wird.

Die entwicklungsfördernde Funktion der Deutung soll zur Selbstreflexion, zur Reflexion über andere anregen, Einblick in andere geben und zur Mentalisierung beitragen.

Klassische Deutungsstrategien sind:

- die Konfrontation
(Fallbeispiel: »*Sie schweigen.*«),
- die Klarifikation (Klärung), »Das Spielen mit dem Material«
(Fallbeispiel: »*Wie fühlen Sie sich / Woran erinnert es Sie, wenn Sie hier schweigen?*« »*Wenn ich unsere Situation hier auf mich wirken lasse, dann fällt mir ein …*«) und
- die Interpretation
(Fallbeispiel: »*Ihr Schweigen ist Ausdruck Ihres Schamgefühls …*«. »*Vielleicht gibt es da ja auch etwas Schambesetztes in unserer Beziehung …*«).

Die Übertragung wird entwicklungsorientiert gehandhabt, wobei die therapeutische Beziehung zur Reparatur verwendet wird. Es geht um die Vermittlung von Neuerfahrung durch den Umgang mit dem Patienten als Alternative zu seiner negativen Übertragungserwartung, Frustration und Retraumatisierung durch Versagen und Zurückweisung werden vermieden.

Bei dem Aufdecken und Deuten von Konflikten sind unterschiedliche Aspekte bedeutsam:

- die Exposition: Was soll überhaupt geklärt werden?
(Fallbeispiel: »*Heute soll geklärt werden, warum Sie zu spät kommen.*«),
- die »Konfrontation«: Sich einigen, dass das Phänomen zu untersuchen ist.
(Fallbeispiel: »*Sie scheinen heute sehr unkonzentriert zu sein.*«),
- die Klarifikation: Den Konflikt von allen Seiten beleuchten, mit dem Material spielen, z. B. durch Einbringen eigener Einfälle oder Assoziationen zum Thema,
- ein wirkliches Verstehen, d. h. Bedeutungen, Bedeutungszusammenhänge ausfindig zu machen, dabei die Wirkung der Deutung beobachten, z. B. Ängste entdecken und zu integrieren helfen,
- die Vertiefung, das weitergehende Durcharbeiten.

Merke

Der Deutungsvorgang geschieht in mehreren Schritten:

1. Mutmaßung zu psychodynamischen Hypothesen,
erschließt sich aus Inhalt und Art der Mitteilungen, Beziehungsangebot sowie Übertragungs- und Gegenübertragungsphänomenen.
2. Konfrontation und Klären,
ergibt sich aus der Handhabung von Widerstand und Abwehr,
»*Wie wird etwas vermieden und was könnte sich dahinter verbergen?*«

> Der Therapeut formuliert immer gleichzeitig die Abwehr und das Abgewehrte, er verbindet die Art der Abwehr mit den abgewehrten Affekten, Vorstellungen und Impulsen, er benennt diese, wobei zu heftige Emotionen vermieden werden und der Patient ausreichend Zeit bekommt.
> 3. Deuten,
>   die Bewältigung von Problemen durch die motivationale Klärung der zugrundeliegenden Konflikte, hierbei werden der aktuelle Konflikt, die biographische Konfliktkonstellation und der Übertragungskonflikt zueinander in Beziehung gesetzt.
> 4. Durcharbeiten,
>   die nachhaltige Überzeugung des Patienten und seiner intrapsychischen Abwehr durch kontinuierliche wiederkehrende Deutungen zum Thema mit der einsetzenden Vertiefung der verdeutlichten Zusammenhänge.

Familienmedizin und Familientherapie

Mit der zunehmenden medizinischen Technifizierung ist es zu einer Verlagerung der medizinischen Kompetenzen aus der Familie in spezialisierte Institutionen gekommen. Unter *Familienmedizin* lässt sich ein Vorgehen verstehen, die Familie wieder stärker in die medizinische Behandlung eines Patienten einzubeziehen. Dabei lassen sich die Bereiche Prävention, Behandlung und Rehabilitation unterscheiden.

Prävention kann

- die Verringerung psychosozialer Belastungen,
- den Abbau und besseren Umgang mit familiärem Stress,
- eine Aufklärung und Beratung zum Erkrankungsbild, dessen Behandlung und vorbeugende Maßnahmen,
- ein besseres Gesundheitsverhalten, einschließlich einer angepassten Lebensführung und einer medikamentösen Compliance,
- einen Verzicht auf krankheitsauslösende oder -unterhaltende Suchtmittel,
- einen geeigneteren familiären Kommunikationsstil sowie
- eine Verdeutlichung familiärer Konflikte und deren Lösungsmöglichkeit

beinhalten.

In der Behandlung kann die Familie den Patienten direkt unterstützen, psychosoziale Probleme oder Konflikte zu lösen, ggf. auch nur auf eine regelmäßige Einnahme der Medikamente zu achten oder krankheitsauslösendes Verhalten zu unterlassen. Der Therapeut wird möglicherweise auch zur Verringerung oder Lösung psychosozialer Belastungen beitragen können.

Vorhandene familiäre Ressourcen können auch in der Rehabilitation des Patienten genutzt werden.

Durch familienmedizinische Interventionen werden die drei beteiligten Partner Patient, Arzt und Familie wechselseitig beeinflusst. Eine therapeutische Aufklärung der Familie über die Erkrankung des Patienten könnte zunächst ihre Einstellung und später ihr Verhalten dem Patienten gegenüber ändern. Die Familie kann positiv auf einen misstrauischen Kranken einwirken und so sein Verhalten in der therapeutischen Beziehung beeinflussen. Der Patient wiederum kann die Einstellung seiner Angehörigen zum Therapeuten mitbedingen, im Extremfall könnte sich eine feindselige Haltung oder auch ein induzierter Wahn einstellen.

Familienmedizinische Interventionen finden sich in zahlreichen Manualen zur Behandlung schizophrener oder bipolar affektiver Patienten beschrieben. Die in den Leitlinien empfohlene familienfokussierte Behandlung entspricht inhaltlich am ehesten einer Familienmedizin für das psychiatrische Fachgebiet.

Wenn ein spezialisierter psychotherapeutischer Ansatz in einer familiären Konstellation verfolgt wird, lässt sich von einer *Familientherapie* im engeren Sinne sprechen. Dabei können unterschiedliche therapeutische Ausrichtungen voneinander abgegrenzt werden, u. a.:

- eine verhaltenstherapeutische Familientherapie
- eine strukturelle bzw. systemische Familientherapie
- eine psychodynamisch orientierte Familientherapie
- eine strategische Familientherapie

> **Merke**
>
> Familientherapie ist ein Behandlungssetting. Familientherapie ist in unterschiedlichen Behandlungsverfahren, z. B. verhaltenstherapeutisch, psychodynamisch, systemisch oder humanistisch, eingebunden.

Die Indikation für eine Familientherapie besteht, wenn patientenbezogene Konflikte leichter lösbar erscheinen, Familienmitglieder zur Lösung einer problematischen Konstellation beitragen können, selbst psychisch belastet sind oder die Ursache eines Problems darstellen. Der Therapeut sollte gemeinsam mit dem Patienten abstimmen, zu welchem Thema, zu welchem Zeitpunkt die Einbeziehung von welchem Familienmitglied hilfreich sein kann.

Die Familientherapie begründet sich auf der Annahme, dass intrafamiliäre Beziehungsstörungen an der Entstehung und Aufrechterhaltung von schwerwiegenden oder chronischen körperlichen bzw. psychischen Symptomen zumindest beteiligt oder gar ursächlich sind. In einem systemischen Verständnis sind körperliche und psychische Erkrankungen des Einzelnen Ausdruck und Folge eines gestörten übergeordneten Systems. Bestimmte Symptome sind Reaktionen auf gewisse Beziehungskonstellationen im System. Jeder ist Bestandteil eines Ganzen und steht mit anderen Bestandteilen und dem Ganzen in Wechselwirkung. Familien stellen solch ein System dar, sind aber auch hinsichtlich ihrer Eingebundenheit in übergeordnete Systeme, z. B. die Gesellschaft, zu betrachten. Organische Systeme verfolgen das Ziel, unter allen Bedingungen die Homöostase aufrecht zu erhalten. Wird das Gleichgewicht bedroht, werden die Mitglieder des Systems Anstrengungen unternehmen, um es wieder herzustellen. Veränderungen des familiären Gefüges können z. B. durch Heirat, Scheidung, Wegzug, Geburt oder Tod entstehen, aber auch durch eine schwere psychotische Erkrankung eines Familienmitgliedes, welche dann eine Bedrohung darstellt. Oft ist der psychisch Kranke oder das Kind, welches von den Eltern einer kinder- und jugendpsychiatrischen Behandlung zugeführt wird, nur das »Schwarze Schaf« oder der Symptomträger einer gestörten familiären Situation.

Aus einer psychodynamischen Betrachtung kann die Rolle des psychisch Kranken mit einer familiären Funktion verbunden sein, z. B. als Projektionsfläche eigener unerfüllter Erwartungen dienen, vielleicht darüber Selbstzweifel und Schwäche abwehren oder auch eine stabilisierende, zusammenhaltende Aufgabe übernehmen. Sämtliche Bedürfnisse eines Elternteils können dabei auf das heranwachsende Kind delegiert worden sein, welches so einen unbewussten Auftrag bekommen hat. Mitunter bringt der Kranke abgewehrte neurotische Familienkonflikte zur Darstellung oder familiengeschichtliche Themen, welche aus der vorherigen Generation unbewusst in die jetzige Familie übernommen wurden (sog. Mehrgenerationenperspektive). In Partnerschaften kann es im Sinne der Kollusion zu einem unbewussten Zusammenspiel von Partnern kommen, um partnerschaftliche neurotische Konflikte und damit verbundene Ängste und Schuldgefühle abzuwehren.

> **Merke**
>
> Familiäre Systeme sind durch unausgesprochene Loyalitätsverpflichtungen gekennzeichnet. Die Symptome des psychisch Kranken können durchaus einen symbolhaften Charakter annehmen, deren Botschaft es zu entschlüsseln gilt.

Eine *verhaltenstherapeutische Familientherapie* könnte z. B. die Grundannahme verfolgen, dass ein High-Expressed-Emotion-Verhalten mit einer höheren Rückfallrate und mehr affektiver Symptomatik assoziiert ist. Für bipolare Patienten wurde ein Setting aus 21 Sitzungen mit zwei Therapeuten in häuslicher Umgebung beschrieben. Inhaltlich wird zunächst eine Psychoedukation vorgenommen, wobei es um

- den Abbau dysfunktionaler Vorstellungen aller Familienmitglieder über die Störung,
- den Aufbau von Kommunikations- und Problemlösefertigkeiten aller Beteiligten,
- die Erarbeitung eines Rückfallpräventionsplanes

geht. In einer zweiten Phase wird ein Kommunikationstraining durchgeführt, also:

- Lernen, aktiv zuzuhören,
- Rollenspiele,
- Einüben von positivem und/oder negativem Feedback

Abschließend kann ein Problemlösetraining, ausgehend von aktuellen Problemen, angeboten werden (Miklowitz et al. 2000).

Die psychoedukative Familienbetreuung nach Falloon (▶ Kap. 3.2.2, darin »Umgang mit Sozialer Kompetenz«) ist ein etabliertes Verfahren in der Behandlung von Patienten mit einer Schizophrenie (Klingberg und Wittorf 2013).

> **Merke**
>
> Die Kombination aus Pharmako- und Psychotherapie kann die Krankheitsverläufe bei Patienten mit einer paranoid-halluzinatorischen oder schizophrenen Störung verbessern, wenn die Patienten und/oder seine Angehörigen in ein verlässliches störungsspezifisches Versorgungssystem eingebettet sind. Psychoedukative, kognitive Einzel- (oder Gruppen-) und Familieninterventionen sind nachweislich wirksam.

Die *strukturelle Familientherapie nach Minuchin* (1977) arbeitet an den Grenzen zwischen den einzelnen Subsystemen, dass in einem familiären System z. B. Kinder wieder das tun können, was ihrer altersgerechten Entwicklung entspricht. Die Familie wird dabei von dem Therapeuten in Subsysteme unterteilt, welche sich je nach Fragestellung anders abbilden: z. B. ein elterliches Subsystem, ein geschwisterliches, ein geschlechtliches oder ein funktionsabhängiges. Durch die Behandlung soll eine bessere Differenzierung der einzelnen Strukturen erreicht werden. Sofern zu durchlässige Grenzen bestehen, werden diese gefestigt, wohingegen allzu starre Grenzen gelockert werden. Mit verhaltenstherapeutischen Interventionen wie Belohnungen und Hausaufgaben soll das gewünschte Verhalten gestärkt und weiter gefestigt werden.

Für die *psychodynamisch orientierte Familientherapie* gilt die therapeutische Vereinbarung, dass die Familienmitglieder offen miteinander über Themen sprechen, die bisher nicht zur Sprache kamen. Der Therapeut übernimmt eine moderierende Funktion, den Familiendialog und die damit verbundene

Begegnung untereinander zu ermöglichen. Übertragungs- und Gegenübertragungsreaktionen, welche sich im Verlauf der Gespräche einstellen, werden gedeutet und die damit verbundenen angst- und schambesetzten Widerstände bearbeitet. Das Verfahren setzt eine relativ reife Familiendynamik voraus.

Die *strategische Familientherapie* betrachtet die Familie als Ganzes und sucht nach ungünstigen, krankheitsunterhaltenden Interaktionsmuster. Wenn diese identifiziert sind, wendet der Therapeut unterschiedliche Techniken an, die der Familie helfen, neue symptomauflösende Interaktionsmuster zu finden. In seinem Vorgehen ist er konfrontativ, wobei besonders paradoxe Interventionen und Symptomverschreibungen angewendet werden.

> **Fallbeispiel**
>
> Therapeut zu den Eltern: *»Mir fällt auf, dass Ihr Sohn unter seinen Stimmen nicht nur leidet. Die Stimmen haben auch etwas Positives. Sie ermöglichen beispielsweise, dass Sie beide wieder miteinander sprechen und sich kümmern können.«*
> Therapeut zu dem Patienten: *»Herr Mustermann, Sie sollten Ihre Stimmen solange behalten, bis Ihre Eltern signalisieren, dass Sie sie nicht mehr benötigen, um miteinander ins Gespräch zu kommen.«*
> Oder:
> Therapeut zu einer ängstlich-mutlosen Familie: *»Was können Sie tun, damit es Ihnen noch schlimmer geht?«* (sog. Verschlimmerungsfrage)

In der *systemischen Familientherapie* sind nicht so sehr die Interaktionsmuster und das konkrete Verhalten einzelner Familienmitglieder interessant. Stattdessen liegt der Fokus darauf, welche Bedeutung dem Symptom von wem aus der Familie gegeben wird.

Zu Beginn steht eine umfassende Auftragsklärung, wobei die offiziellen und inoffiziellen Aufträge des Patienten und der wichtigsten Bezugspersonen sorgfältig erfasst werden sollten. Daran schließt sich eine Exploration der individuellen und familiären Krankheitsvorstellungen zur Auslösung und Aufrechterhaltung der Symptomatik. Mit der Technik des zirkulären Fragens (▶ Kap. 2.4 »Explorationstechniken«) können tiefergehende Bedeutungszusammenhänge erkundigt werden:

- Welche Funktion hat das Symptom/die Symptomatik, welche Vorteile bietet es?
- Wen stören das Symptom/die Symptomatik und wen nicht?
- Wie haben sich die Beziehungen seitdem verändert?
- Wird eine Veränderung von allen Beteiligten wirklich angestrebt?
- Welche Lösungsversuche hat es bisher mit welchem Ergebnis gegeben?
- Wie würde sich hypothetisch eine Zukunft ohne das Symptom/die Symptomatik gestalten? (sog. Zukunftsfrage)
- Welche Entwicklungs-, welche Veränderungsschritte müssten bei wem erzielt werden?

Aus Gründen der Praktikabilität und um die Komplexität möglichst gering zu halten, empfiehlt es sich, nur die Familienmitglieder einzuladen, die wirklich gebraucht werden. Die therapeutische Arbeit findet also im kleinstmöglichen System statt, falls erforderlich kann das Subsystem auf die Gesamtfamilie erweitert werden. Der systemische Aspekt der Familientherapie lässt sich ggf. auch ohne konkrete Hinzuziehung von Familienmitgliedern erreichen. Bedeutungszusammenhänge können aus Sicht des Betroffenen und Perspektive der jeweils wichtigen Bezugspersonen erfragt werden (▶ Kap. 2.4 »Explorationstechniken«). Wenn intrapsychische Zusammenhänge des paranoid-halluzinatorischen Erlebens zu äußeren Personen herausgearbeitet werden konnten, kann im Ein-Personen-Rollenspiel mit Hilfe der Stühle-Technik ein »Umstimmen« versucht werden.

Fallbeispiel

Therapeut »*Herr Mustermann, Sie sagen, dass Sie oft die Stimme hören, die Sie immer entwertet. Wessen Stimme ist das? Können Sie sie jemand Bekanntem zuordnen?*«
Patient »*Es klingt nach der Stimme meines Vaters.*«
Therapeut »*Ihr Vater? Was könnte er gegen Sie haben?*«
Patient »*Ich weiß nicht. Ich war immer ein guter Sohn.*«
Therapeut »*Wollen wir versuchen miteinander herauszufinden, was Ihr Vater gegen Sie haben könnte?*«
Patient »*Wie soll das geschehen? Er würde nie zu Ihnen in die Ambulanz kommen.*«
Therapeut »*Ich habe hier einen weiteren Stuhl. Den platziere ich jetzt neben uns. So, ist der Abstand in Ordnung? Stellen Sie sich nun vor, auf dem Stuhl würde Ihr Vater sitzen. Was würde er jetzt sagen?*«
Patient »*Weiß nicht, keine Ahnung.*«
Therapeut »*Wissen Sie was, setzen Sie sich doch einmal auf den Stuhl Ihres Vaters. Wie fühlt es sich an?*«
Patient »*Irgendwie komisch, seltsam.*«
Therapeut »*Vielleicht sollten Sie eine Haltung einnehmen, wie es Ihr Vater immer macht. Ist es so besser?*«
Patient »*Ja geht so.*«
Therapeut »*Herr Mustermann Senior, was möchten Sie Ihrem Sohn sagen?*«
Patient »*Ich bin enttäuscht von meinem Sohn. Er hat nichts aus sich gemacht.*«
Therapeut »*Herr Mustermann Junior, was antworten Sie Ihrem Vater?*«
Patient »*Ich weiß nicht.*«
Therapeut »*Wechseln Sie nochmal den Stuhl, auf dem Sie eingangs saßen.*«
Der Patient wechselt den Stuhl.
Therapeut »*Herr Mustermann Junior, was antworten Sie Ihrem Vater?*«
Patient »*Ich wäre gerne erfolgreicher geworden. Aber Du warst nie da. Ich hätte Deine Unterstützung gebraucht.*«
Therapeut »*Herr Mustermann Senior, was antworten Sie Ihrem Sohn?*«
Und zum Patienten gewandt: »*Wechseln Sie bitte wieder den Stuhl.*«
Usw.

Erläuterung

Die Stühle-Arbeit erlaubt eine Einsicht in die »Gedankenwelt« des Patienten. Beziehungen lassen sich bildlich, greifbar für den Patienten, umsetzen, auch hinsichtlich ihrer emotionalen Komponente, z. B. über den Abstand zwischen den Stühlen. Der Therapeut sollte berücksichtigen, dass durch die Arbeit mit Stühlen stark Emotionen aktiviert werden können. Hierüber können wichtige Klärungsprozesse eingeleitet, der Patient aber möglicherweise auch kurzfristig destabilisiert werden. Die Stühle-Technik ist auch gut geeignet, die Fähigkeit zur Mentalisierung zu erfassen. Falls dem Patienten keine Erwiderungen einfallen, kann der Therapeut Hilfe gewähren, z. B. aus Kenntnis der Biographie oder der aktuellen sozialen Lebensbezüge antworten lassen oder selbst inhaltliche Vorschläge unterbreiten. In einem letzten Schritt können gemeinsam Gegenargumente erarbeitet werden, die der Patient dann »dem Stuhl« gegenüber nachdrücklich vertritt bzw. aktiv verteidigt.

Weitere Techniken der systemischen Therapie sind Genogramm und Familienskulptur bzw. -aufstellung.

Die Erarbeitung eines Familienstammbaumes (Genogramm) ist ein kontinuierlicher Vorgang in der Therapie, bei dem die Patienten in einem strukturierten Vorgehen Informationen zur Familie, auch mit Hilfe von Telefonaten, sammeln. Hierüber wird eine Intensivierung der familiären Kontakte angestoßen. Vielleicht ergeben sich Gespräche, welche vorher nicht möglich waren, und eingefahrene Beziehungsmuster können sich verändern. Im therapeutischen Setting wird der Prozess begleitet und in Gesprächen mit den Familienangehörigen reflektiert.

In einer Familienaufstellung oder -skulptur lassen sich familiäre Beziehungs- und Interaktionsmuster als räumliches Bild zur Darstellung bringen. Verdeckte Rollen einzelner Familienmitglieder können so offensichtlich werden, einschließlich ihrer Wirkung untereinander oder auf das Gesamtgefüge, u. a. hinsichtlich:

- Nähe – Distanz,
- Zuwendung – Abwendung,
- Macht – Ohnmacht.

Der »*Offene Dialog*« ist ein in Finnland entwickeltes Behandlungskonzept bei psychischen Krisen, welches sich auch bei Patienten mit psychotischen Ersterkrankungen als effektiv erwiesen hat (Seikkula und Alakare 2015):
Psychosen werden nicht als Zeichen einer chronischen Erkrankung gesehen, sondern als ein Weg des Umgangs mit einer Krise. Wenn diese Krise gelöst ist, sind die meisten Menschen offenbar in der Lage, zu einem aktiven Leben zurückzukehren. Statt primär auf die Kontrolle und schnellstmögliche Beseitigung von Symptomen zu fokussieren, sind innerhalb von 24 Stunden Treffen mit relevanten Personen aus persönlichen, sozialen und professionellen Netzwerken zu organisieren, in denen Dialoge entstehen. Mithilfe des Dialogs soll ein neues Verständnis generiert werden. Auch der Patient in der akuten psychotischen Phase nimmt an den ersten Treffen teil. Während der akuten Phase wird empfohlen, zumindest für die Dauer von 10-12 Tagen, sich täglich zu treffen, wenn möglich zu Hause bei dem Patienten, alternativ auf einer Akutstation oder in einer Tagesklinik. Derjenige, der kontaktiert wurde, übernimmt die Verantwortung für die Organisation des ersten Treffens und lädt das Team ein. Das multidisziplinär zusammengesetzte Team aus Mitgliedern verschiedener Bereiche, z. B. Sozialarbeit, psychiatrische Tagesklinik und Akutstation, übernimmt die Verantwortung für die Behandlung, sowohl stationär, als auch außerstationär. Dem Konzept folgend werden Neuroleptika in den ersten Wochen nicht verabreicht, um mehr Zeit zu haben, das Problem und seine Dimensionen zu verstehen und ein Zeitfenster für Spontanremissionen zu bieten.

> **Merke**
>
> Familientherapeutische Interventionen werden mittlerweile in den unterschiedlichsten Institutionen eingesetzt. Je nach Verfahren wird bei einer alleinigen Anwendung die Wirkung begrenzt sein. In Kombination mit anderen Therapieverfahren entwickeln sie ihren Mehrwert. In der vertragspsychotherapeutischen Versorgung gehören Familientherapien gegenwärtig nicht zum Leistungskatalog der gesetzlichen Krankenkassen.

Andere Verfahren

Die *humanistische Psychotherapie* umfasst unterschiedliche Therapieverfahren, die die Entwicklung des einzelnen Menschen in den Mittelpunkt ihrer Bestrebungen stellen. Dabei geht es ihnen um die Entfaltung von Kreativität, Selbstverwirklichung, Autonomie und Sinnfindung. Ein besonderes Augenmerk gilt der Würde des Menschen.

Die Therapie fokussiert sich auf eine Bearbeitung im Hier und Jetzt. Unbewusste Konflikte und eine damit verbundene mögliche Psychodynamik stehen nicht im Interesse. In der Behandlungstechnik kommen Konfrontation und Spiegelung zur Anwendung, Deutungen werden vermieden. Die Eigenverantwortung wird betont, um darüber zu mehr Autonomie und Selbstverwirklichung beizutragen. Durch die Berücksichtigung der nonverbalen, körpersprachlichen Kommunikationsebene soll auch eine Förderung der inneren und äußeren Beziehungsfähigkeit erreicht werden.

Die *nicht-direktive klientenzentrierte Gesprächstherapie nach Rogers* (1951, 1993) gehört zu den humanistischen Verfahren. Nicht-direktiv bedeutet, dass der Therapeut mit seiner Haltung von Empathie, Wertschätzung und Authentizität einen therapeutisch förderlichen Raum schafft, in dem der Patient sich aufgehoben fühlt und entfalten kann. Klientenzentriert bedeutet, dass das aktuelle Erleben im Hier und Jetzt im Mittelpunkt der Bemühungen steht. Dem zugrundeliegenden Krankheitskonzept folgend entstehen immer dann psychische Störungen, wenn sich eine Divergenz zwischen den Selbstvorstellungen eines Menschen und seinen täglichen Erfahrungen ausbildet. Zu Stabilisierung des eigenen Selbstkonstruktes müssen die gegensätzlichen Erfahrungen abgewehrt werden, dies kann durch Wahrnehmungsverzerrungen, Verleugnung oder Verdrängung geschehen. Die psychische Erkrankung geht mit einer weiteren Behinderung der eigenen Selbstentfaltungskräfte einher. Der Betreffende wird weniger explorativ, zieht sich zurück, ist ängstlich und engt seine Lebensbezüge ein. Selbstzweifel und eine erhöhte Kränkbarkeit können nachfolgend auftreten.

Durch die Therapie soll ein wachstumsförderndes Milieu aufgebaut werden, in dem der Patient mit therapeutischer Unterstützung sich wieder entfalten kann. Die annehmende, tragende Haltung des Therapeuten gibt dem Patienten Sicherheit, offen belastende Situationen anzusprechen und sich selbst besser kennen zu lernen. Der Therapeut kann Anregungen geben, die Selbsterfahrung zu vertiefen. Diffuse Gefühlszustände werden von ihm verbalisiert und darüber dem Patienten begreifbarer gemacht. Mit zunehmendem Verständnis der eigenen Selbstempfindungen werden auch die Selbststrukturen weicher werden. Der therapeutisch angestoßene Weg der Selbsterkundung des Patienten soll schließlich zu einer Umgestaltung seiner Selbststruktur führen.

Die nicht-direktive klientenzentrierte Gesprächstherapie ist störungsunspezifisch für die Behandlung unterschiedlicher Krankheitsbilder geeignet. Die annehmende, empathische, wertschätzende Haltung des Psychotherapeuten kommt besonders Patienten mit einer veränderten Erlebniswelt entgegen. Die Betonung der Eigenverantwortung, welche dem Patienten die maximale Autonomie belässt, entspricht dem Autarkiebedürfnis vieler psychotischer Patienten. Deren Nähe-Distanz-Problematik bzw. Selbst-Objekt-Differenzierung wird sich gut zwischen der annehmenden Haltung des Therapeuten und der größtmöglichen Autonomie auspendeln können. Die häufig zu sehende Selbstwertproblematik schizophrener Patienten kann mit dem Verfahren ebenfalls erreicht werden. Mittlerweile sind mehrere nicht-direktive Verfahren, die auf Rogers Konzept beruhen, auch für schizophrene Patienten überprüft worden (Gerwood 1993). Die Qualität der therapeutischen Beziehung, mit der positiven Beachtung all dessen, was der Therapeut bei dem Patienten wahrnimmt, mit seinen Bemühungen um Verstehen und der Bereitstellung des notwendigen Raums zur Selbstentfaltung, wird als ausschlaggebender Wirkfaktor gesehen (Flögel 2015).

Die *mentalisierungsbasierte Psychotherapie* (mentalization-based therapy) ist speziell für die Behandlung von Borderline-Patienten entwickelt worden (Bateman et al. 2017). Ausgehend von Befunden aus der Säuglings- und Bindungsforschung wird angenommen, dass bei Menschen mit einer schweren Persönlichkeitsstörung Defizite der Mentalisierung bestehen. Auch bei Patienten mit einer Schizophrenie wird davon ausgegangen, dass eine verminderte Mentalisierung an der Ausgestaltung des Krankheitsbildes beteiligt ist.

Der Prozess des Mentalisierens lässt mit einem stressabhängigen Schaltmodell beschreiben (Taubner 2015). Abhängig von der Höhe des gegenwärtigen bindungsbezogenen Stresses nimmt die Fähigkeit, das Ausmaß der expliziten präfrontal gesteuerten Mentalisierung ab bis zu einem Schaltpunkt, an dem explizite Reflexionen durch implizite Muster des posterioren und subkortikalen Kortex ersetzt werden. In deren Abfolge können letztendlich archaisch determinierte Reaktionen wie Flucht, Einfrieren/Erstarrung oder Kampf auftreten. Die Lage des Schaltpunktes in dem beschriebenen Modell ist individuell unterschiedlich, abhängig von den früheren Bindungserfahrungen und den daraus entstandenen Bindungsstilen. Sie stellt eine spezifische Vulnerabilität dar. Bei einer Überschreitung des Schaltpunktes regrediert der Betreffende, wobei dann besondere Denkmuster auftreten:

- *Teleologischer Modus*
  Er ist entwicklungspsychologisch der früheste Zustand, die äußere Umwelt ist zur Befriedigung eigener innerer Spannungszustände da.

Fallbeispiel

Das müdigkeitsbedingte Gähnen eines Therapeuten wird von einem Patienten als sicherer Beweis gesehen, dass dieser ihn komplett ablehnt. Aus dieser Fehleinschätzung des eigenen und fremden Verhaltens resultiert schließlich eine wahnhafte Verarbeitungstendenz, die bei weiterem dysfunktionalen Beziehungserleben zur Ausprägung eines Verfolgungswahns führt.

Erläuterung

Im teleologischen Modus findet eine Überbetonung der äußeren Realität statt.

- *Äquivalenzmodus*
  Innere und äußere Welt werden als identisch erlebt.

Fallbeispiel 1

Ein kleines Mädchen versteckt sich, indem es sich die Hände vor die Augen hält. Es geht davon aus, nicht gesehen zu werden, weil es selbst nichts sieht.

Fallbeispiel 2

Wenn ich mich schlecht fühle, dann bin ich auch ein schlechter Mensch.

Erläuterung

Im Äquivalenzmodus werden innere Vorstellungen mit äußeren Bewertungen gleichgesetzt. Das Innenleben wird in seiner Bedeutung überbetont.

- *Als-ob-Modus*
  Er ist entwicklungspsychologisch mit selbstvergessenem Spielen verknüpft, die innere Erlebniswelt hat keine Implikation auf die äußere Welt.

Fallbeispiel

Ein traumatisierter Patient mit dissoziativem Verhalten erscheint auf Ansprache nicht mehr erreichbar.

Mittlerweile gibt es Manuale für die Behandlung von Patienten mit unterschiedlichen Persönlichkeitsstörungen, Essstörungen, posttraumatischer Belastungsstörung oder auch Psychosen.

In dem Behandlungsverfahren wird die therapeutische Beziehung als Modell und Übungsfeld genutzt. Die Fähigkeit, innere Befindlichkeiten und Absichten bei sich und anderen zu erkennen sowie richtig zu benennen, soll in der Beziehung zum Therapeuten entwickelt werden. Erlebnis- und Gefühlszustände des Patienten werden von dem Therapeuten über die Nutzung seiner Gegenübertragung erfasst, kommentiert und im Weiteren mit einer eigenen emotionalen Reaktion angereichert, d. h. markiert. Das so veränderte Material wird dann dem Patienten zurückgespiegelt. Mit diesem Vorgehen sollen Vorstellungen und Beziehungsmuster des Patienten nachträglich verändert und in einer anderen Form abgespeichert werden.

Bei Patienten mit geringerem Strukturniveau, z. B. einer schweren Borderline-Störung oder einer schizophrenen Erkrankung, empfiehlt sich ein hierarchisches Vorgehen bezüglich der unterschiedlichen Interventionsformen, z. B. von einer empathischen Validierung des Erlebens bis hin zur komplexen Mentalisierung von Übertragung und Gegenübertragung oder einem gemeinsamen Mentalisieren. Die Interventionen sollten zunächst auf positive Aspekte der Beziehung ausgerichtet werden. Sie sind zeitnah auf die aktuelle Wahrnehmung oder auch aktuelle Ereignisse anzuwenden, möglichst fokussiert auf einen Affekt oder das psychische Befinden. Die Intervention selbst ist einfach und kurz gehalten. Komplexere mentale Befindlichkeiten oder frühere Traumatisierungen werden anfänglich nicht besprochen. Das Verhalten steht ebenfalls nicht im Fokus der Interventionen. Eine ostensive Kommunikation mit unterstützenden Hinweisen durch Augenkontakt, Mimik, Körperhaltung und Stimmverhalten ist vertrauensfördernd und stärkt die Mentalisierung. In seiner Haltung signalisiert der Therapeut deutlich seine Neugier auf die innere Vorstellungs- und Erlebenswelt des Patienten. Mit der Technik der aktiven Nachfrage bekräftig er sie.

Fallbeispiel

Therapeut »*Herr Mustermann, das ist ja hoch interessant. Das müssen Sie mir erläutern. Ich möchte jetzt brennend wissen, wie …*«

Merke

Vertrauen in andere und Neugier zu wecken – anstelle einer paranoiden Einengung – sind wichtige Prinzipien der mentalisierungsbasierten Psychotherapie.

Gerade Patienten mit einer schizophrenen Störung werden vielleicht anfangs Schwierigkeiten haben, ihre innerlichen Zustände gemeinsam mit dem Therapeuten reflektieren zu können. Hier kann ein Vorgehen im Stil des Fernsehkommissars Columbo hilfreich sein (▶ Kap. 2.4 »Explorationstechniken«). Der Therapeut stellt sich als Hilfs-Ich zur Verfügung und reflektiert laut, ein wenig naiv erscheinend, über eine bestimmte Situation und die damit möglicherweise verbundenen affektiven Muster. Offen teilt er seine Beobachtungen, Überlegungen und nachfolgende Einfälle mit. Die scheinbar naive Art weckt Neugier und lädt zum Mitmachen ein.

Der Therapeut muss berücksichtigen, dass gerade bei Patienten mit einer Borderline-Persönlichkeitsstörung ein schneller Wechsel zwischen den unterschiedlichen Denkmodi eintreten kann. Da diese Patienten sehr sensitiv auf geringste Veränderungen in der Umwelt, z. B. der therapeutischen Körperhaltung, reagieren, erfordert es vor einer Intervention sich Klarheit zu verschaffen, in welchem Verarbeitungsmodus der Patient sich gegenwärtig befindet. Falls seitens des Therapeuten ungewollte Körperreaktionen auftreten, z. B. gähnen, kann er sich hierfür entschuldigen und dabei wertneutral erkundigen, welche Wirkung dies auf die therapeutische Beziehung hat. Mithilfe einer paradoxen unkonventionellen Intervention, z. B. dem unvermittelten Fragen nach Belanglosigkeiten oder dem Einsatz von Humor kann ein verlängerter Als-ob- oder Äquivalenzmodus unterbrochen werden.

Fallbeispiel

Ein Patient erscheint in der Therapie plötzlich geistesabwesend und antwortet dem Therapeuten nicht. Der Therapeut wiederholt seine Frage, ohne eine Reaktion zu erzielen. Der Therapeut steht daraufhin auf, öffnet das Fenster und bittet den Patienten mit ihm den Platz zu wechseln.

Erklärung

Das überraschende Verhalten löst eine Irritation aus, die es dem Patienten ermöglicht, aus seinem gegenwärtigen Verarbeitungsmodus herauszufinden.

Da das momentane Erregungsniveau das Mentalisierungsvermögen beeinflusst, sollte der Therapeut diesbezüglich aufmerksam sein. Das beinhaltet nicht nur den statischen Stresspegel des Patienten, sondern auch seine Auslenkung durch die therapeutische Intervention. Gegebenenfalls ist die nachfolgende anzupassen und/oder die eigene äußerlich gezeigte emotionale Anteilnahme zu begrenzen.

Merke

Je geringer das gegenwärtige Mentalisierungsniveau ist, umso einfacher und prägnanter sollte die Intervention sein.

Die mentalisierungsbasierte Psychotherapie ist geeignet, bei Patienten mit schweren Persönlichkeitsstörungen wie das Borderline-Syndrom den Äquivalenzmodus aufzuheben, bei dem die innere Welt und die äußere Realität gleichgesetzt werden. Erfahrungen liegen auch für die Behandlung von Patienten mit einer Psychose vor (Brent et al. 2014). Es ist jedoch noch offen, inwieweit solche Patienten von dem Verfahren letztendlich profitieren (Weijers et al. 2016), oder ob es schizophrene Patienten mit einer schweren Entwicklungspathologie überfordern könnte.

In einer wissenschaftlichen Untersuchung wurden kürzlich ambulante Patienten mit einer Schizophrenie, einer schizophreniformen, einer schizoaffektiven, einer wahnhaften oder einer kurzdauernden psychotischen Störung in einem randomisierten kontrollierten geblindeten Setting mittels mentalisierungsbasierter Psychotherapie über 18 Monate behandelt. Da das Erregungsniveau die Fähigkeit des Mentalisierens verringern kann, wurde ein stufenweises Vorgehen mit vier unterschiedlichen Interventionen vorgenommen. Auf der ersten Stufe zielten die Interventionen darauf, das Erregungsniveau der Patienten zu verringern mithilfe einer empathischen Validierung ihrer Gefühle und einer positiven Rückmeldung einer guten Mentalisierung. Auf der zweiten Stufe stellte der Therapeut Fragen zur Klärung einer Situation und arbeitete an den Gefühlen und Gedanken der Patienten, wobei im Sinne einer Videotechnik in den Ausführungen eines Patienten vor- und zurückgespult wurde, um einen speziellen Aspekt des Dialoges zu beleuchten. Hierdurch sollten implizite Mentalisierungen explizit gemacht werden. In der nächsten Stufe wurde aktiv über Emotionen reflektiert, währenddessen sie erlebt wurden. Hierüber sollte der Patient lernen, seine Gefühle in einer nicht-automatischen Weise auszudrücken bzw. zu unterdrücken. Auf der letzten Stufe wurde die Beziehung zwischen Therapeut und Patient oder zwischen den Patienten mentalisiert. Sowohl der Patient als auch der Therapeut reflektierten den Prozess und teilten ihre affektive Erfahrung, um sich bewusst zu machen, wie ihre Beziehung sie beeinflusst hat. Die Behandlungsdauer betrug 18 Monate und bestand aus einer Gruppen- und Einzeltherapie. Die Gruppentherapie war auf eine Wochenstunde limitiert, die Einzeltherapie fand zwei Mal die Woche für eine halbe Stunde statt. Lediglich 10 % der Patienten brachen die Behandlung vorzeitig ab (Weijers et al. 2016). Die Idee, mit therapeutischer Hilfe die Mentalisierung zu verbessern, findet sich u. a. auch in der strukturbezogenen Psychotherapie wieder.

Die Mentalisierung lässt sich ebenfalls in und zwischen Familienmitgliedern fördern und stärken. Bei der *mentalisierungsbasierten Familientherapie* handelt es sich um eine Weiterentwicklung der mentalisierenden Einzeltherapie. Gegenwärtig zielt sie nicht primär auf die Behandlung spezifischer Symptome, sondern versucht Familien und ihren einzelnen Angehörigen Werkzeuge anzubieten, wie durch erfolgreiches Mentalisieren Selbstheilungsprozesse eingeleitet werden können. Das Vorgehen geschieht über eine Fünf-Schritte-Schleife bestehend aus den Positionen (Asen und Fonagy 2010):

- Interpunktieren,
  das Ansprechen von Beobachtungen durch den Therapeuten,
- Überprüfen,
  das Nachfragen des Therapeuten, ob auch andere Familienmitglieder seine Beobachtung bemerkt haben,
- Mentalisieren,
  das Anbieten eines Modells einer mentalisierenden Haltung durch den Therapeuten,
- Generalisieren,
  das Durchsprechen einer Sequenz und ihre Übertragung auf andere Situationen und Kontexte,
- Revidieren,
  die gemeinsame rückblickende Evaluation.

In der *interpersonellen Psychotherapie* werden psychoanalytische, kognitiv-behaviorale und kommunikationstheoretische Ansätze miteinander verbunden (Klerman et al. 1984). In dem Verfahren werden besonders interpersonelle Aspekte, also Beziehungserfahrungen, Kommunikationsstörungen oder Verlusterlebnisse, berücksichtigt, wohingegen das intrapsychische Geschehen von untergeordneter Rolle ist. Es lässt sich gut in psychiatrischen Kliniken bei unterschiedlichen Störungsbildern einsetzen und wird gerne mit einer Pharmakotherapie kombiniert. Ein modifiziertes Verfahren, *die Interpersonelle und soziale Rhythmustherapie*, kommt bei Patienten mit einer bipolar affektiven Störung zur Anwendung. Es beruht auf der Grundannahme, dass belastende Lebensereignisse, Störungen von circadianen Rhythmen sowie eine medikamentöse Non-Compliance zu Rückfällen führen können. Für den Therapieerfolg werden somit eine Förderung der medikamentösen Compliance, eine Stabilisierung der sozialen Rhythmen durch Erhöhung der Regelmäßigkeit der täglichen Lebensführung (z. B. Tagesstruktur, fester Schlaf-Wach-Rhythmus, soziale Stimulation) sowie eine Reduktion zwischenmenschlicher Konflikte angestrebt. In dem Modell nach Frank et al. (2005; 2008) werden nacheinander fünf Phasen durchlaufen:

- Analyse der Krankengeschichte unter »rhythmischen« (Veränderungen/Unterbrechungen der Alltagsroutine) und »interpersonellen« Gesichtspunkten (z. B. Trauer, Verluste, interpersonelle Konflikte, Kontaktprobleme, Rollenwechsel), Einführung eines Selbstbeobachtungsinstruments zur Registrierung sozialer Rhythmen (Social Rhythm Metric)
- Symptommanagement (Stabilisierung des Alltags, Identifikation von Unterbrechungen des alltäglichen Rhythmus) und Besprechung interpersoneller Problembereiche, wobei unterschiedliche Techniken wie Kommunikationstraining, Rollenwechsel,

-spiele, Soziales Kompetenztraining, Problemlösen eingesetzt werden
- Stabilisierung und Stärkung der Selbstwirksamkeitsüberzeugungen, Transfer des Erlernten in den Alltag
- Zukunftsplanung mit Erstellen eines Krisenmanagements für Notfälle
- Nachhaltige Implementierung durch monatliche oder vierteljährliche Sitzungen über mehrere Jahre zur Auffrischung des Erlernten

Die *übertragungsfokussierte Psychotherapie* (transference-focused psychotherapy) gehört wie die mentalisierungsbasierte Psychotherapie zu den Borderline-Behandlungen (Kernberg 2016). Sie fokussiert auf den destruktiven Aspekt, der sich in der Übertragung zeigt. Über Deutungen im Hier und Jetzt soll eine Beziehung zwischen den abgespaltenen oder dissoziierten Persönlichkeitsanteilen hergestellt werden. Widerstand kann sich im Ausagieren der Übertragungen jenseits der therapeutischen Beziehung zeigen, dabei wird Agieren jeweils in Zusammenhang mit Gefühlszuständen betrachtet. Das Therapieverfahren ist hauptsächlich darauf ausgerichtet, an den unreifen Abwehrmechanismen anzusetzen. Da es sich um strukturell stärker gestörte Patienten handelt, finden sich mehr strukturgebende Interventionen. Der Therapeut nimmt z. B. eine konfrontative Haltung bei destruktiven, z. B. selbstverletzenden Verhaltensweisen ein, zeigt klare Grenzen auf und achtet auf deren Einhaltung. In einem Behandlungsvertrag wird der therapeutische Verlauf, einschließlich möglicher Zwischenziele und zugehöriger belohnender oder entsagender Maßnahmen, festgelegt. In diesem Punkt findet sich eine starke Bezugnahme zur Verhaltenstherapie.

Das Verfahren ist geeignet zur Behandlung von Patienten mit einer schwerwiegenden Entwicklungspathologie, die eine Identitätsdiffusion zeigen und Schwierigkeiten im sozialen Kontakt haben. Neben Patienten mit einer Borderline-Persönlichkeitsstörung wird es auch bei schwer Essgestörten, Anorexia nervosa, oder bei (anderen) Abhängigkeitserkrankungen angewendet. Im Unterschied zur schizophrenen Psychose ist jedoch die Aufrechterhaltung der Realitätsprüfung noch gegeben. Es kann gut in einem akutpsychiatrischen klinischen Setting eingesetzt werden (Zerbo et al. 2013).

Gruppentherapie

Viele der genannten Verfahren können bei Menschen mit einer Psychose auch gruppentherapeutisch durchgeführt werden, wobei die Indikationsstellung individuell in Abhängigkeit der aktuell vorliegenden Symptomatik erfolgen sollte, z. B.:

- Psychoedukation
- Kognitives Training
- Metakognitives Training
- Soziales Kompetenztraining, Fertigkeitentraining
- Entspannungsverfahren
- Bewegungstherapie
- Gestalttherapie, Musiktherapie
- Kognitive Verhaltenstherapie
- Mentalisierungsbasierte Psychotherapie
- Interpersonelle und soziale Rhythmustherapie

Die gruppentherapeutische Behandlung muss dabei nicht weniger wirksam sein, wie am Beispiel einer Gruppenpsychoedukation bei bipolarer Störung im Vergleich mit einer kognitiv-verhaltenstherapeutischen Einzelbehandlung gezeigt werden konnte (Parikh et al. 2012).

Üblicherweise wird sich eine Kombination aus Einzel- und Gruppentherapie empfehlen, welche in ihrer jeweiligen Gewichtung auf den Krankheitsverlauf und den sich daraus ergebenden therapeutischen Erfordernissen abzustimmen ist. Bestimmte Themen sind einfacher in der Gruppe zu besprechen oder besondere therapeutische Aspekte manchmal nur dort zu erreichen. Zu den Vorteilen einer Gruppenpsychotherapie werden gemäß der bestehenden S3-Leitlinie die Möglichkeit des wechselseitigen Lernens, die Verbesserung der Selbstwahrnehmung durch Rückmeldungen aus der Gruppe, die soziale Unterstützung mit gegenseitigen Hilfsangeboten sowie die bessere Annahme krankheitsbezogener Informationen genannt (S3-Leitlinie zur Diagnostik und Therapie Bipolarer Störungen 2012). Die Abwehr bestimmter Verhaltensweisen, die Verdrängung wichtiger Themen oder die Bagatellisierung der Erkrankung ist oft nicht mehr vonnöten. Auch psychodynamische Verfahren können in einer modifizierten, mehr strukturgebenden Form gruppentherapeutisch angewendet werden.

> **Merke**
>
> Menschen mit einer psychotischen Störung können in einer Gruppentherapie tieferes Verständnis, Mitgefühl und eine akzeptierende, haltgebende Umgebung erfahren. Besondere Erlebnisformen und damit verbundene Eigenheiten können erstmals geteilt und wirklich verstanden werden. Sie führen nicht mehr zur Verurteilung des Andersseins und zum Ausschluss aus der Menschengemeinschaft. Schambesetzte Themen lassen sich unter den mitfühlenden, verstehenden Blicken der Mitpatienten und verständnisvollen Äußerungen aus der Gruppe oft besser ansprechen.

3.3 Klinische Besonderheiten

3.3.1 F0 Organische Störungen

Organische Psychosen, Demenz und Delir treten v. a. bei Menschen im höheren Lebensalter auf. Die therapeutischen Interventionen sollten dementsprechend in die Erfordernisse einer Psychotherapie älterer Menschen eingebunden sein.

Die *Psychotherapie älterer Menschen* unterscheidet sich im Vorgehen nicht wesentlich von der jüngerer Menschen, sofern einige Besonderheiten beachtet und die entsprechenden Modifikationen vorgenommen werden. Aus einem psychodynamischen Verständnis heraus können psychische Symptome im Alter auftreten bei:

- einem vorbestehenden neurotischen Konflikt, der bislang nicht ausreichend gelöst wurde und nun die Bewältigung der anstehenden Lebensaufgabe nicht erlaubt (z. B. Verlust einer kompensatorischen narzisstischen Zufuhr bei Ausscheiden aus dem Berufsleben, Rollenwechsel bei Übergang in das Rentenalter, narzisstische Kränkung durch körperliche Unattraktivität),
- einer vorbestehenden strukturellen Störung, welche mit einer spezifischen Vulnerabilität einhergeht und die Umschalt- oder Anpassungsfähigkeit an belastende Lebensereignisse erschwert bzw. unmöglich macht (funktionelle Behinderung),
- einer vorbestehenden strukturellen Störung, deren Einschränkung durch neu aufgetretene hirnorganische Veränderungen weiter zunimmt,
- einem schweren aktuellen Konflikt, der subjektiv unlösbar erscheint oder es objektiv auch ist (z. B. Verlust des Ehepartners, drohende oder tatsächliche körperliche Behinderung und/oder Pflegebedürftigkeit),
- einer akuten oder einer reaktivierten früheren Traumatisierung mit dem Gefühl von Ausgeliefertsein, Hilflosigkeit und Abhängigkeit (Verlust einer selbständigen Lebensführung, Pflegebedürftigkeit).

Ähnlich wie bei der Behandlung oder eher Nichtbehandlung von Menschen mit schizophrener Psychose besteht die Gefahr, dass im ambulanten und stationären Versorgungssystem eine Orientierung an einem Defizitmodell stattfindet. Ältere Menschen wären dann hinsichtlich der Möglichkeit psychotherapeutischer Behandlungen unterrepräsentiert, v. a. in der krankenkassenfinanzierten Richtlinienpsychotherapie.

Bei dem diagnostischen Vorgehen sind mögliche sensorische, kognitive und körperliche Einschränkungen, auch Schmerzen, zu berücksichtigen. Inhaltlich können besondere geschichtliche oder politische Lebenserfahrungen in der Biographie verankert sein und Einfluss auf die aktuelle Symptomatik nehmen (z. B. Kriegszeit, Nachkriegszeit mit ihren Schrecknissen, politische Verfolgung, Folter, Haft, Wendezeit 1989).

> **Fallbeispiel**
>
> **Stühle-Technik mit der Zeitachse (Heinemann 2016)**
>
> Ein 70-jähriger Mann berichtet sehr klagend und vorwurfsvoll über all die Missstände seiner politischen Verfolgung in der ehemaligen DDR. Ein Gegenwartsbezug lässt sich im Gespräch nahezu nicht herstellen. Der Therapeut stellt daraufhin zwei Stühle auf. Auf den einen legt er einen Zettel mit der Jahreszahl 1989, auf den anderen einen mit der aktuellen Jahreszahl. Durch das Vorgehen wird dem Patienten verdeutlicht, in welcher Zeitepoche er ständig festhängt. Ein Wechsel der Perspektive wird so ermöglicht.

Bei der Klärung der Motivation für eine Psychotherapie sollten auch die Einstellungen der wesentlichen Angehörigen Berücksichtigung finden.

Für die Gestaltung des therapeutischen Settings sind wie bei dem diagnostischen Vorgehen psychische und körperliche Einschränkungen im Zusammenhang mit dem Alter oder einer erhöhten Komorbidität zu berücksichtigen (z. B. Rollator, Rollstuhl, Fahrstuhl, Schwerhörigkeit, Sehbehinderung, (tageszeitabhängige) Konzentrationsstörungen usw.).

Typische Themen in der Psychotherapie älterer Menschen sind u. a. Verlusterlebnisse wichtiger Bezugspersonen, Rollenwechsel und ggf. zugehöriges Kränkungserleben, Rückgang der psychischen, sensorischen und körperlichen Fähigkeiten, hierdurch bedingte Einschränkungen, befürchteter oder tatsächlicher Autonomieverlust, psychische und körperliche Erkrankungen, Sterben und Tod sowie historische Bezüge auf das eigene Leben.

Behandlungsziele könnten dementsprechend sein: Trauerarbeit, eine Verringerung der Beschwerden, eine Wiederherstellung des Selbstwertgefühls, Unterstützung bei der Bewältigung anstehender Lebensaufgaben, die Bearbeitung und Lösung aktueller Konflikte, der Ausgleich struktureller Einschränkungen bzw. das Erlernen eines besseren Umgangs mit ihnen, die Förderung der interpersonellen, kommunikativen Fähigkeiten, eine Realitätsförderung oder gemeinhin eine Aktivierung. Falls eine psychodynamische Therapie zur Anwendung kommt, sind besondere Konstellationen der Übertragung und Gegenübertragung zu beachten, die in Abhängigkeit von dem Alter des Therapeuten auftreten können:

- Kinder- bzw. Enkel-Übertragung
  Der Therapeut wird möglicherweise in seiner Rolle als Experte in Frage gestellt. Konflikte des Patienten zu den eigenen Kindern oder Enkelkindern lassen sich ggf. besser bearbeiten.
- Geschwister-Übertragung/-Gegenübertragung
- Eltern- bzw. Großeltern-Gegenübertragung
  Aktivierung eigener aggressiver Vorstellungen, Ängste vor Alter, Abhängigkeit, Tod, Aktivierung der Beziehungserfahrung des Therapeuten zu den eigenen Eltern, Ab-

wehr der elterlichen Sexualität bzw. der Sexualität im Alter, Identifizierung mit Angehörigen und deren Rolle als Tochter oder Sohn

> **Merke**
>
> Um eine Verstrickung der Generationenfolge in einer therapeutischen Sitzung zu vermeiden, kann es hilfreich sein, sich nach dem Alter des Patienten in seinen Träumen zu erkundigen.

Die *Psychotherapie von Demenzerkrankten* umfasst patienten- und umgebungszentrierte Verfahren.

Es ist davon auszugehen, dass die Erkenntnis einer eigenen demenziellen Erkrankung in unterschiedlichen Phasen abläuft. Zu Beginn dürfte die Wahrnehmung der Einbußen stehen, vielleicht auch der Betroffenheit im nahestehenden sozialen Umfeld. Nach einer Phase der Verdrängung und Verleugnung werden sich Zorn und Wut bei dem Betreffenden, aber auch Scham und Trauer einstellen. Der Versuch, sich an die veränderte Lebenssituation anzupassen, könnte zu Akzeptanz und Reifung führen, zum Abschied vom Ich oder zu einem Aufbruch zu neuen Lebenswelten. Die Aufgabe des Therapeuten kann darin liegen, den Demenzbetroffenen bei der jeweiligen Bewältigungsphase zu unterstützen. Dabei können individuelle patientenzentrierte Interventionen verwendet werden. Hilfreich ist eine sorgfältige Verhaltensanalyse, damit die Maßnahmen auf den einzelnen Patienten zugeschnitten werden können:
Was hat ihm Freude bereitet?
Was hat ihn interessiert?
Was hat er gerne gegessen?
Was hat er gerne gemacht?
Was ist seine Lieblingsmusik?

Kurze, einfache Sätze sind besser verständlich, ein Gespräch, orientiert an konkreten Gegenständen oder Ereignissen, ist für den Patienten greifbarer, v.a. wenn es in einer entspannten Atmosphäre, unterlegt mit Humor, stattfindet. Eine ostensive Kommunikation mit unterstützenden körpersprachlichen Hinweisen, vielleicht auch einer leichten Berührung, sofern der Patient es wünscht und zulässt, wirkt ermutigend und stärkt das Vertrauen in die Beziehung. Der Einsatz beschreibender Sprache lässt das therapeutische Vorgehen dem Patienten transparenter erscheinen, verhindert abrupte angstauslösende Änderungen. Verhaltenstherapeutische Ansätze zielen auf

- eine systematische Erfassung und Vermehrung angenehmer Aktivitäten,
- eine Förderung einer größeren Selbständigkeit,
- eine Verringerung störenden Sozialverhaltens
- und damit auch auf eine situative Verbesserung für die Pflegenden.

Der Umgang mit bereits eingetretenen kognitiven Defiziten soll über das Erlernen unterschiedlicher Strategien verbessert werden, mit einem *kognitiven Training*, welches motorische, visuelle, akustische und haptische Elemente anspricht, kann am ehesten eine positive Wirkung erreicht werden. Unterschiedliche therapeutische Verfahren versuchen die Realitätsorientierung zu verbessern. Dies kann in regelmäßigen Gruppentherapien stattfinden, in denen den Patienten wesentliche Informationen zu Person, Situation, Ort und Zeit vermittelt werden, oder in einer *Orientierungstherapie,* welche jede sich bietende Gelegenheit nutzt, für den Patienten einen Bezug zu seiner Realität herzustellen. In einer *Erinnerungstherapie* wird z. B. über Photographien, zu einem Lebensabschnitt gehörige Musikstücke oder auch Gerüche der Bezug zur persönlichen Biographie hergestellt, um darüber die Identität und das Selbstwertgefühl zu stärken. Die Beschäftigung mit angenehmen Erinnerungen soll auch zu mehr Lebenszufriedenheit führen. Ein gezieltes Ansprechen der eigenen Emotionen und Phantasie wird mit *musik- und kunsttherapeutischen Verfahren* angestrebt, wobei je nach individuellem Störungsbild der Schwerpunkt auch rein auf eine Rezeption, d. h. gemeinsam Musik hören oder Bilder betrachten, gelegt werden kann. Die *Validation* ist eine besondere Richtschnur im Umgang mit Demenzpatienten. Deren Äußerungen, Verhaltensweisen oder Gefühle werden empathisch validiert, d. h. für gültig erklärt. Ziel ist es dabei Patienten, welche über ein normales Gespräch nicht mehr erreichbar sind, über ihre Gefühlswelt zu erreichen. Die Kommunikation findet weniger auf der Inhalts- als vielmehr auf der Beziehungsebene statt. Durch die Validation sollen Wertschätzung und Respektieren der Individualität des Demenzkranken vermittelt und Stress abgebaut werden.

> **Merke**
>
> Das Verhalten eines Menschen mit Demenz tritt nicht zufällig auf. Er versucht seine Bedürfnisse lediglich anders mitzuteilen, da die richtigen Worte und der Bezug zur Realität fehlen.

In der Kommunikation mit Demenzerkrankten sollte zum Ausdruck kommen, dass ihre Situation verstanden wird und nachempfunden werden kann. Zu den wichtigsten Grundregeln zählen:

- Nicht widersprechen
- Immer ruhig bleiben
- Ernstnehmen der Gefühle, ohne sie herunterzuspielen
- Akzeptanz der verwirrten Welt
- Verwenden einer klaren, verständlichen Sprache, nur eine Mitteilung pro Satz
- Stellen von W-Fragen (Wer? Wann? Was? Wo?)
- Vermeiden von Warum-Fragen
- Einsetzen einer nonverbalen Kommunikation (Blickkontakt, Mimik, Gestik, Berührungen)

Die Beeinflussung von Umgebungsvariablen ist ebenfalls geeignet, die psychosoziale Befindlichkeit von Menschen mit einer demenziellen Erkrankung zu verbessern, z. B.:

- Lichttherapie und/oder Spaziergänge tagsüber zur Verbesserung des Schlaf-Wach-Rhythmus einschließlich Sun-downing mit Unruhe bei Einbruch der Dunkelheit
- Erhöhung der Hintergrundgeräusche bei Schreiattacken
- Musikhören bei Unruhezustände
- Operantes Lernen bei Schreiattacken
- Implementierung eines Aufforderungscharakters in der direkten Umgebung mit gegenständlichen Anregungen, über die Nachdenken angestoßen wird
- Individuelle Stimulation in Abhängigkeit von der Ausprägung des Erkrankungsbildes, keine Über- oder Unterstimulierung
- Milieutherapie und -gestaltung mit hinweisgebenden Elementen (Schilder, große Uhren, Gedächtnishilfen), weiterhin Anregungen zur Biographie (Photographien, bedruckte Tapeten, Alltagsgegenstände, sensorische Reize/Musik/Gerüche)

> **Merke**
>
> In der psychotherapeutischen Behandlung von Menschen mit Demenz werden v. a. verhaltenstherapeutische Techniken wie operantes Lernen, kognitives Training oder Realitätsorientierungstherapie angewendet. Eine Erinnerungstherapie, eine biographische oder eine psychodynamische Orientierung können dem Patienten helfen, eine bessere Annäherung an seine inneren Realitäten zu erreichen. Manchmal kann es auch nur um die Akzeptanz der verwirrten Welt gehen. Eine Lebensweltorientierung steht immer im Mittelpunkt mit dem Ziel, möglichst lange eine soziale Teilhabe zu erlauben.

Das *Delir* ist eine akute organische Psychose. Die Leitsymptome sind (Jordan 2017b):

- Störungen von Bewusstsein (Klarheit ↓) und Aufmerksamkeit
- Desorientiertheit
- Wahrnehmungsstörungen (optische Halluzinationen, illusionäre Verkennungen)
- Erhöhte Suggestibilität
- Psychomotorische Unruhe und Erregung
- Fokal-neurologische Symptome (Ataxie, Dysarthrie, Tremor, Nesteln)
- Vegetative Symptome (Hyperhidrosis, Tachykardie, Hypertonus, Diarrhoe, Übelkeit, Erbrechen)

Unbehandelt verläuft ein Delir bei 15-20 % der Fälle tödlich. Es ist v. a. bei älteren Menschen > 65 Jahre zu finden ist. Weitere Risikofaktoren sind u. a. Demenz oder kognitive Defizite, sensorische Defizite, Multimorbidität sowie Polypharmazie.

Die *Prävention deliranter Syndrome* kann nichtmedikamentös über Reorientierungshilfen (im Krankenhaus), z. B. Bereitstellung von Uhr, Kalender, über die Anwesenheit von Bezugspersonen oder Angehörigen, der Vermeidung von Zimmerverlegungen, über den Ausgleich sensorischer Defizite mit dem Tragen von Seh- und Hörhilfen, geistige Betätigung, über die Verringerung einer Polypharmazie, z. B. in einem Medikamentenreview, und der Beseitigung möglicher Auslöser wie Infekte, Dehydratation/Elektrolytdysbalancen, Konstipation/Urinretention, Schmerzen, Malnutrition, Schlafstörungen, Hypoxie und Immobilität erfolgen. Eine medikamentöse Prophylaxe wird aktuell nicht empfohlen, ggf. können niedrig dosiert Haloperidol, Olanzapin, Risperidon oder Circadin verwendet werden. Acetylcholinesterasehemmer und Benzodiazepine können ein Delir verstärken, weswegen sie bei prädisponierten Patienten nicht gegeben werden sollten (es sei denn, ein Benzodiazepin- oder Alkoholentzug liegt vor, dann kann mit Benzodiazepinen behandelt werden) (Jordan 2017b).

Auch Psychopharmaka sind geeignet, delirante Syndrome auszulösen, v. a. trizyklische Neuroleptika oder trizyklische Antidepressiva und – als nicht so gefährlich einzuschätzen – serotonerg wirksame Substanzen. Sie sind differenzialdiagnostisch abzugrenzen von einer seltenen aber lebensgefährlichen Nebenwirkung einer Neuroleptika-Behandlung, dem Malignen Neuroleptischen Syndrom (▶ Tab. 3.2).

Tab. 3.2: Psychopharmaka bedingte Verwirrtheitszustände

Zentrales anticholinerges Syndrom (Jordan 2017b)	
Definition	Nebenwirkung anticholinerg wirksamer Pharmaka
Medikamente	z. B. Clozapin, trizyklische Neuroleptika (TZ-NL), trizyklische Antidepressiva (TZA)
Dosis	Überdosierung bzw. Intoxikation, auch normale Dosen bei Slow-Metabolizer
Verlauf	Potenziell lebensbedrohlich
Symptomatik	Periphere anticholinerge Symptome (Trockene Haut, Hyperthermie, Harnverhalt, Obstipation, tachykarde Herzrhythmusstörungen, Mydriasis)
	Zentrale Symptome (Delir, Agitiertheit; auch sedativ mit Somnolenz/Koma)
Komplikationen	Herzrhythmusstörungen, paralytischer Ileus, Elektrolytentgleisungen, epileptische Anfälle, Koma
Therapie	Absetzen der Medikation, ggf. Sedierung mit Benzodiazepine/Antipsychotika Physostigmin (Anticholium® Injektionslsg.) 2-4 mg i. m. oder langsam i. v.

3 Krankheitsbilder und Behandlung

Tab. 3.2: Psychopharmaka bedingte Verwirrtheitszustände – Fortsetzung

Zentrales Serotoninsyndrom (Jordan 2017b)

Definition	Seltene Neben-/Wechselwirkung serotonerg wirksamer Pharmaka
Medikamente	Selektive Serotoninwiederaufnahmehemmer (SSRI), Selektive Serotonin- und Noradrenalinwiederaufnahmehemmer (SSNRI), TZA, Monoaminoxidashemmer (MAOH), Serotonin(5-HT)-Agonisten, Kokain, Amphetamine, Lithium
Beginn	Innerhalb der ersten 24 Stunden nach Applikation
Verlauf	Potenziell lebensbedrohlich
Symptomatik	Trias aus • Fieber • Neuromuskuläre Symptome (Hyperrigidität, Hyperreflexie, Mykloni, Tremor) • Psychopathologische Auffälligkeiten (Delir, Erregungszustände)
Komplikationen	Epileptische Anfälle, Herzrhythmusstörungen, Koma, Verbrauchskoagulopathie, Multiorganversagen
Therapie	Absetzen der Medikation (in 90 % der Fälle ausreichend), Kühlung, Volumensubstitution, ggf. Sedierung Cyproheptadin (Peritol®) 4-8 mg initial p.o. bis 0,5 mg/kg KG/Tag

Malignes neuroleptisches Syndrom (Jordan 2017b)

Definition	Sehr seltene Nebenwirkung einer Neuroleptika-Therapie
Medikamente	Klassische hochpotente Neuroleptika, auch Atypika
Dosis	Vorwiegend hohe Dosen, auch normale Dosen
Beginn	Innerhalb von 2 Wochen nach Anfang einer Neuroleptika-Therapie
Verlauf	Akut-perakut innerhalb von 24-72 Stunden, lebensbedrohlich
Symptomatik	Extrapyramidalmotorische Störungen (EPMS wie Rigor, Akinesie, Dys- und Hyperkinesien), fluktuierende Bewusstseinslage (bis zum Koma), autonome Funktionsstörungen (Tachykardie, Hypertonus, Tachypnoe, Hypersalivation, Hyperhidrosis)
Labor	Creatinkinase ↑, Transaminasen ↑, Alkalische Phosphatase ↑, Leukozytose, metabolische Azidose
Komplikationen	Myoglobinämie, Rhabdomyolyse, Niereninsuffizienz
Therapie	Absetzen der Neuroleptika, Kühlung, (parenterale) Flüssigkeitszufuhr, Intensivüberwachung, Dantrolen (Dantamacrin®) 50 mg p.o. bis 4-10 mg/kg KG p.o., auch i.v. Bromocriptin (Pravidel®) 10-30 mg/Tag bis 60 mg/Tag Amantadin (PK-Merz®) 200-400 mg/Tag Lorazepam 4-7,5 mg i.v. Elektrokrampftherapie
Differenzialdiagnose	Febrile Katatonie, Maligne Hyperthermie (Anästhesiezwischenfall), Enzephalitis

Bei Demenzen, Delirien oder organisch amnestischen Syndromen (z. B. nicht-Alkoholbedingtes Korsakow-Syndrom oder –Psychose) kann die Verdachtsdiagnose relativ einfach aus der klinischen Symptomatik erschlossen werden. Sie werden deswegen auch als *Organische psychische Störungen ersten Ranges* bezeichnet.

Organische psychische Störungen zweiten Ranges umfassen hingegen Erkrankungsbilder, die nicht ohne weiteres von einer »nicht-organischen« psychiatrischen Störung abzugrenzen sind. Nahezu jede psychiatrische Störung kann von ihnen vorgetäuscht werden:

- Organische Halluzinose
- Organische katatone Störung
- Organische affektive Störung, manisch, bipolar, depressiv oder gemischt
- Organische Angststörung
- Organische dissoziative Störung
- Leichte kognitive Störung
- Organische Persönlichkeitsstörung

Die Beachtung diskreter klinischer Auffälligkeiten, sog. soft-signs, sollte den Untersucher dazu bewegen, eine weitere laborchemische und apparatetechnische Diagnostik zu veranlassen. Bei sorgsamer Inspektion und richtiger Bewertung der Befunde finden sich oft hinweisgebende Veränderungen in der Psychopathologie oder im neurologischen Status (z. B. Affektinkontinenz, Perseverationen, Weitschweifigkeit, Umständlichkeit, Interessenverlust an Suchtstoffen wie Nikotin, Riechstörungen, Sehstörungen) (▶ Kap. 2.1.2 »Pathognomische Psychopathologie« und ▶ Kap. 2.1.3 »Pathognomische Neurologie«). Aufgrund der Gefahr, eine organisch bedingte Verursachung zu übersehen und eine notwendige somatische Behandlung deswegen nicht einzuleiten, sollte bei einer Erstmanifestation einer psychischen Störung immer eine sorgfältige organische Klärung, z. B. Kernspintomographie des Gehirns, Liquoranalytik, vorgenommen werden.

Dem klinischen Verlauf nach lassen sich akute organische Psychosyndrome, z. B. Durchgangssyndrome, auch Delir, von chronischen organischen Psychosyndromen, z. B. organische Wesensveränderung oder Demenz, trennen.

Das Durchgangssyndrom nach Wieck (1977) ist durch das Fehlen einer Bewusstseinsstörung gekennzeichnet, es tritt postoperativ, bei Schädel-Hirntraumen oder Intoxikationen auf.

Fallbeispiel

Ein psychisch bislang unauffälliger 68-jähriger Architekt wird am Hüftgelenk operiert und bekommt eine Totalendoprothese. Wegen Komplikationen liegt er mehrere Tage auf der Intensivstation. Zur weiteren Behandlung wird er am fünften Tag auf die orthopädische Normalstation verlegt. Dort fällt der Schwester auf, dass der Patient sein Essen nicht anrührt und sich auch sonst merkwürdig verhält. Der Stationsarzt veranlasst daraufhin ein psychiatrisches Konsil. In der psychiatrischen Exploration berichtet der bewusstseinsklare Patient, von den Schwestern vergiftet zu werden. Die Ärzte wollen seine Organe an die Mafia verkaufen, deswegen fliege auch immer der Hubschrauber, wenn er einen anderen Bettnachbarn bekommt. An der Zimmerdecke seien bereits transparente Totentücher gespannt, in denen er eingehüllt werden solle. Der Psychiater stellt die Verdachtsdiagnose eines paranoid-halluzinatorischen Durchgangssyndroms und empfiehlt u. a. eine geringdosierte neuroleptische Behandlung mit Risperidon. Die Symptomatik verschwindet folgenlos nach rund einer Woche.

Organische psychische Störungen zweiten Ranges sind psychotherapeutisch weniger beeinflussbar als die vergleichbaren nichtorganischen psychischen Störungen. Neben der geringeren Plastizität im Alter können im höheren Lebensalter erworbene Strukturdefizite bestehen.

Klassische Themen sind Bestehlungswahn, getriggert durch sensorische Defizite und kognitive Beeinträchtigungen, sowie Kleiderwahn bei Frauen, nichts zum Anziehen zu haben. Oft zeigen sich zur depressiven Ambivalenz und Unsicherheit bestehende Defizite in der Handlungsfähigkeit, die richtigen Kleidungsstücke aus dem Schrank zu holen.

3.3.2 F1 Psychische Störungen durch psychotrope Substanzen

Eine Vielzahl psychotroper Substanzen sind geeignet, eine psychotische Symptomatik hervorzurufen (▶ Kap. 2.2.1 »Substanzinduzierte Psychosen«). Florides paranoid-halluzinatorisches Erleben stellt einen Risikofaktor für fremdaggressives Verhalten dar. Die diagnostische Einschätzung des damit verbundenen Risikos wird erschwert, da durch die Substanz hinweisgebende strukturelle Defizite einer möglicherweise komorbid vorliegenden Persönlichkeitsstörung, z. B. Störung der Selbst- oder der Impulskontrolle, maskiert sein können. Gerade bei Patienten im Erstkontakt sollte der Untersucher berücksichtigen, dass es unvermittelt ohne erkennbaren Auslöser zu raptusartigen Verhaltensweisen kommen kann. Das Setting ist im Vorfeld entsprechend zu wählen oder zu organisieren.

> **Merke**
>
> Zumeist vorübergehend kann bei Menschen mit drogeninduzierten Psychosen ein hohes Aggressionspotential bestehen. Also: Immer auf die persönliche Sicherheit achten!

Bei Verselbständigung einer psychotischen Symptomatik ohne weiteren Drogenkonsum erfolgt die Behandlung vergleichbar derjenigen bei schizophrenen Störungen. Die Möglichkeit eines erneuten Drogenkonsums sollte aber nicht außer Acht gelassen werden.

Die *psychotischen Störungen durch Alkohol* sind vielfältig. Neben einer akuten Intoxikation sind delirante Entzugs- oder Kontinuitätssyndrome, isolierte Wahnbildungen, relativ isoliertes halluzinatorisches Erleben oder neurodegenerativ-demenzielle Verlaufsformen möglich.

Das *Alkoholdelir (Delirium tremens)* ist die häufigste alkoholassoziierte psychotische Störung. Die Symptomatik besteht aus:

- Bewusstseinstrübung
- Desorientiertheit
- Situations- und Personenverkennung
- Motorische Unruhe, Agitiertheit (Nesteln, Herumsuchen)
- Optische Halluzinationen und Akoasmen
- Erhöhte Suggestibilität
- Wahnhaftes Erleben (Verfolgung, Belagerung)
- Grobschlägiger Tremor
- (Zittern, Schwitzen, Tachykardie, Hypertonie, Fieber); wenn nicht bzw. kaum vorhanden, dann = *Trockenes Delir*
- (Oft initialer epileptischer Anfall)

Es kann als *Alkoholentzugsdelir* nach 1-3 Tagen Abstinenz (häufiger) oder als *Kontinuitätsdelir* (seltener) auftreten. Die Dauer beträgt üblicherweise 3-5 Tage, maximal 20 Tage. Es tritt bei 5-15 % der Patienten auf, die Letalität ist bis zu 25 %.

Bei dem *alkoholischen Eifersuchtswahn* handelt es sich um eine isolierte Wahnbildung. Die Charakteristika sind:

- Wahnhafte Überzeugung vom Geschlechtspartner betrogen zu werden
- Fast ausschließlich bei Männern auftretend
- Multifaktorielle Entwicklung
  - Somatisch: alkoholbedingte Impotenz

- Reaktiv: Eheschwierigkeiten
- Psychodynamisch: Projektion eigener Schuldgefühle auf die Partnerin
- Hirnorganisch: Strukturelle und funktionelle Veränderungen als neurobiologische Basis für die wahnhafte Verarbeitung
• Schlechteres Ansprechen auf eine medikamentöse Behandlung mit Antipsychotika als bei schizophrenen Störungen.

Langjähriger Alkoholkonsum kann zur Ausbildung einer *Alkoholhalluzinose* führen. Diese ist klinisch gekennzeichnet durch:

• Akustische (Pseudo-) Halluzinationen (dialogisierende, beschimpfende Stimmen)
• (Fehlende Realitätsstörung (im Gegensatz zur Schizophrenie))
• (Verfolgungswahn)
• (Angst)
• Fehlende Bewusstseins- sowie Orientierungsstörung (im Gegensatz zum Delir)
• Chronische Alkoholabhängigkeit
• Beginn in der Regel innerhalb weniger Tage nach Abstinenz oder deutlicher Reduktion des Alkoholkonsums
• Remission bei Abstinenz und neuroleptischer Behandlung oft innerhalb von Tagen und Wochen, spätestens nach 6 Monaten
• Übergang in chronische Form bei Persistenz des Alkoholkonsums möglich

Die *Wernicke- Enzephalopathie* ist die schwerste Alkoholfolgeerkrankung. Ursächlich ist ein Vitamin B1-Mangel (Thiamin), der zu einem neurodegenerativen Abbau umschriebener Hirnstrukturen, v. a. der Corpora mamillaria, führt. Klinisch bestehen:

• Bewusstseinsstörungen
• Desorientiertheit
• Blickparesen/Augenmuskellähmung
• Nystagmus
• Ataxie (zerebelläres Zeichen)

Der Verlauf ohne Gabe von Vitamin B1 ist perakut, es besteht die Gefahr einer *zentralen pontinen Myelinolyse*! Als Residualzustand bildet sich oft ein Korsakow-Syndrom aus.

Das *Korsakow-Syndrom* ist ein organisch amnestisches Syndrom, das bei unterschiedlichen Hirnschädigungen, z. B. Kohlenmonoxid-Vergiftungen oder Infektionen, auftreten kann. Am häufigsten ist es bei alkoholtoxischen Schädigungen, z. B. nach einer Wernicke-Enzephalopathie zu finden. Klinisch wird es durch die Trias

• Desorientiertheit (zeitlich)
• Hochgradige Merkfähigkeitsschwäche (»Sekundengedächtnis«)
• Konfabulationen

beschrieben. Häufig zeigt sich ein chronisch persistierender Verlauf, mitunter ist es auch nach wenigen Tagen reversibel.

3.3.3 F2 Schizophrene, schizotype und wahnhafte Störungen

Die Behandlung von *Patienten mit einer Schizophrenie* erfolgt üblicherweise in einem Gesamtbehandlungsplan. Dieser setzt sich u. a. aus einer Psychotherapie, einer Soziotherapie und einer Pharmakotherapie zusammen.

Die Psychotherapie dient dem Aufbau einer therapeutischen Beziehung, der Vermittlung eines Krankheitskonzepts und der Therapiemotivation, v. a. für eine begleitende Pharmakotherapie. Weitere Themen sind die Förderung der Compliance sowie die Früherkennung schizophrener Krankheitsschübe und deren Krisenmanagement.

In der Soziotherapie geht es um ein Training der Selbstsicherheit, der sozialen Kompetenzen, eine Einbindung und Psychoedukation der Angehörigen, Tagesstrukturierung, Anregungen zur Freizeitgestaltung sowie ggf. auch um eine soziale Unterstützung oder eine berufliche Rehabilitation. Auf die Gefahr einer Über-/Unterforderung ist jeweils zu achten.

Die Pharmakotherapie sollte frühzeitig beginnen, inhaltlich rational begründet sein, mit der Durchführung einer Mono- vor einer Kombinationstherapie. Bei der Auswahl des Antipsychotikums sind ein frühes Ansprechen (s. Anamnese, Vorberichte), eine Patientenpräferenz (Nachfragen, s. Anamnese, Vorberichte), das Wirkungsprofil bzw. die Rezeptoraffinität, das Nebenwirkungsprofil bzw. Interaktionen bzw. Begleiterkrankungen sowie die Compliance zu berücksichtigen.

Die jeweiligen Behandlungsziele sind in Abhängigkeit vom Verlauf festzulegen, wobei eine Nutzen-Risiko-Abwägung für alle Bestandteile des Gesamtbehandlungsplans vorgenommen wird (Jordan 2016b).

Die Interaktion mit biologischen Therapieverfahren erfordert von Psychotherapeuten gute und aktuelle Kenntnisse über

- den Krankheitsverlauf,
- die diagnostischen Möglichkeiten,
- die unterschiedlichen Behandlungsmöglichkeiten einschließlich einer Pharmakotherapie und
- die Bereitschaft zur multiprofessionellen Zusammenarbeit.

Die schizophrene Erkrankung geht überwiegend mit einer Prodromalphase einher. Rund ¾ der Patienten haben mehrere Jahre vor der ersten stationären Aufnahme Anzeichen einer psychischen Störung (Häfner et al. 2013a). Dabei sind die Prodromalphasen von Schizophrenie und schwerer bis mittelschwerer Depression bis zum Auftreten positiver Symptome kaum unterscheidbar (Häfner at al. 2013b). Der Erkrankungsbeginn fällt in das frühe Erwachsenenalter, eine Phase, welche für die berufliche Ausbildung und die spätere soziale Stellung besonders wichtig ist.

Als klinische Orientierungshilfe für den Krankheitsverlauf ist immer noch die ⅓-Regel geeignet:

- ⅓ der Erkrankten gelangen nach mehreren Krankheitsphasen zur Heilung oder zu leichten Residualzuständen.
- ⅓ der Erkrankten haben mittelschwere Residualzustände mit gelegentlichen Exazerbationen.
- ⅓ der Erkrankten weisen chronische Verläufe oder eine schwere Residualsymptomatik auf.

Fallbeispiel

Ein Patient mit vordiagnostizierter langjähriger Schizophrenie wird nach Einweisung durch den Hausarzt stationär aufgenommen. In der gemeinsamen Nachexploration mit dem Oberarzt beugt er sich nach vorne und berichtet gestenreich von seinem psychotischen Erleben. Aufgrund des für eine Schizophrenie untypischen raumeinnehmenden Kontaktverhaltens wird in den nachfolgenden Gesprächen die Diagnose überprüft und schließlich korrigiert.

Eine genauere Betrachtung zeigt, dass insbesondere junge schizophrene Männer einen ungünstigeren sozialen Verlauf haben. Im Alter kommt es nur noch zu milderer, vorwiegend paranoider Symptomatik und zu geringeren sozialen Einbußen. Schizophrenie ist eine Erkrankung aller Lebensalter ohne wesentlichen Geschlechtsunterschied in den lebenslangen Inzidenzraten, aber mit erheblichen Unterschieden in verschiedenen Lebensphasen. Der Verlauf der Mittelwerte der Symptomdimensionen mündet zwei bis fünf Jahre nach der ersten Episode in ein Plateau. Dahinter stehen unregelmäßige Symptomexazerbationen von unterschiedlicher Dauer. Das Krankheitsgeschehen vermittelt nicht das Bild eines stabilen Residuums gestörter Hirnentwicklung oder eines kontinuierlich verlaufenden neurodegenerativen Prozesses, sondern den Eindruck repetitiver Krisenanfälligkeit (Häfner et al. 2013b).

Probleme und Herausforderungen bei der psychotherapeutischen und medikamentösen Behandlung schizophrener Patienten sind:

- persistierende Positivsymptome bei über 20 % der Patienten (Lieberman et al. 2005),
- auch längerfristig bestehende kognitive Störungen (Keefe et al. 2006),
- ein relevantes Rezidivrisiko trotz Medikationseinnahme,
- die geringe Bereitschaft vieler Patienten zu einer langfristigen Medikation, welche fortgesetzt motiviert werden müssen (Robinson et al. 1999),
- keine reliable Symptomreduktion bei 50 % der Patienten unter einer kognitiven Verhaltenstherapie (Klingberg und Hesse 2018; Wykes et al. 2008),
- eine ausreichende klinische Erfahrung des Therapeuten (Steel et al. 2012), welche ggf. auch über ein Training und eine Supervision erreicht werden kann.

Zudem kann die Erkrankung selbst zu einer bedeutsamen, d. h. behandlungsbedürftigen Selbstwertproblematik und Selbststigmatisierung führen (Rüsch et al. 2009).

> **Fallbeispiel**
>
> Ein 37-jähriger Patient mit bekannter Schizophrenie wird vom Hausarzt wegen einer depressiven Symptomatik in eine psychiatrische Klinik eingewiesen. In der sorgfältigen Nachexploration lässt sich ein selbstbezogenes Beobachtungserleben durch andere Menschen, v. a. in sozialen Situationen wie Essen oder Sprechen in der Öffentlichkeit, herausarbeiten. Die Symptomatik besteht seit der Jugend, auf eine Schizophrenie hinweisende Kriterien wie Ich-Störungen, formale Denkstörungen, Affektstörungen, akustische Halluzinationen oder bizarrer Wahn lassen sich nicht nachweisen. Der Patient zeigt selbstunsichere Persönlichkeitszüge. Die bestehende depressive Symptomatik wird in Zusammenhang mit der medikamentösen Vorbehandlung als neuroleptisch bedingtes Antriebsmangelsyndrom gewertet.

> **Merke**
>
> Es ist schade, wenn Patienten mit einer Soziophobie jahrzehntelang neuroleptisch behandelt werden, nur weil niemand die richtigen Fragen gestellt hat.

Die kognitive Verhaltenstherapie ist derzeit das am besten untersuchte psychotherapeutische Verfahren bei der Behandlung schizophrener Patienten (Wykes et al. 2008). Sowohl für die Positiv-, Negativsymptomatik und das Funktionsniveau konnte ein positiver Wirknachweis erbracht werden. Auch für die Rückfallverhütung liegen positive Einzelstudien bezüglich der Wirksamkeit einer kognitiven Verhaltenstherapie in Kombination mit einer Pharmakotherapie vor (Gumley et al. 2003; Herz et al. 2000). Kognitive Verhaltenstherapie ist eine wirksame Behandlungsalternative bei Patienten, die Psychopharmaka ablehnen (Morrison et al. 2014).

> **Merke**
>
> Die Einnahme von Antipsychotika ist keine Voraussetzung für die Durchführung einer Psychotherapie.

Die Indikation für eine Psychopharmakotherapie der Schizophrenie besteht in:

- Prävention und Frühintervention
- Behandlung einer Erstmanifestation
- Rezidivprophylaxe

Die empfohlene Medikationsdauer bei einer schizophrenen Erkrankung ist abhängig vom bisherigen Verlauf und der zugehörigen Symptomatik:

- Erste Akutphase: 1-2 Jahre
- Erstes Rezidiv: 2-5 Jahre
- Mehrmalige Episoden: ≥ 5 Jahre
  chronischer Verlauf,
  v. a. Negativsymptome,
  Eigen- und Fremdgefährdung,
  floride Psychosen, welche bei Absetzen exazerbieren

Die diagnostische Kategorie der *schizotypen Störung* wird nicht zum allgemeinen Gebrauch empfohlen, da keine klaren Grenzen zur Schizophrenia simplex oder zu den schizoiden oder paranoiden Persönlichkeitsstörungen vorhanden sind (Dilling et al. 2005). Es wird davon ausgegangen, dass die schizotype Störung einen Teil des genetischen »Spektrums« der Schizophrenie verkörpert, wozu auch die paranoide und schizoide Persönlichkeitsstörung gehören könnten.

Bei der *anhaltenden wahnhaften Störung* dürfte es sich um eine Gruppe heterogener Störungen unterschiedlicher Ätiopathogenese handeln. Das gemeinsame Kennzeichen ist ein langandauernder Wahn als das einzige oder das auffälligste Symptom. Die Wahninhalte sind variabel, oft handelt es sich um Themen der

- Verfolgung und Eifersucht (Othello-Syndrom),
- Liebe und Sexualität (Erotomanie),
- Größe und Bedeutung (Megalomanie),
- Hypochondrie sowie
- Querulanz.

Die wahnhaften Vorstellungen sind weniger bizarr als bei Schizophrenerkrankten und können häufig mit der Lebenssituation des Betreffenden in Beziehung gesetzt werden. Der Erkrankungsbeginn im mittleren Alter legt bei vielen dieser Störungen eine hirnorganische Beteiligung nahe und sollte Anlass geben für eine umfassende organische Klärung. Mitunter bestehen begleitende depressive Symptome oder seltener auch olfaktorische und taktile Halluzinationen.

Die *akuten vorübergehenden psychotischen Störungen* werden gemäß ICD-10 in drei Störungsbilder gegliedert,

- die akute polymorphe psychotische Störung ohne Symptome einer Schizophrenie (u. a. Bouffée délirante, zykloide Psychose ohne Symptome einer Schizophrenie, Angst-Glücks-Psychose nach Leonhard),
- die akute polymorphe psychotische Störung mit Symptomen einer Schizophrenie (u. a. Bouffée délirante, zykloide Psychose mit Symptome einer Schizophrenie, z. B. Formen der erregt-gehemmten Verwirrtheitspsychose oder der akinetisch-hyperkinetischen Motilitätspsychose nach Leonhard) und
- die akute schizophreniforme psychotische Störung.

Allen drei Störungsbildern ist gemeinsam:

- der akute Beginn innerhalb von zwei Wochen,
- das Vorhandensein typischer Symptome, d. h. entweder ein polymorphes, buntes und schnellwechselndes, Erscheinungsbild mit und ohne Symptome einer Schizophrenie oder eine relativ stabile schizophrene Symptomatik,
- das Vorliegen einer akuten Belastung,
- ein gutartiger Verlauf mit gutem Ansprechen auf eine Neurolepsie, schneller, für gewöhnlich vollständiger Remission innerhalb von wenigen Tagen bis mehreren Wochen.

Wenn die Symptome länger als drei Monate andauern, sollte die Diagnose geändert werden.

Fallbeispiel

Eine 46-jährige Patientin stellt sich mit hausärztlichem Einweisungsschein in der psychiatrischen Institutsambulanz vor. Sie berichtet, wegen eines Tinnitus vor vier Wochen, Prednisolon eingenommen zu haben. Hierunter hätten sich Schlafstörungen und innere Unruhe eingestellt. Das Prednisolon sei inzwischen abgesetzt worden. Sie habe jedoch vor zwei Wochen ihren Ehemann betrogen und denke nun, HIV zu haben. Deswegen habe sie einen HIV-Test gemacht. Dieser sei negativ, jedoch seien die Leukozyten erhöht gewesen. Nun befürchte sie, an einer Leukämie erkrankt zu sein. Sie habe sich von ihrem Freund verabschieden und die Affäre beenden wollen. Am Morgen habe sie immerfort »ich habe mich noch von niemandem verabschiedet« gesagt. Nun müsse sie sterben, da sie ein Aneurysma oder eine Hirnblutung habe. Vor einer Woche sei eine kernspintomographische Untersuchung des Kopfes während einer Konsultation in der Uniklinik erfolgt.

Im psychopathologischen Befund imponieren Wahneinfall, hypochondrischer Wahn, Depersonalisationserleben sowie Ängstlichkeit und motorische Unruhe. Aus der psychiatrischen Vorgeschichte ist eine ambulante psychotherapeutische Behandlung wegen Angst- und Panikstörung bekannt. Die Patientin kann zu einer freiwilligen stationären Aufnahme bewegt werden. Medikamentös erfolgt zunächst eine anxiolytische Behandlung mit Lorazepam (Tavor®). Am Abend verstärkt sich plötzlich die affektive und wahnhafte Symptomatik. Die Patientin beklagt massive Sterbens- bzw. Defragmentationsängste, ihr Gehirn würde zerfallen. Die Patientin wird vorübergehend für zwei Tage auf die geschützte Station verlegt, wo eine antipsychotische Therapie mit Risperidon (Risperdal®) eingeleitet wird. Hierunter kommt es zu einer schnellen Remission. In den psychotherapeutischen Einzelgesprächen wird u. a. auch die Gewissensangst der Patientin thematisiert. Eine durchgeführte Liquoranalytik zum Ausschluss einer NMDA-Rezeptor-Antikörper-Enzephalitis ist unauffällig. Nach insgesamt drei Wochen kann die Patientin psychisch stabil ohne psychotische Symptomatik in die ambulante psychotherapeutische Weiterbehandlung entlassen werden.

Erläuterung

Die Diagnose einer akuten polymorphen psychotischen Störung mit Symptomen einer Schizophrenie (ICD-10 F23.1) ergibt sich aus dem bunten klinischen Bild mit einem akuten Beginn, mehreren Formen von schnell wechselnden Wahnphänomenen, Ich-Störungen sowie wechselnden affektiven Zuständen. Das schnelle Ansprechen auf eine medikamentös antipsychotische Behandlung binnen weniger Tage ist ebenfalls klinisch ein diagnostischer Hinweis, oft – aber nicht immer – findet sich wie in dem Fallbeispiel eine Verbindung mit einer akuten Belastung. Prednisolon ist bekannt, insbesondere bei einer längergehenden Behandlung mit einer Dosis jenseits der systemischen Schwelle von 7,5 mg, psychotische Zustände auszulösen. Spannend und aufschlussreich wäre es nachzuexplorieren, inwieweit das Fremdgehen der Patientin aus einer vielleicht Prednisolon-induzierten Manie herausgeschah, d. h. persönlichkeitsfern oder -fremd war. Unter einer psychodynamischen Betrachtung ist es bei einer vorbestehenden ängstlich-selbstunsicheren Persönlichkeit zu einem, wie auch immer veranlassten, scham- und schuldbesetzten Ereignis gekommen, welches psychotisch abgewehrt werden musste.

Wenn eine wahnhafte Überzeugung eines psychisch Kranken von anderen Personen, die mit ihm in einer engen emotionalen Bindung stehen, übernommen wird, liegt eine *induzierte wahnhafte Störung* vor. Das Erkrankungsbild ist selten, häufig besteht eine soziale Isolation der Beteiligten. Im sozialen Gefüge ist die Person mit dem induzierten Wahn oft von dem primär psychotisch Erkrankten abhängig oder es finden sich bei ihr unterwürfige, devote Persönlichkeitszüge (symbiotische Psychose). Eine Trennung der Personen führt zu einem Verschwinden des induzierten Wahns. Klassische Wahnthemen sind Verfolgung, Querulanz, Größenvorstellungen oder Religiosität. Sind von der Störung zwei Personen betroffen, wird auch von einer Folie à deux gesprochen, bei drei Personen von einer Folie à trois usw.

Schizoaffektive Störungen liegen im klinischen Spektrum zwischen schizophrenen und affektiven Erkrankungen. Dies betrifft nicht nur die Symptomatik, sondern auch den Verlauf und die Prognose. Nach dem gültigen Klassifikationssystem handelt es sich um episodische Störungen, bei denen sowohl affektive als auch schizophrene Symptome in derselben Krankheitsphase auftreten, meistens gleichzeitig oder höchstens durch einige Tage getrennt (Dilling et al. 2005). Die Therapie setzt sich aus den Elementen einer schizophrenen und einer affektiven Behandlung zusammen. Zur Phasenprophylaxe werden stimmungsstabilisierende Medikamente (v. a. Antiepileptika), oft in Kombination mit Antipsychotika gegeben.

Psychodynamische Betrachtung und therapeutische Implikationen

Die klinische Symptomatik bestimmt nicht nur die Diagnose, sondern auch das weitere therapeutische Vorgehen. Die Einschätzung der Symptome und ihre Einordnung zwischen den beiden Polen, originär neurobiologisch bedingt oder sekundär intrapsychisch verformt als mehr oder wenig erfolgreicher Stabilisierungsmechanismus, ist schwierig und hat eine hohe therapeutische Relevanz.

Reaktionsformen, selbst wenn sie auf dem ersten Blick dysfunktional erscheinen, können zur intrapsychischen Stabilisierung eines Menschen mit Psychose beitragen. Für den Therapeuten bedeutet das, diese Reaktionsformen zu respektieren, zunächst zu belassen, ggf. sogar den Patienten zu ermutigen, sie in einer funktionaleren Form anzuwenden. Erst, wenn über andere Maßnahmen eine ausreichende Stabilität erzielt werden konnte, wird sich der Therapeut den ungünstig verlaufenden Abwehrmechanismen widmen. Bei einer zwanghaften Symptomatik eines schizophrenen Patienten erscheint dieses Vorgehen sinnvoll. Doch wie sieht es mit der Einschätzung von Wahn und Halluzinationen aus?

Vieles wird von der therapeutischen Erfahrung und der basalen diagnostischen Bewertung abhängig sein. Ein Wahn bei einem schizophrenen Patienten kann etwas anderes sein als ein Wahn bei jemandem mit einer anhaltenden wahnhaften Störung, selbst wenn die geäußerten Wahninhalte identisch anmuten. Unter der Vorstellung, dass Desintegration, Fragmentationserleben sowie kognitive Defizite in der Informationsaufnahme und -verarbeitung (z. B. Beeinträchtigungen in der Reizunterdrückung, der selektiven Filterung oder der Trennung von wesentlich zu unwesentlich) originär im Krankheitsgeschehen einer Schizophrenie sind, sollten andere Symptome auch unter dem Aspekt einer möglicherweise stabilisierenden Funktion betrachtet werden, z. B.:

- Autistischer Rückzug oder Residualsymptomatik als Schutzmechanismus bei einer Nähe-Distanz-Problematik
- Affektive Verflachung, Negativismus oder Mutismus als Schutzmechanismus vor einer subjektiv nicht kontrollierbaren, überbordenden Emotionalität
- Verfolgungs-/Beeinträchtigungswahn und einige akustische Halluzinationen als »Abwehrmechanismus« der Projektion zur Stabilisierung des Selbsterlebens bei durchlässigen Ich-Grenzen

(Beachte: Der Begriff der Abwehr im eng verstandenen neurotischen Sinne setzt ein höheres Strukturniveau voraus, was bei den meisten schizophrenen Psychosen nicht gegeben ist. Die Schwierigkeit, zwischen wesentlichen und unwesentlichen Inhalten zu differenzieren, sollte sich auch in einer verminderten Fähigkeit für reifere Abwehrmechanismen wie z. B. der Verdrängung niederschlagen.)
- Größenwahn zur Stabilisierung des beeinträchtigten Selbstwertgefühls

> **Merke**
>
> Bei der Betrachtung der klinischen Symptomatik schizophrener Psychosen sollten intrapsychische Gegenregulationen oder mögliche Stabilisierungsmechanismen seitens des Patienten erwogen werden. Weiterhin können klassische Konflikte vorliegen. Die therapeutische Strategie kann sich über die Betrachtung verändern.

Fallbeispiel

Eine 56-jährige Patientin mit einer vorbekannten schizophrenen Störung und einer Alkoholabhängigkeit hört seit Jahren die Stimme des verstorbenen Popstars Michael Jackson. Michael Jackson sei in sie verliebt und sage ihr, dass sie nicht trinken solle.

Erläuterung

Der Liebeswahn und die akustischen Halluzinationen sind eine phantastische, hoch kreative Abwehrleistung. Die sozial deprivierte Patientin erfährt darüber eine narzisstische Aufwertung, eine eigenständige wichtige Identität, eine Bedeutung für andere. Weiterhin kann sie mit Hilfe des Liebeswahns und der akustischen Halluzinationen ein problematisches Suchtverhalten kontrollieren. Es erscheint vor der schöpferischen Leistung und den Lebensbezügen der Patientin respektvoll und ethisch, sie in ihrer Welt zu belassen.

> **Merke**
>
> Der erfahrene Therapeut weiß um die Symptome seiner Patienten. Manchmal korrigiert er sie, manchmal deutet er die intrapsychischen Zusammenhänge, manchmal belässt er sie. Aber immer versteht er sie.

Schizoaffektive Störungen weisen eine schizophrene und eine affektive Komponente auf. Je nach Gewichtung wird von schizodominant, affektivdominant maniform oder affektivdominant depressiv gesprochen. In der psychodynamischen Betrachtung wird die jeweilige affektive Dimension als Stabilisierungsmechanismus bei der bedrohlich empfundenen psychotischen Ich-Desintegration gesehen. Die affektiven Symptome werden teilweise bewusst von den Patienten zur Stabilisierung eingesetzt, dabei können auch Drogen oder exzessiver Koffeinkonsum eine Rolle spielen. Wenn der Patient das Ausmaß der affektiven Symptome irgendwann nicht mehr steuern kann, kommt es zu einer Dekompensation des Erkrankungsbildes mit z. B. Größenwahn bei einer maniformen oder Verlust der Vitalgefühle, der Lebendigkeit bei einer depressiven Auslenkung. Ein vollständiges Versagen der gegenregulatorischen Mechanismen führt schließlich zur schizophrenen Desintegration und Fragmentierungserleben.

> **Merke**
>
> Schizoaffektive Störungen bewegen sich psychodynamisch zwischen einem »schizophrenen« Selbst- und einem »affektiven« Objektbezug. Der affektive Anteil übernimmt die Abwehrfunktion.

3.3.4 F3 Affektive Störungen

Psychotische Zustände können bei affektiven Störungen vielfältig in unterschiedlicher Ausprägung vorkommen.

Bei einer *schweren depressiven Episode mit psychotischen Symptomen* finden sich Wahnideen, Halluzinationen oder ein depressiver Stupor. Der Wahn beinhaltet üblicherweise Themen der Versündigung, Verschuldung, Verarmung, Kleinheit oder Nichtigkeit (nihilistischer Wahn) sowie die nichtkorrigierbare Überzeugung, an einer ernsthaften Erkrankung sterben zu müssen (hypochondrischer Wahn). Der depressive Stupor ist nicht nur Ausdruck einer schweren Form der Antriebshemmung mit bewegungslosem Verharren und Nichtsprechen (Mutismus), sondern oft auch bei einer psychotischen Störung der Willensbildung oder bei ausgeprägten psychotischen Ängsten zu sehen. Akustische Halluzinationen sind eher selten bei der psychotischen Depression, zumeist wird es sich um Pseudohalluzinationen handeln, mitunter um diffamierende oder anklagende Stimmen. Auch imperative Stimmen, welche zum Suizid auffordern, sind möglich. Körperbezogene und Geruchshalluzinationen beziehen sich auf den körperlichen Verfall, z. B. Fäulnis und Verwesung, vielfach ergeben sich Hinweise auf eine hirnorganische Komponente. Wahngedanken und Halluzinationen können stimmungskongruent (synthym) oder -inkongruent (parathym) auftreten, ggf. ist dann eine Abgrenzung zu einer Erkrankung des schizophrenen Formenkreises vorzunehmen. Psychotisches Erleben sollte immer Anlass sein, die Einschätzung der Suizidalität zu überprüfen.

Bei einer *psychotischen Manie* haben sich vorbestehende Größenideen zu einer unkorrigierbaren Überzeugung gesteigert (Größenwahn). Religiöse Wahnvorstellungen, welche die eigene Identität bzw. die Rolle als Auserwählter oder Heilsbringer anbelangen, sind ebenfalls möglich. Seltener können Reizbarkeit und Misstrauen auch in einen Verfolgungswahn einmünden. Die Abgrenzung zur schizophrenen oder schizoaffektiven Störung kann im Einzelfall recht schwierig sein, gerade wenn der bisherige Verlauf sich nicht klar rekonstruieren lässt oder eine Überformung durch eine medikamentöse Behandlung besteht.

Flüchtiges psychotisches Erleben, z. B. in Form optischer Halluzinationen oder Pseudohalluzinationen, ist oft in Zusammenhang mit den ausgeprägten Schlafstörungen affektiver Erkrankungen zu sehen. Auch Depersonalisations- und Derealisationsphänomene können unspezifisch bei allen affektiven Störungen auftreten, möglicherweise durch eine Aktivierung der Hypothalamus-Hypophysen-Nebennierenrinden-Achse (HPA-Achse) als Folge von chronischem Stress mitbedingt sein.

Psychotherapeutische Behandlungsverfahren sind hauptsächlich für die Behandlung und Verhinderung *depressiver Episoden, unipolar, rezidivierend oder bei bipolar affektiven Störungen*, etabliert. Zumeist kommen kognitive Verhaltenstherapie, familienfokussierte Therapie sowie interpersonelle und soziale Rhythmustherapie zur Anwendung, wobei von den genannten Methoden lediglich die kognitive Verhaltenstherapie den Richtlinien der Krankenkassen entspricht und in der Niederlassung gegenfinanziert wird. Ergänzend werden weitere Techniken wie Identifikation von Frühwarnzeichen, Erstellen eines Notfallplans, Problemlösetraining, Kommunikationstraining, soziales Rhythmustraining genutzt (▶ Abb. 3.1).

In der kognitiven Verhaltenstherapie werden Aspekte der kognitiven und der Verhaltenstherapie miteinander kombiniert. Die kognitive Therapie versucht die negativen Einstellungen und die negative, auf Abwertung beruhende Selbstsicht zu korrigieren. Dem Patienten werden seine dysfunktionalen Gedankengänge aufgezeigt und deren Konsequenz für sein Verhalten verdeutlicht. Alternative Denk- und Verhaltensmuster werden gemeinsam entwickelt und ausprobiert.

3.3 Klinische Besonderheiten

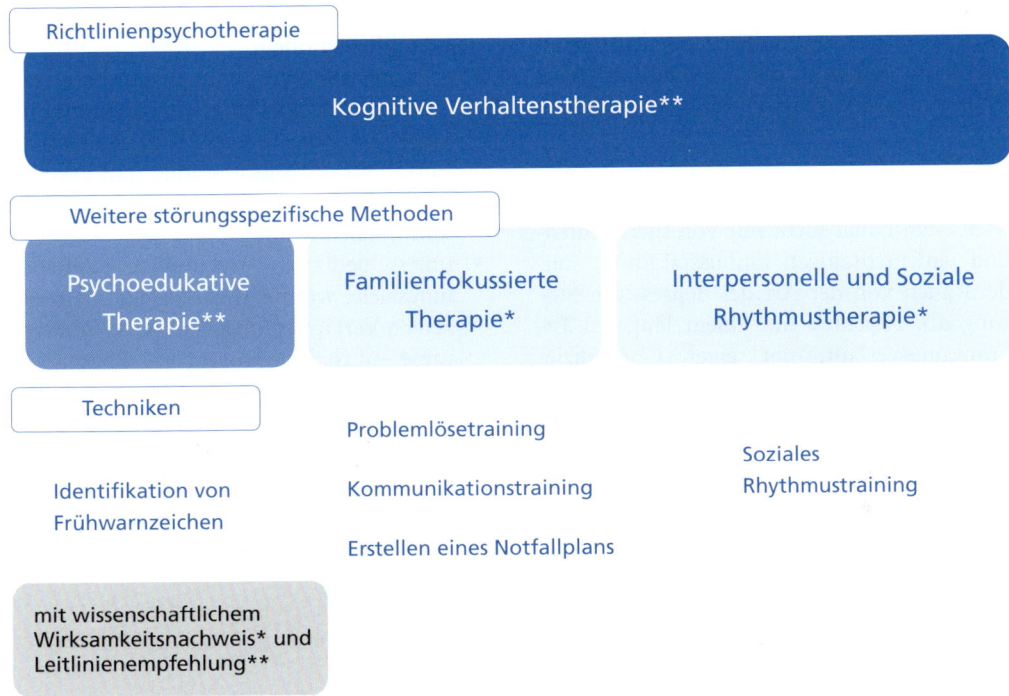

Abb. 3.1: Psychotherapeutische Therapieelemente für die Behandlung von Menschen mit Bipolaren Störungen

Die Verhaltenstherapie depressiver Störungen begründet sich auf die Theorie eines Mangels an positiver Verstärkung und der Theorie der gelernten Hilflosigkeit. In der Therapie sollen Erfolgserlebnisse gefördert und durch den gezielten Einbau vermehrt positiver Aktivitäten in den Alltag eine Stimmungsaufhellung erreicht werden. Die Vermittlung von Entspannungstechniken zielt auf einen besseren Umgang mit Stress, inneren Anspannungszuständen, Ängsten oder Schlafstörungen. Durch individuelle Problemanalysen wird ein verbessertes Repertoire zur Problemlösung erarbeitet, welches im späteren Therapieverlauf eingeübt und angewendet wird.

Mit der dritten Welle der Verhaltenstherapie rückte auch die Klärung möglicher psychischer Konflikte in den Fokus. Beispielhaft können Behandlungsansätze aus der Schematherapie genannt werden, welche typische Schemata bei der bipolaren Störung beschreiben und anschließend zu bearbeiten suchen (Ball et al. 2003; Hawke und Provencher 2012; Hawke et al. 2011).

Für die psychoanalytische und tiefenpsychologisch fundierte Psychotherapie gibt es bislang kein spezifisches Störungsmodell oder ein entsprechendes Manual zur Behandlung bipolar affektiver Störungen. Die Haltgewährende therapeutische Beziehung soll es erlauben, die aufgrund der Biographie entstandenen unbewussten Konflikte und dysfunktionale Beziehungsmuster zu bearbeiten. Unsichere Bindungserfahrungen und frühe Traumatisierungen sind von besonderer Bedeutung. Depressionen werden in Zusammenhang mit Kränkungs- oder Verlusterlebnissen gesehen, welche wegen der intrapsychischen Konfliktkonstellation nicht gelöst werden konnten. Die Trennungs- und Verlusterlebnisse müssen dabei nicht zwingend real sein, auch ihre Befürchtung reicht aus.

Über die Vermittlung einer zunehmenden Einsicht in die zugrundeliegenden intrapsychischen Prozesse sollen allmählich neue Erlebens- und Verhaltensweisen entstehen.

Die Wirksamkeit psychotherapeutischer Behandlungsverfahren bei depressiv erkrankten Menschen hängt nicht nur von therapeuten- und patientenseitigen Einflussfaktoren, sondern auch von der Art der depressiven Störung ab. Patienten mit einem längeren Erkrankungsverlauf, mit einer Chronifizierung, einer komorbiden psychischen Störung oder auch einer somatischen Erkrankung sind schwieriger zu behandeln (Härter et al. 2018). Gerade bei längeren Krankheitsverläufen besteht das Risiko einer hirnorganischen Verselbständigung, die psychotherapeutisch weniger gut zu erreichen sein wird. Dieses Phänomen ist auch für andere schwere neurologische oder psychiatrische Erkrankungen wie Epilepsie, schizophrene oder bipolar affektive Störungen als sog. Kindling (Akiyama und Tsuchiya 2008; Post 1992; 2016; Subramanian et al. 2017; Weiss et al. 2015) bekannt. Das Kindling unterstreicht die Notwendigkeit einer suffizienten psychotherapeutischen Behandlung in den frühen Erkrankungsstadien, um zukünftige Phasen mit einer Chronifizierung zu verhindern. Je ausgeprägter der hirnorganische Faktor geworden ist, umso wichtiger wird eine Pharmakotherapie werden. Bei chronischer Depression ist somit eine Kombinationstherapie aus Psychotherapie und Antidepressiva wahrscheinlich wirksamer als eine Monotherapie.

Die psychotherapeutische Behandlung von Menschen mit einer bipolar affektiven Störung stellt den Therapeuten vor eine gewisse Herausforderung. Zu den Besonderheiten einer entsprechenden Psychotherapie zählen:

- eine wechselhafte oder anfangs nicht vorhandene Motivation,
- eine abwehrende Einstellung zur Psychotherapie bei der eigenen Identifikation mit einem primär genetisch-biologischen Krankheitsmodell,
- eine mehrdimensionale Behandlung bei multifaktorieller Genese der Erkrankung (z. B. Pharmakotherapie und biologische Verfahren – Psychotherapie und Psychoedukation – Sozialtherapie und Rehabilitation – Selbsthilfe),
- unterschiedliche, wechselnde Behandlungsziele, welche abhängig von den einzelnen Verlaufsstadien sind (z. B. Akuttherapie – Erhaltungstherapie – Phasenprophylaxe),
- vermutlich Kindling bedingt eine bessere Wirksamkeit bei jüngeren Patienten und solchen mit wenigen Episoden,
- häufig vorkommende komorbide psychische Störungen und somatische Erkrankungen,
- ein höheres Chronifizierungsrisiko,
- ein erhöhtes Risiko suizidalen Verhaltens.

Unipolar Erkrankte haben höhere Suizidraten als bipolar I oder II Erkrankte. Suizidversuche treten bei über einem Drittel der Erkrankten auf, die Suizidrate liegt bei rund 10-15 % (Angst et al. 2002). Wegen der Häufigkeit suizidalen Verhaltens bei Menschen mit diesen Erkrankungsbildern sollte der Therapeut über gute Kenntnisse und Fertigkeiten im Umgang mit suizidalen Patienten verfügen (Jordan 2016d).

In der Akuttherapie wird ein kurativer Ansatz verfolgt. Behandlungsziel ist eine vollständige Symptomfreiheit (Remission) oder zumindest eine deutliche Besserung (Teil-Remission). Die Phase dauert für gewöhnlich Tage bis Wochen. In der Erhaltungstherapie geht es darum, einen raschen Rückfall nach der Remission zu verhindern und den Patienten weiter zu stabilisieren. Diese Phase kann mehrere Wochen bis zu sechs Monaten andauern und hat wie die anschließende Phasenprophylaxe einen rezidivprophylaktischen Ansatz. Die Phasenprophylaxe beinhaltet eine supportive, beratende, unterstützende Begleitung, ggf. auch

Überwachung, welche mehrere Jahre bis lebenslang anhält.

Zu den Mindestbestandteilen einer effizienten Psychotherapie bei bipolaren Störungen werden gerechnet (Bauer et al. 2013):

- Psychoedukation
- Selbstbeobachtung von Stimmungsveränderungen, Ereignissen, Verhalten und Denken
- Reflexion von Erwartungen und Maßstäben
- Förderung von Kompetenzen zum Selbstmanagement von Stimmungsschwankungen und Frühwarnzeichen
- Normalisierung und Stabilisierung von Schlaf-Wach- und sozialem Lebensrhythmus
- Stressmanagement
- Aktivitätenmanagement
- Steigerung der Selbstwirksamkeitsüberzeugung
- Einbezug der Angehörigen
- Vorbereitung auf Krisen und Notfälle (Krisenplan)

Störungsspezifisch anwendbare Techniken sind dabei (Bauer et al. 2013):

- Identifikation von Frühwarnzeichen und Erstellung eines Notfallplans zur Rückfallprophylaxe
Hierüber soll die Selbstwahrnehmung gefördert werden. Die Angehörigen werden einbezogen. Ein konkreter Krisenplan mit Telefonnummern, medikamentösen Maßnahmen und Unterschriften ist möglichst verbindlich zu erstellen.
- Identifikation, Überprüfung und Modifikation dysfunktionaler automatischer Gedanken und Grundannahmen
Bei dem verhaltenstherapeutischen Vorgehen sollte auch eine Berücksichtigung der Lebensgeschichte vorgenommen werden. Es geht um die Unterbrechung von Gedanken-Gefühle-Verhaltens-Teufelskreise und der Überprüfung der Gedanken bezüglich ihrer Gültigkeit und Nützlichkeit (z. B. Alles-oder-Nichts-Denken, Katastrophisieren, Verallgemeinerung, Emotionale Beweisführung, Etikettierung). Die Selbstwahrnehmung und die Selbstsicherheit sollen gesteigert werden.
- Verbesserung der persönlichen Problemlösestrategien zur Stressreduzierung
Hierfür ist eine gemeinsame Strategie in der Familie erforderlich, welche auch ein Kommunikationstraining miteinschließen kann.
- Soziales Rhythmustraining
Eine Stabilisierung des sozialen Rhythmus soll erreicht werden, tägliche Stimmungsaktivitäten-Protokolle können verwendet werden.

Die Beziehungsgestaltung mit Menschen, die unter einer bipolar affektiven Erkrankung leiden, kann aufgrund der Wechselhaftigkeit durchaus schwierig sein. Aber auch hier gilt der Grundsatz jeder psychotherapeutischen Behandlung, eine akzeptierende und empathische Haltung sowie eine Wertschätzung, die nicht an Bedingungen geknüpft sind. Dies sollte auch für »schwierige« Patienten mit einer Manie, Hypomanie oder einer gemischt dysphorisch gereizten Symptomatik gelten.

Wenn eine akute Manie während einer bestehenden Psychotherapie auftritt, sollte der Therapeut unbedingt den Kontakt halten und die Güte der therapeutischen Beziehung nutzen. Falls irgendwie möglich, ist es hilfreich, die Angehörigen einzubeziehen. Die Psychotherapie der akuten Manie selbst wird sich zunächst auf eine Stabilisierung und Reduktion der Symptomatik beschränken. Dies kann verhaltenstherapeutisch über eine Stimuluskontrolle, Aktivitätsplanung und Reduktion von Stimulation erfolgen, weiterhin sind Strategien zur Energieabfuhr indiziert. Familientherapeutisch sollte auf eine Verringerung der Expressivität in Familie und Partnerschaft geachtet werden, ggf. sind klare Kommunikationsregeln einzuüben. Die Erreichbarkeit des Behandlers in Krisenzeiten ist eine notwendige Voraussetzung für jede ambulante Behandlung.

Affektive Erkrankungen können unipolar oder bipolar verlaufen. Bei einem unipolaren Verlauf treten lediglich nur depressive oder nur manische Episoden auf, wohingegen bei einem bipolaren Verlauf sich depressive und manische Phasen abwechseln. Eine genaue Kenntnis der unterschiedlichen Verlaufsformen affektiver Störungen ist eine wichtige Voraussetzung für jede Therapieplanung.

Unipolare und bipolare Erkrankungen zeigen eine klinische Progression im Krankheitsverlauf (Kessing und Andersen 2017). Bipolare Erkrankungen scheinen dabei prognostisch ungünstiger als unipolare Depressionen zu sein. Sie weisen ein höheres Rezidivrisiko und eine höhere Episodenfrequenz auf. Lebenslang besteht eine hohe Rezidivrate mit individuell sehr variablem Verlauf, von einigen wenigen Phasen bis zu über 100 (Goodwin und Jamison 2007; Jääskeläinen et al. 2018). Depressive Phasen sind häufiger als manische (Judd und Akisal 2003), dabei bestehen wohl fließende Übergänge zwischen ausgeprägten depressiven und manischen Phasen, aber auch von unterschwelligen Zuständen zum normalen Erleben. Im Krankheitsverlauf kann sich eine dauerhafte Beeinträchtigung des sozialen Funktionsniveaus oder ein Residuum herausbilden. Depressive Residualsymptome scheinen v. a. mit der Dauer der gegenwärtigen Episode und im Rahmen der Erkrankung auftretender psychotischer Symptome assoziiert zu sein (Serafini et al. 2018). Das Risiko für eine demenzielle Erkrankung ist ebenfalls erhöht (Kessing und Andersen 2017).

Das Lebenszeitrisiko für bipolare affektive Störungen scheint mit drei Prozent größer zu sein als früher angenommen (Moreira et al. 2017; Angst et al. 2011; Merikangas et al. 2011). Bislang gibt es keine klinischen Zeichen, welche eine zuverlässige Unterscheidung zwischen bipolaren und unipolaren Depressionen ermöglichen, auch wenn kürzlich einige neurologische soft-signs hierfür beschrie-

ben wurden (Sagheer et al. 2018). Unverändert muss die Diagnostik durch eine Querschnitt-Längsschnitt-Beobachtung erfolgen.

Die Diagnostik wird erschwert durch eine hohe Komorbidität zwischen Persönlichkeitsstörungen und bipolar affektiver Störung. Selbst wenn die Patienten sich in einem euthymen Zustand befinden, zeigen ein Viertel bis die Hälfte entsprechende Ausfälligkeiten (Post et al. 2018). Die formale Diagnose einer kurzdauernden rezidivierenden depressiven Störung sollte Anlass geben, auch an narzisstische Persönlichkeitszüge bei dem Patienten zu denken.

Fallbeispiel

In einer Universitätsklinik für Psychiatrie und Psychotherapie wird ein 35-jähriger Manager wegen einer depressiven Symptomatik aufgenommen. Der Patient berichtet unter kurzdauernden depressiven Einbrüchen zu leiden, die jeweils ohne erkennbaren Auslöser sich ereignen. Der unerfahrene Weiterbildungsassistent freut sich schon, eine Kasuistik zu diesem seltenen Erkrankungsbild schreiben zu können. In der oberärztlichen Nachexploration wird offensichtlich, dass der Patient eine narzisstische Persönlichkeit hat und auf scheinbar unauffällige Interaktionen mit Kränkungserleben und depressivem Rückzug reagiert. Eine tiefenpsychologisch orientierte Psychotherapie wird aufgenommen, aus der spannenden Kasuistik ist nichts geworden.

Merke

Eine rein symptomatische Exploration ist selten zielführend.

Über 20 % der Patienten zeigen eine Komorbidität zwischen bipolar affektiver Erkrankung und Borderline-Persönlichkeitsstörung (Frías et al. 2016). Die hohe Prävalenz der Komorbidität greift die Validität der gegenwärtigen diagnostischen Klassifikationssysteme auf (▶ Kap. 1.1 »Der psychiatrische Krankheitsbegriff«) und sagt möglicherweise auch etwas über den Umgang der Therapeuten mit schwierigen Patienten bzw. Diagnosen.

Ein ungewollter Patient mit einer Borderline-Persönlichkeitsstörung kann gut unter dem Hinweis abgewehrt werden, dass es sich bei seiner Problematik um eine vererbte biologische Erkrankung handelt, für die es etwas von der Apotheke gibt. Ähnlich wie bei der psychotischen oder schizophrenen Symptomatik ist davon auszugehen, dass es Bipolar-Spektrumserkrankungen mit fließenden Übergängen zum Normalen gibt.

Da Persönlichkeitsstörungen wie das Borderline-Syndrom einen negativen Einfluss auf die bipolare Erkrankung nehmen, ist eine sorgfältige Einschätzung der Persönlichkeitsstruktur erforderlich, um eine geeignete Behandlung entwickeln zu können. Die diagnostische Einschätzung der Symptomatik und der Persönlichkeitszüge darf nicht losgelöst von der bisherigen medikamentösen Behandlung erfolgen. Eine iatrogen pharmakologisch induzierte bipolar affektive Störung bei diesbezüglich unauffälligen Patienten ist nicht selten zu sehen.

> **Merke**
>
> Die Kombination aus Pharmako- und Psychotherapie kann die Krankheitsverläufe bei Patienten mit einer bipolar affektiven Störung verbessern, wenn die Patienten und/oder seine Angehörigen in ein verlässliches störungsspezifisches Versorgungssystem eingebettet sind. Psychoedukative und kognitive Einzel- oder Gruppeninterventionen sind nachweislich wirksam. Die Interaktion mit biologischen Therapieverfahren erfordert von Psychotherapeuten gute und aktuelle Kenntnisse über die Pharmakotherapie und die Bereitschaft zur multiprofessionellen Zusammenarbeit.

Psychodynamische Betrachtung und therapeutische Implikationen

Affektive Störungen können als eine Veränderung des Selbsterlebens mit einer gestörten Emotionsregulation betrachtet werden. Ein früher Objektverlust in der Kindheit führt zu einer Verlust- oder Mangelerfahrung, welche möglicherweise eine »seelische« Narbe hinterlassen hat. Diese kann geeignet sein, die eigene biopsychosozial bedingte Vulnerabilität für das Auftreten affektiver Störungen zu erhöhen. Weitere Verlusterfahrungen können dann ggf. die klinische Manifestation einer Erkrankung bedingen, wobei mit jeder neuen Erkrankungsphase im Sinne des Kindling-Effektes das Risiko für weitere im Krankheitsverlauf steigt.

> **Merke**
>
> Verlust- oder chronische Deprivationserlebnisse in der Kindheit sind zentral für die Entwicklung einer späteren Depression. Eine wenig hilfreiche oder gar feindselig erlebte Bezugsperson kann zu einem fragilen Selbstwertgefühl führen, welches sich bei weiteren negativen Erfahrungen zu einer »gelernten Hilflosigkeit« ausweitet.

Der therapeutische Ansatz im Umgang mit affektiven Psychosen hängt vergleichbar dem Vorgehen bei schizophrenen Störungen von der Zuordnung der einzelnen Symptome ab. Handelt es sich um eine Kernsymptomatik oder sind intrapsychische Abwehrmechanismen oder deren dysfunktionale Überformung anzunehmen? Der Annahme folgend, dass nach der Trennung oder dem Verlust von einem ambivalent geliebten Objekt eine Herabsetzung des Selbstwertgefühls eintritt, lässt bei psychotischen Depressionen Stabilisierungs- und Abwehrmechanismen der Selbstbestrafung bis zum Verlust des Selbst und der zugehörigen Erfahrung von Lebendigkeit zu. Die Wut auf das verlorengegangene Objekt kann nicht ausgelebt werden, ohne das eigene Selbstwertgefühl weiter zu destabilisieren. Durch eine Wendung der Aggression gegen das eigene Ich, welche bis zu einem synthymen Schuldwahn gehen kann, erfährt der Betreffende eine kurzfristige Stabilisierung. Die einsetzende Depression stellt Schuld und Buße gleichermaßen dar, der Betreffende muss sich gegen eine einsetzende Besserung, z. B. durch eine medikamentöse Behandlung, wehren.

Fallbeispiel

Eine 45-jährige Patientin mit einer rezidivierenden depressiven Störung befand sich über mehrere Monate in stationärer Behandlung. Nach einer erneuten medikamentösen Umstellung kam es schließlich objektiv zu einer Besserung der depressiven Symptomatik, die die Patientin aber nicht wahrnehmen konnte. Ein konfrontatives Vorgehen des Therapeuten, der die Besserung der Patientin zurückspiegelte, führte zu einer erneuten Verschlechterung.

Bei Patienten mit einer affektiven Störung sind intrapsychisch unterschiedliche Konstellationen denkbar. Eine depressive Symptomatik kann in Zusammenhang mit

- Einsamkeit aus Bindungsangst, mangelnder sozialer Kompetenz zur Kontaktaufnahme, auch zur Selbstöffnung und geringer Fähigkeit, negative Emotionen (z. B. Zurückweisung) regulieren zu können (»*Beziehungen sind nicht verlässlich*«) (1),
- einer regressiven abhängigen Verhaltensweise zur Versicherung bzw. Vereinnahmung einer wesentlichen Bezugsperson (»*Ich kann nicht alleine sein*«, d. h. Abhängigkeit, sog. abhängigkeitsbasierte Depression),
- der Diskrepanz aus narzisstischem Anspruchsdenken und der erlebten Hilflosigkeit des eigenen Ichs (»*Ich bin nicht liebenswert*«, »*Ich bin nicht genug*«, d. h. gestörte Idealbildung) (2),
- Schuldzuweisungen bei ausgeprägten rigiden Über-Ich-Strukturen (Selbstaggressivität, sog. selbstkritische Depression) (3)

gesehen werden. Abhängig von der jeweiligen Konstellation wird der Therapeut eine Förderung von z. B. Mitgefühl (1), Dankbarkeit (2) oder Vergebung (3) als psychotherapeutische Intervention veranlassen. Die Zwei-Stühle-Technik ermöglicht es, die Anteile des Selbst (z. B. Abhängigkeits- oder Selbstkritische Position) zu erkennen und miteinander in den Austausch zu bekommen. Die Schuldzuweisungen können unter dem Aspekt der Selbstanklage ein wahnhaftes Ausmaß (Schuldwahn, Versündigungswahn, Kleinheitswahn) annehmen.

Merke

Mitunter kann es therapeutisch sinnvoll sein, nicht den Wahninhalt zu bearbeiten, sondern die durch den Wahn abgewehrte Symptomatik, z. B. Bedrohung oder Verlust der eigenen Lebendigkeit.

Wenn bei Depressiven eine ausgeprägte psychotische Symptomatik vorliegt, ist von einer strukturellen Störung auszugehen. Entsprechend empfiehlt sich ein therapeutisches Vorgehen vergleichbar einer strukturbezogenen Psychotherapie (▶ Kap. 3.2.2, darin »Psychodynamische Behandlung von Psychosen« – »Strukturbezogene Psychotherapie«). Der Therapeut wird sich als Hilfs-Ich anbieten, Hoffnung vermitteln und symbolisch für eine Verbesserung der Erkrankung stehen. Bei schweren Insuffizienzgefühlen und einer paranoiden Erlebnisverarbeitung sind die Patienten zumeist nicht mehr geeignet für eine gruppentherapeutische Behandlung.

Eine maniforme Symptomatik könnte z. B. auch

- der Abwehrversuch einer Depression,
- die Abwehr von Scham in Zusammenhang mit peinlichen Ereignissen aus früheren manischen Phasen,
- die Abwehr rigider Über-Ich-Normen aus dem Elternhaus sein,
- der Provokation begrenzender Verhaltensweisen des sozialen Umfeldes bei eigenem Unvermögen hierzu oder
- der Stützung eines ramponierten Größenselbst dienen.

Bei der Behandlung eines akut manisch Erkrankten kann es für den Beziehungsaufbau zunächst wichtig sein, die narzisstische Versuchung zuzulassen. Der Patient wird vielleicht den Therapeuten in die eigene Großartigkeit einbinden, worüber dieser die Selbstwertproblematik und Empfindlichkeit des Patienten erahnen kann. Im weiteren Verlauf wird der Therapeut versuchen, die überschäumende Energie des Patienten zu zügeln, und stabilisierende Hilfs-Ich- Funktionen zur Realitätskontrolle anbieten. Die Akzeptanz der eigenen depressiven Seite im Selbst stellt einen wichtigen therapeutischen Schritt dar. Bei einer gereizten Manie wird therapeutisch die Eingrenzung aggressiver Verhaltensweisen im Vordergrund stehen. Der Therapeut sollte sich durch die vielleicht aggressive, feindselig gefärbte Haltung des Patienten nicht aus der Ruhe bringen lassen und auch in seiner Körperhaltung eine mögliche aggressive Gegenübertragung berücksichtigen.

Fallbeispiel

Der 24-jährige Herr K. äußert gereizt im Aufnahmegespräch mit dem Oberarzt, dass er die geschützte Station am Nachmittag verlassen wird, um mit einem Hubschrauber zu einer Münchner Prominentendiskothek zu fliegen. Obwohl der Patient aufspringt und durch den Raum swingt, bleibt der Oberarzt äußerlich gelassen auf seinem Stuhl sitzen. Stattdessen bietet er ihm an, auf der geschützten Station eine Tanzveranstaltung für die Mitpatienten zu organisieren.

Erläuterung

Der gelassen gebliebene Oberarzt versucht mit seiner Intervention eine Identifikation des Patienten mit einer therapeutischen Rolle zu erreichen. Die Übernahme von Verantwortung und das Kümmern um die Bedürfnisse der Mitpatienten sollen bei Herrn K. zu einem stärkeren Realitätsbezug beitragen.

Fortsetzung

Da Herr K. sich am Abend nicht zu einem weiteren freiwilligen Verbleib auf der geschützten Station einlassen kann, muss bei dem Vorliegen einer akuten gereizten Manie und einer damit nicht ausschließbaren Eigen- und Fremdgefährdung von dem Dienstarzt eine vorläufige Unterbringung nach Psychisch-Kranken-Gesetz beantragt werden.

> **Merke**
>
> Provokantes Verhalten manischer Patienten nicht persönlich nehmen und keine Provokation durch den Therapeuten!

Eine verworrene Manie, welche nicht mehr mit Ideenflucht, sondern Denkzerfahrenheit, weiteren kognitiven Beeinträchtigungen und Desorientiertheit einhergeht, erfordert ein klar strukturgebendes Vorgehen seitens des Therapeuten.

3.3.5 F4 Belastungs- und dissoziative Störungen

Reaktionen auf schwere Belastungen und die damit verbundenen Anpassungsleistungen können mit psychotischem Erleben einhergehen. Durch das traumatische Ereignis kommt es zu einer plötzlichen Reizüberflutung, welche die intrapsychische Verarbeitungskapazität überfordert. Unbewusste oder archaische Ängste werden schlagartig Realität, die Grenzen zwischen eigener Eingebung und Wirklichkeit lösen sich auf. Das Trauma kann zu einer Störung der Realitätsbezüge führen, der Betroffene kann nicht mehr zwischen intrapsychischen und äußeren Vorgängen unterscheiden. Er ist hilflos, ratlos und ohnmächtig, schließlich kann sich auch eine psychotische Desorientiertheit ergeben. Möglicherweise in Zusammenhang mit dem erhöhten Erregungsniveau misslingt die Integration der traumatischen Erfahrung in das semantische Gedächtnis, sie wird stattdessen in einzelne Bestandteile zerlegt und prozedural abgespeichert. Die abgespaltenen Repräsentanzen verhindern, dass die Traumaerfahrung in das psychische Erleben integriert werden kann, eine Verbalisierung und reflektierte Bearbeitung des Erlebten ist ebenfalls nicht möglich.

Am häufigsten sind eine peritraumatische Dissoziation sowie Depersonalisations- und Derealisationsphänomene zu erwarten. Die Betroffenen entziehen sich aus der lebensbedrohlich empfundenen Situation in einen dissoziativen Zustand, bei dem eine Selbst- und Bewusstseinsspaltung mit teilweiser Amnesie bestehen kann.

Die psychotischen Symptome treten in einem gemischten und gewöhnlich wechselnden Bild als Betäubung, Bewusstseinseinengung, Unfähigkeit, Reize zu verarbeiten oder Desorientiertheit auf, daneben sind Depressivität, Ängstlichkeit, Verzweiflung, Ärger, Rückzug oder Überaktivität zu erwarten. Es besteht ein klarer zeitlicher Zusammenhang zwischen der außergewöhnlichen Belastung und dem Anfang der psychischen Symptome, üblicherweise beginnt die Reaktion direkt im Anschluss oder wenige Minuten danach. Sofern die Belastung nicht weiter anhält, indem z. B. eine Entfernung aus der belastenden Umgebung möglich ist, klingen die Symptome binnen 1-3 Tage ab.

Die intrapsychische Traumaverarbeitung beginnt, nachdem die Schreckreaktion abgeklungen ist. Die zugehörigen Abwehrmechanismen sind Verleugnung und Ungeschehenmachen, wobei das Trauma immer wieder durchgespielt wird und eine Umformung der passiven Überwältigung zu einer aktiveren Beteiligung stattfindet. Sofern die Traumatisierung nicht anhält, zu keinen bleibenden körperlichen oder sozialen Schädigungen geführt hat und eine psychisch stabile Persönlichkeit vorliegt, ist eine vollständige Ausheilung anzunehmen. Ansonsten ist die Wahrscheinlichkeit für das Auftreten einer posttraumatischen Belastungsstörung erhöht.

Bei einer *posttraumatischen Belastungsstörung* findet sich psychotisches Erleben als optisch gefärbte (Pseudo-)Halluzinationen wie Flashbacks oder visuelle Nachhallerinnerungen, weiterhin als Depersonalisations- und Derealisationsphänomene wie Betäubtsein, emotionale Stumpfheit und Teilnahmslosigkeit der Umgebung gegenüber. Die Störung tritt innerhalb eines halben Jahres nach dem traumatisierenden Ereignis von außergewöhnlicher Schwere auf, neben dem Trauma werden wiederholte unausweichliche Erinnerung oder Wiedererinnerung des Ereignisses in Gedächtnis, Tagträumen oder Träumen diagnostisch gefordert. Weiterhin bestehen ein deutlicher emotionaler Rückzug, Gefühlsabstumpfung, Vermeidung von auslösenden Reizen, welche eine Wiedererinnerung an das Trauma hervorrufen können. Vegetative Übererregtheit mit Vigilanzsteigerung, Schreckhaftigkeit und Beeinträchtigungen der Stimmung in Form von Depression oder Angst kommen häufig vor, sind für die Diagnosestellung aber nicht zwingend erforderlich (Dilling et al. 2005).

Die inhaltliche Abgrenzung zu einer sogenannten Frühstörung als Folge einer Entwicklungspathologie ist schwierig. Frühe Traumatisierungen in der Phase der maßgeblichen Persönlichkeitsentwicklung haben einen nachhaltigen Einfluss auf den Betroffenen. Auch Traumatisierungen, die durch wesentliche Bezugspersonen vorgenommen wurden, gelten als besonders ungünstig, weiterhin komplexe Traumatisierungen durch anhaltende oder sich wiederholende Belastungen.

> **Merke**
>
> Psychotische Symptome einer posttraumatischen Belastungsstörung sind v. a. Entfremdungserleben, aber auch akustische und optische Halluzinationen sowie wahnhaftes Erleben.

Wenn das Ausmaß der traumatischen Erfahrung die intrapsychische Verarbeitungskapazität überfordert, können Traumaerinnerungen nicht mehr ganzheitlich abgespeichert werden. Sie werden unbewusst in Teilbereiche zerlegt, welche dann für sich isoliert nebeneinander bestehen und der bewussten Erinnerung nicht mehr zugänglich sind, z. B.:

- bildhafte Vorstellungen,
- Geräusche, die mit der traumatisierenden Situation verbunden wurden,
- zugehörige Gerüche,
- wahrgenommene Ängste, Gefühle oder auch
- diffuse Körpersensationen.

Die Dissoziation, welche in der akuten Belastungsreaktion noch eine schnelle Soforthilfe gewährte, dient im weiteren Verlauf der intrapsychischen Abwehr. Das traumatisierende Erlebnis wird isoliert und bleibt außerhalb der bewussten Erinnerung. Ein bedrohlich empfundener Selbstzustand wird hierüber verdrängt, das traumatische Erleben ist vom übrigen getrennt als Introjekt dauerhaft abgekapselt.

Ein anderer Abwehrmechanismus, der häufig bei Traumatisierungen zu finden ist, stellt die Identifikation mit dem Täter dar. Um das Geschehen für sich begreifbar zu machen, wird eine Tat aus der Täterposition betrachtet. Der Betroffene distanziert sich so von der Passivität des Opfers und den damit verbundenen Gefühlen der Beschmutzung, Scham, Hilflosigkeit und Ohnmacht. Das Ausmaß dieser Identifikation kann so weit reichen, dass die Tat als berechtigt erlebt wird und Schuldgefühle bei dem Opfer auftreten. Mitunter werden die mit dem Täterbild verbundenen Eigenschaften als Bestandteil der eigenen Persönlichkeit, als Täterintrojekt verinnerlicht. Durch geringfügige Anlässe, welche eine entsprechende Erinnerung triggern können, wird die innerlich gebundene Psychodynamik wieder angestoßen und ggf. auch nach außen getragen. Selbstverletzendes Verhalten oder Suizidalität können eine Folge sein.

Bei der psychotherapeutischen Behandlung ist zu beachten, dass Isolierung, Entwurzelung und Entwürdigung zu einer Verstärkung der Traumatisierung beitragen, während die Möglichkeit, die eigene Autonomie zu wahren, sich wehren oder motorisch sich abreagieren zu können, hilfreich sind.

Aufrechterhaltend für eine posttraumatische Störung ist besonders die Reaktion des sozialen, familiären und beruflichen Umfeldes. Nach dem Geschehen soziale Unterstützung zu bekommen, nicht alleingelassen zu werden, das Erlebte kommunizieren zu können sowie als Opfer anerkannt und angenommen zu werden, ist von enormer Bedeutung und kann nicht oft genug erwähnt werden. Aus diesem Grund ist auch die Beziehungsgestaltung ein wichtiger Baustein in der frühen wie auch langfristigen Behandlung (Marx 2016a).

Mehr als bei anderen psychischen Störungen ist der Erstkontakt und die Würdigung des Leids entscheidend. Dies beeinflusst nicht nur die therapeutische Beziehung zwischen den jeweiligen Personen, sondern den gesamten therapeutischen Prozess. Deshalb gehen Beziehungsaufbau und -gestaltung vor anderen Techniken. Daneben kommt der Herstellung von Sicherheit eine besondere Bedeutung zu. Dies kann von aktiver Ortsveränderung mit Herausbringen aus der Gefahrensituation bis zum Einhüllen in eine Decke oder der Erfüllung anderer Grundbedürfnisse, z. B. Durst stillen, reichen. Durch empathisches Nachfragen soll ein langsamer und einfühlsamer Vertrauensaufbau gewährleistet werden. Es ist durchaus nicht einfach, sich nicht ablenken zu lassen, nicht geschockt zu schauen oder das Geschehene herunterzuspielen. Der Therapeut sollte dem Patienten das Vertrauen vermitteln, dass er in der Lage ist, mit allen auftretenden Schwierigkeiten umgehen zu können. Unbedingt vermieden sollte jegliche Art von Abwertung. Aber auch eine Überidentifizierung oder eher unsichere Verhaltensweisen wirken sich ungünstig aus. Was der Person hilft, ist ein empathisches behutsames Vorgehen gepaart mit einem Kompetenz und Sicherheit ausstrahlenden Kontaktverhalten (Marx 2016a).

Grundlegend veränderte Einstellungen traumatisierter Personen zeigen, dass sie sich selbst nach dem Ereignis als verletzbar, die Welt als feindlich, unverständlich, ungerecht und sich selbst als beschädigt und wertlos empfinden. Dadurch nimmt das Zugehörigkeitsgefühl weiter ab und führt zu einer Entfremdung bis hin zur sozialen Isolation mit starken Zweifeln über sich und andere. Zugleich herrscht auch eine Überempfindlichkeit in zwischenmenschlichen Beziehungen. Wichtig zu vermitteln ist, dass die Person überlebt und damit das Richtige getan hat. Schuld- und Schamgefühle spielen eine besondere Rolle und tragen zu einer veränderten Einstellung zu sich selbst und der Welt nach dem Ereignis bei. Die Illusion der Kontrollierbarkeit des Ereignisses kann und sollte im Verlauf unbedingt hinterfragt werden. Der Satz *»Wenn ich mich anders verhalten hätte, wäre es nicht geschehen.«* kann als ebenso zentral betrachtet werden wie der Wunsch nach der Beantwortung der Frage *»Warum ich?«*. Beides resultiert aus einer zu hohen Verantwortungsübernahme, die im Verlauf besprochen werden sollte. Frühzeitig ist eine klare Positionierung bei der Schuldfrage zu leisten, die auch verbal durch die Worte *»Sie trifft keine Schuld.«* klar ausgesprochen werden sollte. Da eine Gerechtigkeit nicht von anderen Instanzen erwartet werden kann, ist der Therapeut beinahe verpflichtet, eine Parteilichkeit für den Patienten zu entwickeln und zu artikulieren. Kein Vertrauen mehr in sich und andere zu haben, resultiert aus den Ohnmachtsgefühlen und der damit verbundenen Hilflosigkeit, aus eigener Kraft herauszukommen, und der Erfahrung, keine Hilfe von anderen bekommen zu haben. Und da es ja offensichtlich nicht allen Menschen so ergeht, stellt sich die Frage *»Warum ich?«*, *»Was habe ich an mir, dass mir so etwas passiert?«* mit der Schlussfolgerung *»mit mir muss irgendetwas nicht stimmen, ich bin nicht in Ordnung«*, *»ich bin schlecht«*, *»ich habe das verdient«* und *»ich habe versagt«*. Die Person schämt sich, dass *»ihr so etwas passiert ist«*. Das erschüttert maßgeblich das Selbstwertgefühl und verändert die Einstellung und das Vertrauen in sich und andere menschliche Beziehungen (Marx 2016a).

In der weitergehenden psychotherapeutischen Behandlung sind neben der Art der erfolgten Traumatisierung vorbestehende strukturelle Defizite und Komorbiditäten zu berücksichtigen.

> **Merke**
>
> Jede Traumatherapie beinhaltet unabhängig vom Behandlungsverfahren
>
> 1. den Aufbau einer tragfähigen Beziehung,
> 2. eine Stabilisierung einschließlich einer besseren Affektregulation,
> 3. die Bearbeitung der Selbstwert-, Scham- und Schuldproblematik,
> 4. die Bearbeitung von Beziehungsstörungen,
> 5. eine Traumasynthese und eine Traumaexposition, d. h. die Bearbeitung der Traumaerinnerung einschließlich der Wiederbelebung der damit verbundenen unangenehmen Gefühle,
> 6. eine Integration des Erlebten und eine Neuorientierung mit Aufbau einer neuen Identität.

Problematik der Komorbidität bei posttraumatischen Belastungsstörungen

Posttraumatische Belastungsstörungen können komorbid bei vielen anderen schweren psychischen Erkrankungen bestehen. Oft ist die Abgrenzung untereinander und hinsichtlich der vermuteten Kausalität schwierig.

Zur Problematik der Überschneidung insbesondere mit Borderline-Persönlichkeitsstörungen sei auf das zugehörige Kapitel verwiesen (▶ Kap. 3.3.7 »F6 Persönlichkeitsstörungen«). Besonders Missbrauchserfahrungen in der Kindheit sind mit einer erhöhten Wahrscheinlichkeit für das Auftreten von psychischen Störungen im Erwachsenenalter assoziiert (Bulik et al. 2001), wobei häufiger Frauen betroffen sind (Kendler et al. 2000; MacMillan et al. 2001). Ein Zusammenhang scheint auch zwischen Traumatisierung und der späteren Entwicklung einer psychotischen Symptomatik zu bestehen (Bebbington et al. 2004; Hardy et al. 2016; Janssen et al. 2005; McGrath et al. 2017; Read et al. 2005; Shevlin et al. 2007). Wegen einer dosisabhängigen Beziehung sind kumulative Ereignisse besonders ungünstig (Shevlin et al. 2008).

Andererseits werden Menschen mit einer schweren psychischen Erkrankung oft selbst Opfer von Gewalt (Khalifeh et al. 2016; Latalova et al. 2014). Die Prävalenz der posttraumatischen Belastungsstörung liegt für Menschen mit einer schweren psychischen Erkrankung wie Störungen aus dem schizophrenen Formenkreis, bipolar affektive Störung, schwere Depression oder andere schwere psychische Störungen bei über 30 % (Mauritz et al. 2013; Mueser et al. 2004), wird aber wohl im klinischen Alltag nur selten diagnostiziert. Dabei ist von einem schlechteren Krankheitsverlauf auszugehen (Neria et al. 2005) und die Traumatisierung wäre im therapeutischen Vorgehen zu berücksichtigen. Die akute Exazerbation einer paranoid-halluzinatorischen Symptomatik wird von dem sozialen Umfeld oft bedrohlich erlebt und kann real durchaus eine Bedrohung darstellen. Daher ist es nicht verwunderlich, dass Menschen mit einer solchen Symptomatik verstärkt Abwehr- oder Zwangsmaßnahmen, auch in Institutionen, ausgesetzt sind. Diese erhöhen das Risiko, erneut Opfer seelischer Traumatisierung oder gar körperlicher Gewalt zu werden (Steinert et al. 2007). So berichteten 69 % der Menschen mit einer psychotischen Erkrankung noch nach 10 Jahren den damaligen stationären Aufenthalt als traumatisierend wahrgenommen zu haben (Paksarian et al. 2014). Eine häufige Zwangsmaßnahme zur Gefahrenabwehr in Kliniken oder Pflegeeinrichtungen stellt die Fixierung, das Festbinden mit breiten Stoffgurten dar. Es ist davon auszugehen, dass hierdurch bei einem Viertel der Patienten eine posttraumatische Belastungsstörung verursacht werden kann (Fugger et al. 2016). Mitunter lassen sich Zwangsmaßnahmen oder aggressive Vorfälle im Vorfeld lösen. Dies kann z. B. durch

- eine kritische Indikationsstellung zur psychiatrischen Behandlung aggressiven Verhaltens,
- bauliche Anpassungen,
- teambezogene Schulungsmaßnahmen bzw. Deeskalationstraining,
- die Nutzung von Vorhersageinstrumentarien für aggressives Verhalten oder
- die Anwendung von Behandlungsvereinbarungen

erfolgen.

Falls Zwangsmaßnahmen oder aggressive Vorfälle bei psychisch kranken Menschen nicht zu verhindern sind, sollte unbedingt eine gemeinsame Nachbesprechung vorgenommen werden. Diese sollte möglichst zeitnah, wenige Tage nach dem Ereignis, gerne mit Einbezug einer Vertrauensperson des Patienten, dem pflegerischen Bezugstherapeuten und dem fallführenden Therapeuten erfolgen. Neben dem Austausch der unterschiedlichen Sichtweisen und dem Versuch, Verständnis für die Position des anderen zu wecken, geht es auch um eine zukünftige Behandlungsplanung. Diese sollte am besten in eine gemeinsame, möglichst verbindlich gestaltete Behandlungsvereinbarung münden. Zur Verhinderung einer posttraumatischen Belastungsstörung empfiehlt es sich, bereits in dem Gespräch auf typische Symptome zu achten und ggf. weitere Nachfolgetermine anzubieten.

> **Merke**
>
> Bei einer subjektiv hohen Belastung oder dem Auftreten von Symptomen einer posttraumatischen Belastungsstörung sollte diese in der weiteren Behandlungsplanung berücksichtigt werden.

Unter den *dissoziativen Störungen* werden Erkrankungsbilder zusammengefasst, die auf einem teilweisen oder völligen Verlust der integrierenden Funktion des Gedächtnisses oder des Identitätsbewusstseins, einschließlich der Kontrolle von Körperbewegungen beruhen. Dabei wird angenommen, dass die üblicherweise vorhandene Fähigkeit zur bewussten und selektiven Kontrolle vorübergehend vermindert ist. Eine Abspaltung der bewussten Kontrolle von Körperfunktionen ahmt scheinbar neurologisch verursachte Symptome wie Lähmungen, Sensibilitätsstörungen oder epileptische Anfälle nach (▶ Tab. 2.2 »Diagnostische Unterscheidung psychogener und somatischer Störungen«). Die Desintegration bestimmter Gedächtnisinhalte führt zu einer dissoziativen Amnesie oder, wenn diese mit einer zielgerichteten Ortsveränderung über den täglichen Aktionsradius hinaus einhergeht, zu einer dissoziativen Fugue. Die dissoziative Amnesie ist überwiegend retrograd, d. h. es besteht eine Erinnerungslücke für die Zeit vor dem »schädigenden« Ereignis (prätraumatische Amnesie). Differentialdiagnostisch sind

- organisch bedingte psychische Störungen, Hinweis auf Fokalneurologie, Bewusstseinstrübung, fluktuierende Bewusstseinsklarheit, Desorientiertheit, amnestisches Syndrom (Korsakow-Syndrom), postiktale Amnesien oder Fugue bei Epileptikern, zerebrale Durchblutungsstörungen (transiente globale Amnesie, TGA),
- Intoxikationen, z. B. Filmriss unter Alkohol, Drogen, pathologischer Rausch,
- stuporöse oder mutistische Zustände, z. B. bei psychotisch depressiven oder schizophrenen Patienten, körperlich begründet,
- extreme Erschöpfungszustände sowie
- eine bewusste Simulation

abzugrenzen. Trance und Besessenheitszustände sind durch einen zeitweiligen – unfreiwilligen, ungewollten – Verlust der persönlichen Identität und der vollständigen Wahrnehmung der Umgebung gekennzeichnet. Diese ist auf ein oder zwei Aspekte eingeschränkt, Mimik, Bewegungen und Sprache erscheinen monoton mit mehrfacher Wiederholung einzelner Abläufe. Selbstinduzierte Zustandsbilder durch Meditation oder Einnahme psychotroper Substanzen gehören ebenso wie organisch begründete oder im Rahmen einer schizophrenen Psychose auftretende Trancezustände nicht zur diagnostischen Kategorie. Inwieweit es eine eigenständige dissoziative Identitätsstörung, eine multiple Persönlichkeit, gibt, wird kontrovers gesehen, möglicherweise liegen auch iatrogene und kulturspezifische Faktoren vor. Die Betroffenen leben in zwei oder mehreren unterschiedlichen Persönlichkeiten, mit jeweils getrennter Erinnerung und Eigenheiten, die sich von der prämorbiden Persönlichkeit unterscheiden können. Im Gegensatz zur Geschichte von Dr. Jekyll und Mr. Hyde nach der Novelle von Robert Louis Stevenson (1886) ist sich die eine Person der Existenz der anderen fast niemals bewusst.

Dissoziatives Erleben findet sich v. a. bei sexuell traumatisierten Menschen. Im Als-ob-Modus erscheint der traumatisierte Patient mit dissoziativem Verhalten auf Ansprache nicht mehr erreichbar. Hinweise auf eine psychogene Verursachung mit einer konversionsneurotischen Verarbeitung ergeben sich durch

- vorbestehende psychische Belastungsfaktoren,
- eine nahe zeitliche Verbindung zu dem traumatisierenden Ereignis,
- unlösbar erscheinende oder unerträgliche Konflikte, gestörte Beziehungen oder interpersonelle Schwierigkeiten,
- vorbeschriebene auffällige prämorbide Persönlichkeitszüge,
- eine offensichtliche Symbolfunktion der »körperlichen« Beschwerden.

Zwischen einer normalpsychischen Diskrimination und einer z. B. traumbedingten Dissoziation besteht ein fließender Übergang. Innerhalb des dissoziativen Erlebens lassen sich weitere Abwehrmechanismen wie Spaltung, Verdrängung, Affektisolierung, Rationalisierung, Ungeschehenmachen, aber auch Depersonalisation und Derealisation abgrenzen.

> **Merke**
>
> Depersonalisation und Derealisation werden in der Klassifikation nach ICD-10 an anderer Stelle unter den sonstigen neurotischen Störungen eingeordnet, da üblicherweise nur Teilbereiche der persönlichen Identität betroffen sind und diese Störungen nicht mit Leistungseinbußen in den Bereichen Wahrnehmung, Gedächtnis oder Bewegung einhergehen. Diese inhaltliche Trennung wird durchaus kontrovers gesehen.

Die Dissoziation stellt einen wichtigen Abwehr- und Bewältigungsmechanismus einer traumatisierenden Situation dar, wobei im Wesentlichen drei Funktionsbereiche berührt werden:

- die Aufteilung des Ichs in einen erlebenden und (sich) beobachtenden Anteil,
- die Aufteilung des Bewusstseins in einen bewusst wahrnehmenden und einen unbewussten Anteil sowie die
- Trennung der Erinnerung in einen frei erinnerbaren und einen abgespaltenen, nicht zugänglichen Anteil.

Je größer das traumatisierende Ereignis ist und je geringer die Verarbeitungsmöglichkeiten des Betreffenden sind, umso eher ist mit Dissoziationen zu rechnen. Prinzipiell kommen sie bei jedem Strukturniveau vor, auch ohne Traumatisierungen im Alltag bei einer sehr intensiven Beschäftigung mit einem Gegenstand. Der Übergang von Dissoziationen als eigenständige Störung zu Dissoziationen bei einer posttraumatischen Störung ist fließend, ebenso wie der Übergang zwischen einer posttraumatischen Belastungsstörung und einer emotional-instabilen Persönlichkeitsstörung vom Borderline-Typ.

Schwere anhaltende Traumatisierungen in der frühkindlichen Entwicklung können zu einer posttraumatischen Borderline-Persönlichkeitsorganisation führen, die Dissoziationen sind eine Reaktion des traumatisierten Selbst, sich vor Erinnerungen und Retraumatisierungen zu schützen. Ausgeprägte Dissoziationen können auch bei einer schweren Entwicklungspathologie, z. B. bei Borderline-Patienten, bestehen. Mögliche Traumata können stattgefunden haben, sind aber aufgrund des frühen Zeitraums oft nicht erinnerbar. Wenn dissoziative Störungen bei Menschen mit einem höheren Strukturniveau auftreten, ist von einer Konfliktpathologie auszugehen. Dissoziationen können dann im Dienst der Abwehr von Gewissensängsten, sexuellen und aggressiven Triebbestrebungen oder Schuldgefühlen stehen.

> **Merke**
>
> (Pseudo-)Halluzinationen, (Pseudo-)Wahnvorstellungen und Derealisationsstörungen sind die häufigsten psychotischen Symptome bei dissoziativen Störungen.

Die Behandlung dissoziativer Zustände richtet sich nach dem zugrundeliegenden Störungsbild, z. B. den Kriterien einer Borderline- oder Traumatherapie, wobei unterschiedliche Verfahren miteinander integriert werden.

Fallbeispiel

Eine mittlerweile 50-jährige Patientin stellt sich in der psychiatrischen Institutsambulanz einer Klinik für Psychiatrie und Psychotherapie vor. Seit über 10 Jahren bestünden wiederkehrende und eindringliche belastende Erinnerungen in Form von Alpträumen und Flashbacks, Ängste mit panikartiger Zuspitzung, starke Impulsivität, Übererregtheit durch erhöhte Stressanfälligkeit sowie Ein- und Durchschlafstörungen. Die Unfähigkeit, ihr Verhalten zu steuern, sei teilweise sehr ausgeprägt und schon in der Kindheit offensichtlich gewesen. In der biographischen Anamnese ist zu erfahren, dass die Patientin als siebtes Kind bei ihren leiblichen Eltern aufgewachsen sei. Der Vater sei alkoholabhängig, die Mutter vermutlich depressiv gewesen und es habe bereits früh körperliche Auseinandersetzungen in der Familie gegeben. In der Grundschule sei sie von ihrer Lehrerin als Linkshänderin gequält worden. Ab der zweiten, dritten Schulklasse habe sie sich gewehrt und sei schließlich öfters dem Unterricht fern geblieben. Auch von zu Hause sei sie mehrfach abgehauen. Mit 15 Jahren sei sie dann von einem wohl psychisch auffälligen Arbeitskollegen mit einem vorgehaltenen Messer vergewaltigt worden. Ihre Eltern hätten ihr erst nach der gynäkologischen Untersuchung geglaubt. Wegen verschiedener Delikte sei sie dann in einen Jugendwerkhof aufgenommen worden. Auch dort sei es zu körperlichen Übergriffen gekommen. Auf dem Nachhauseweg von einem Diskobesuch sei sie von einem Russen vergewaltigt worden, die Eltern hätten ihr wiederum nicht geglaubt. Nachdem sie schwanger geworden sei, habe man ihr das Kind nach der Geburt weggenommen. Sie habe jedoch für ihre kleine Tochter gekämpft und nach drei Jahren sei ihr schließlich das Sorgerecht zugesprochen worden. Da die Tochter aber mittlerweile in einer guten Pflegefamilie gelebt habe, habe sie sie dort belassen. Später habe sie eine weitere Tochter adoptiert, die sie zwischenzeitlich aber wegen Streitigkeiten in ein Kinderheim gegeben habe. Sie sei bislang dreimal verheiratet gewesen, der erste Mann sei Russe, der jetzige Partner alkoholkrank. Vor fünf Jahren sei ihr Vater verstorben, was sie sehr belaste.

Die erfahrene Therapeutin diagnostiziert eine emotional instabile Persönlichkeitsstörung vom impulsiven Typ, eine posttraumatische Belastungsstörung und eine Panikstörung. Mit der Patientin wird eine stationäre Aufnahme im Traumapsychotherapiezentrum der Klinik zum besseren Umgang mit den sexuellen Missbrauchssituationen und dem Tod des Vaters vereinbart. In einem 12-wöchigen strukturierten Behandlungsprogramm kommen eine traumazentrierte Einzelpsychotherapie, Eye Movement Desensitization and Reprocessing (EMDR), traumaspezifische integrative Gruppentherapien, Expositionstraining, körper- und achtsamkeitsorientierte Verfahren, imaginative und ressourcenorientierte Gruppentherapien, Kunst- und Musiktherapie, soziales Kompetenztraining, therapeutisches Schreiben und aktivierende Maßnahmen auf der Station zur Anwendung. Die Behandlung ist dabei in drei Phasen gegliedert, zunächst

- eine Stabilisierungsphase zur Vermittlung von Stabilisierungstechniken wie Atemmeditation, um Erregungszustände besser steuern zu lernen, therapeutisches Schreiben zur besseren Regulation und Verbalisierung emotionaler Zustände, Achtsamkeitsübungen, die sich auf die Akzeptanz im Hier und Jetzt beziehen, den sicheren Ort und die Tresor-Übung, um Distanz und Abgrenzung zu alten belastenden Erinnerungen zu schaffen, ein Krisenplan mit einem integrierten Skillstraining nach Linehan, die gemeinsame Erstellung einer Ressourcenlandkarte und Psychoedukation zur Wissensvermittlung,
- dann eine Konfrontationsphase und abschließend
- eine Integrationsphase.

In der ersten Phase zeigen sich anfänglich ausgeprägte Dissoziationen, im Verlauf wird eine stärkere Kontrolle möglich, negative Auslöser wie Gerüche nach Alkohol und Schweiß können mit angenehmen Gerüchen wie Vanille oder Zimt begegnet werden. Die zweite Phase versucht die strafenden, selbstentwertenden Anteile zu betrachten, welche sich in Intrusionen wie diffamierende Stimmen »*Du hast es verdient, Du bist an allem selber schuld, Du bist blöd, Du bist eine Zumutung für die Gesellschaft*« äußern. Auch mit psychotherapeutischer Unterstützung ist es für die Patientin schwierig, mit den Intrusionen in Verhandlung zu treten und eine wertschätzende Einigung zu erzielen. Mit Hilfe des Drachentötermodells von Reddemann lassen sich die Anteile ein wenig verringern, aber nicht vollständig beseitigen. Eine Tätlichkeit einer Mitpatientin gegenüber führt schließlich zur disziplinarischen Entlassung. Das Angebot einer kurzfristigen Wiederaufnahme lässt die Patientin verstreichen und reagiert auch nicht auf telefonischen Rückruf.

Bei der Behandlung von Menschen mit dissoziativem Erleben sollte deren Bedürfnis nach Sicherheit, Kontrolle und Selbstbestimmung berücksichtigt werden, insbesondere wenn die Dissoziationen in Zusammenhang mit einem lebensbedrohlich empfundenen Ereignis aufgetreten sind. Mit einer »beschreibenden Sprache« wird das therapeutische Vorgehen für den Patienten transparent vorweggenommen. Der Therapeut erläutert, was er tut, fragt öfter als notwendig nach, ob der Patient damit einverstanden ist. Darüber wird dem Patienten ein Gefühl von Kontrolle und Selbstbestimmtheit vermittelt. Das Setting und die Beziehungsgestaltung werden nach dem erhöhten Bedürfnis nach Sicherheit ausgerichtet. Der Therapeut vergewissert sich regelmäßig, ob es etwas gibt, was der Patient jetzt möglichst braucht, um sich noch sicherer zu fühlen. Da die Symptome von dissoziativem Erleben sehr stark ausgeprägt sein können, bleibt der Therapeut selbst jederzeit ruhig und vermittelt ein Gefühl von Sicherheit und Kompetenz. Er hat für sich verinnerlicht, dass es keine schädlichen oder lebensbedrohlichen Symptome sind und der Umgang mit ihnen erlernbar ist. Sein Vorgehen ist behutsam und transparent. Da

Patienten mit dissoziativem Erleben oft weniger als andere trinken, erkundigt sich der Therapeut, ob sein Patient Durst hat und wann er das letzte Mal etwas getrunken hat. Je nach Ausprägung und Stärke der Dissoziation werden auch andere Bedürfnisse sichtbar. Um beispielsweise Fluchtreflexe zu befriedigen, könnte ein Hin- und Herlaufen ratsam sein. Andere Patienten im Zustand der tonischen Immobilität sind für Wärme (Heizung oder Decke) sehr dankbar (Marx und Jordan 2016). Sofern ein akutes Geschehen vorliegt, wägt der Therapeut ab, welche Notfallinterventionen der Patient benötigt, um eine Reduzierung des dissoziativen Erlebens und darüber auch eine bessere verbale Erreichbarkeit des Patienten zu erzielen. Wenn der Patient in der Lage ist, Ausführungen zu verstehen, erläutert der Therapeut, einfühlsam aber bestimmt, dass

- die genannten oder gezeigten Symptome mit hoher Wahrscheinlichkeit Dissoziationen sind,
- diese durch lebensbedrohliche Situationen entstehen und völlig normal sind, auch wenn die subjektive Bedrohung zu hoch erscheint,
- diese Reaktionen in der Notsituation den Lebenserhalt gesichert haben,
- sie nicht lebensbedrohlich oder schädlich sind und
- der Therapeut sich damit auskennt und
- es Möglichkeiten gibt, damit umzugehen.

Normalisierend und ruhig werden Dissoziationen als bekannte Symptome beschrieben, welche weitverbreitet als Begleitreaktionen auf Stress und Bedrohung entstehen. Um keine positive Verstärkung zu etablieren, sollten dissoziative Symptome als möglichst normal zum physiologischen Erleben gehörend dargestellt werden. Mögliche katastrophisierende Bewertungen dieser Symptome durch den Patienten können frühzeitig korrigiert werden. Ist eine weitere Exploration möglich, erkundigt sich der Therapeut nach Auslösern und deren Reaktionen darauf (Marx und Jordan 2016). Eine Aufstellung verbaler Interventionsmöglichkeiten gibt die folgende Tabelle (▶ Tab. 3.3).

Tab. 3.3: Verbale Interventionen bei dissoziativem Erleben (Marx und Jordan 2016)

	Zielstellung	Verbale Äußerungen
1.	Sicherheit und Kontrolle geben	»Ich bin … . Ich werde versuchen, Ihnen zu helfen. Bitte kommen Sie mit. Lassen Sie uns überlegen, wo ein guter Platz für Sie ist.«
2.	Bindung herstellen	»Ist sitzen oder sich bewegen für Sie besser? Tun Sie, was für Sie gut ist. Brauchen Sie etwas zu trinken? Gibt es noch etwas, was Ihnen Angst bereitet?«
3.	Klarheit, Direktheit und Ruhe vermitteln	»Möchten Sie mir berichten, was geschehen ist?« Oder falls verbale Äußerungen nicht möglich sind: »Versuchen Sie bitte meinen Anweisungen zu folgen. Es gibt Möglichkeiten, wie es schnell zu einer Besserung kommen kann.« Oder: »Versuchen Sie bitte folgendes.«
4.	Informationen geben	»Häufig gibt es diese Reaktionen in Situationen, die einem selbst bedrohlich erscheinen.« Nachfragen!: »Gab es diese zuvor?« Oder weiter: »Diese Reaktionen sind ganz normal und nicht schädlich oder lebensbedrohlich, nur furchtbar unangenehm.«
5.	Techniken einleiten	»Es gibt Techniken, die dabei helfen, dass es Ihnen wieder besser geht. Möchten Sie diese ausprobieren?« Oder nachfragen: »Kennen Sie einige dieser Techniken?«

Das *Depersonalisations- und Derealisationssyndrom* nach ICD-10 umfasst Entfremdungserlebnisse, die auf das Selbst, den eigenen Körper oder auf die Umgebung bezogen sind. Die Qualität der Wahrnehmung erscheint unwirklich, wie in weiter Ferne, seltsam entrückt, automatisiert, wie in der dritten Person, als ob der Betreffende sich gleichsam betrachten würde. Das führende Merkmal ist ein Verlust der Gefühle. Im Gegensatz zu dissoziativen Zuständen ist die veränderte Wahrnehmung bewusst. Entfremdungserleben ist unspezifisch im Gesunden (z. B. Müdigkeit, sensorische Deprivation, Traumatisierung) und bei unterschiedlichen somatischen (z. B. Fieber, Intoxikationen, endokrinologische Störungen, Narkolepsie) und psychischen Erkrankungen (z. B. Depressionen, Angststörungen, Phobien, Zwangsstörungen, Schizophrenien, schizoide oder hysterische Persönlichkeitsstörung) zu sehen.

Entfremdungsgefühle werden psychodynamisch in Zusammenhang mit einer Auftrennung des Selbst in einen erlebenden und einen erlebten Anteil gebracht. Die Trennung führt zu einer Distanz zur Bedrohung, der ursprünglich bedrohte Anteil wird jetzt »erlebt« von dem ursprünglich ganzheitlichen Selbst.

Nähe-Distanz-Konflikte, z. B. bei einer schizoiden Persönlichkeitsstörung, und damit verbundene Verschmelzungs- oder Vernichtungsängste können unbewusst in wohl besser erträgliche Fremdheitsgefühle gewandelt werden. Bedrohliche, konflikthaft erlebte Triebbestrebungen, die mit einer histrionischen Persönlichkeitsstörung verbunden sind, lassen sich über die Entfremdung abwehren.

Die Behandlung richtet sich wie bei den dissoziativen Zuständen nach der ursächlichen Störung.

Auch bei *Phobischen, anderen Angst- und Zwangsstörungen* kann psychotisches Erleben auftreten, es finden sich v. a. Entfremdungserlebnisse.

Fallbeispiel

Eine 20-jährige Frau stellt sich wegen ausgeprägten Depersonalisations- und Derealisationserscheinungen notfallmäßig in der psychiatrischen Klinik vor. Seit letztem Sommer leidet sie unter schweren Angstzuständen mit Herzrasen, Hyperventilation, Schweißausbrüchen und Schwindel. Der diensthabende Psychiater geht von einer Panikstörung aus. Die Patientin berichtet auf Nachfrage, dass während eines Urlaubs mit der besten Freundin erstmalig eine Panikattacke aufgetreten sei. Im Anschluss des Urlaubs seien der Auszug aus dem Elternhaus und der Umzug in eine gemeinsame Wohnung mit der Freundin geplant gewesen. Dies habe auch stattgefunden, doch seitdem sei es in unregelmäßigen Abständen zu weiteren Angstattacken und Depersonalisationserleben gekommen. Wegen eines Konfliktes mit der Freundin sei diese bald ausgezogen. Die anhaltende Angst und die veränderte Wahrnehmung von sich selbst und der Umgebung haben dazu geführt, dass sie ihre Wohnung nicht mehr verlassen konnte. Aus der Biographie ist zu erfahren, dass der depressive und alkoholkranke Vater sich suizidiert hat, als die Patientin 9 Jahre alt war. Eine sehr enge Beziehung zur Mutter wird beschrieben. Während der Exploration zeigt sich eine Persönlichkeitsakzentuierung mit dependenten und histrionischen Zügen. Die Diagnose einer Agoraphobie mit Panikstörung wird gestellt. Möglicherweise besteht auch ein sekundärer Krankheitsgewinn durch die verstärkte familiäre Zuwendung. Unter der Vorstellung eines Autonomie-Abhängigkeitskonfliktes wird die Patientin zur Weiterbehandlung in die psychotherapeutische Tagesklinik vermittelt.

Bei Zwangsstörungen ist eine sorgfältige Abgrenzung zu schizophrenen Störungen vorzunehmen (▶ Kap. 2.2.3 »Schwierige Differenzialdiagnostik«). Zwänge und Rituale können auch eine Möglichkeit der intrapsychischen Stabilisierung darstellen.

3.3.6 F5 Psychische Störungen im Wochenbett

Eine ungünstig verlaufende frühkindliche Entwicklung ist ein Risikofaktor für eine spätere Psychose oder eine andere schwere psychische Erkrankung. Die rechtzeitige und qualifizierte Behandlung psychischer Störungen in der Schwangerschaft oder im Wochenbett ist somit präventiv für eine psychische Gesundheit des Kindes oder des zukünftig Erwachsenen (Jordan 2018). Bleibt diese aus,

- ist für den Fetus das teratogene Risiko erhöht,
- erfährt das Neugeborene vielleicht einen unsicheren Bindungsstil, woraus sich eine Frühstörung entwickeln könnte,
- können bleibende kognitive und sozial emotionale Beeinträchtigungen ohne spätere Kompensation (Malatesta et al. 1989; 1986) oder andere Langzeitfolgen für das Kind (Feldman 2010) auftreten,
  – welche z. B. mit 10 IQ-Punkten weniger im Grundschulalter (Laucht et al. 2002a; b; 2000; 1994) oder mit
  – hyperaktivem Verhalten (Murray et al. 1999; Laucht et al. 2002a; b; Stein et al. 2014) einhergehen,
- findet sich bei überproportional vielen Kindern eine Depressivität bis in die Pubertät (Beardslee et al. 2011; 1998; Schmid et al. 2011; Stein et al. 2014),
- kommt es weiterhin zu frühkindlichen Depressionen, welche selbst mit einem Abbau der grauen Substanz des Kortex (Luby et al. 2016), also einer hirnorganischen Veränderung, einhergehen können,

- kann die familiäre Belastung mit den Themen Schuld, Scham, Verheimlichung und Tabu bei den betroffenen Kindern zu einer Parentifizierung führen,
- ist das Risiko für negative häusliche Entwicklungsbedingungen 3,6-fach erhöht (Pawlby et al. 2011),
- sind oft deren Schulleistungen im Alter von 16 Jahren schlechter (Shen et al. 2016),
- kann diagnoseabhängig ein 10-fach erhöhtes Risiko für spätere psychische Störungen, z. B. Schizophrenie für ein erkranktes Elternteil, bestehen (Mattejat und Remschmidt 2008) oder
- ein 8-fach erhöhtes Risiko einer eigenen perinatalen Depression für Frauen mit psychischen Störungen in der Adoleszenz und jungem Erwachsenenalter (Patton et al. 2015).

Hier schließt sich der Circulus vitiosus (Jordan 2018) und die Aussage bewahrheitet sich, dass depressive Mütter depressive Kinder bekommen (Markowitz 2008).

50-85 % aller Mütter erleben in den ersten 14 Tagen nach der Entbindung ein Stimmungstief, den sog. Baby Blues. Zumeist tritt dieser zwischen dem dritten und fünften Tag für wenige Stunden bis maximal drei Tage Dauer auf. Er erhöht jedoch das Risiko für postpartale Depressionen (Kennerley und Gath 1989).

Bei 10-20 % der Mütter besteht eine manifeste Depression oder eine Angststörung, die antenatale Depression soll noch häufiger sein (Goodman et al. 2014; Leung und Kaplan 2009; Moses-Kolko und Roth 2004; Reck et al. 2008).

Die Zwangsstörung ist die zweithäufigste psychische Störung schwangerer Frauen (Uguz et al. 2010a; b). Dabei werden stark abweichende Prävalenzraten zur perinatalen Zwangsstörung zwischen 2-40 % beschrieben, möglicherweise aufgrund wesentlicher methodischer Unterschiede (Mavrogiorgou et al. 2011).

Fallbeispiel

Eine 27 Jahre alte Frau wird zusammen mit ihrem zweijährigen Sohn in den Mutter-Kind-Bereich einer psychiatrischen Klinik aufgenommen. Die Patientin berichtet, bereits in der Kindheit unter leichten Zwängen gelitten zu haben. Sie habe sich täglich einen Tagesplan erstellen müssen, auch wenn sie ihn nie benötigt habe. In der Jugend und Adoleszenz sei sie frei von Zwängen gewesen. Während der Schwangerschaft seien zunehmend Ängste aufgetreten, dass ihr Kind erkranken könnte. Sie habe geplante Untersuchungen deutlich häufiger als vorgeschrieben durchführen lassen und unter wechselnden Befürchtungen gelitten. Mit der Geburt des Kindes hätten sich die Ängste weiter verstärkt. Aus Angst vor dem plötzlichen Kindstod habe sie nach jedem Öffnen der Fenster die Kinderbettwäsche waschen müssen, da von draußen Rauch und Staub reingezogen seien. Sie habe begonnen, sich wiederholt die Hände zu waschen und die Kleidung des Kindes mehrfach am Tage zu reinigen. Nach Beendigung der Elternzeit sei sie wieder in ihrem Beruf als Altenpflegerin tätig gewesen. Die Symptomatik hätte weiter zugenommen. Aus Sorge das Kind zu infizieren, dusche sie täglich über zwei Stunden und reinige alles gründlich, was sie versehentlich angefasst habe, Türgriffe, Fenstergriffe, Mobiliar usw. Sie versuche, in der Wohnung nichts mehr zu berühren, auch das Kind nicht. Es habe einen eigenen geschlossenen Bereich, der kontaminationsfrei gehalten werde. Dreimal täglich würde sie eine Oberflächenreinigung vornehmen, mit einem Desinfektionsmittel aus dem Altenheim…

Postpartale Psychosen stellen die schwerste Erkrankungsform dar, sie treten bei 0,1-0,2 % auf (Kendell et al. 1987). Es ist anzunehmen, dass die Prävalenz in der Allgemeinbevölkerung noch höher ist, da die Schätzung sich auf stationäre Fälle bezieht (Jones et al. 2014).

Die deutliche Zunahme von Psychosen im Wochenbett könnte auf einen protektiven Effekt von Östrogenen für das Psychoserisiko hinweisen (Riecher-Rössler 2017; Thippeswamy et al. 2017). So ist in der Schwangerschaft der Östrogenspiegel um das 200-fache erhöht. In einer randomisierten Studie führte die zusätzliche Gabe von Östradiol zu einer stärkeren Reduzierung der psychopathologischen Symptome bei Frauen mit einer Schizophrenie (Kulkarni et al. 2008). Schlafstörungen, neuroendokrine und immunologische Veränderungen sowie eine genetische Disposition gelten als weitere somatisch begründbare Risikofaktoren. Frauen mit einer manisch-depressiven Vorerkrankung hatten einer großen Untersuchung zu Folge ein deutlich größeres Risiko einer stationären psychiatrischen Vorstellung als solche mit einer Schizophrenie oder einer neurotischen Depression, wobei im klinischen Bild eine manische oder depressive Erkrankung imponierte (Kendell et al. 1987).

Unverheiratet, erstgebärend zu sein, eine Entbindung mit Kaiserschnitt sowie der perinatale Tod des Neugeborenen erhöhten ebenfalls das Risiko für einen psychiatrischen Kontakt oder eine stationäre Aufnahme (Kendell et al. 1987). Als psychosoziale Risikofaktoren allgemein für postpartale Störungen gelten ein geringer sozial-ökonomischer Status, ein Migrationshintergrund, die Berufstätigkeit der Mutter, »Ein-Eltern-Familien« sowie suchtkranke Eltern (▶ Tab. 3.4 »Auslösende Faktoren einer psychischen und Verhaltensstörung im Wochenbett«). Protektive Faktoren sind demgegenüber personelle Ressourcen (Zuversicht, Kohärenz, Selbstwirksamkeitserleben u. a.), familiäre Ressourcen (Klima in der Familie, Zusammenhalt, gemeinsame Unternehmungen u. a.) sowie eine soziale Unterstützung.

Tab. 3.4: Faktoren, welche eine psychische und Verhaltensstörung im Wochenbett auslösen können

Kategorialer Aspekt	Mögliche Faktoren
Genetisch	Genetische Disposition
	Familiäre Vorbelastung
Neurobiologisch	Frühere psychische Erkrankungen
	Neuroendokrine Veränderungen
	Hormonelle Umstellungen
	Circadiane Störungen, Schlafmangel
Psychosozial	Veränderungen am Körper (Streifen, Narben)
	Geänderte Familienmodelle (gestern verglichen zu heute, »Ein-Eltern-Familien«)
	Veränderung in der »Rolle« nach der Geburt
	Doppelbelastung nach der Geburt je nach »Familienmodell«
	»Hohe« Ansprüche an sich selbst (perfekte Mutter)
	Veränderungen in der Paarbeziehung
	Veränderungen im sozialen Umfeld
	»Life-Events«

Mit Sicht auf den Patienten ist die Postpartum-Erkrankung gekennzeichnet durch die Themen:

- Schuld
- Scham
- familiäres Unverständnis
- fehlende Krankheitseinsicht
- Verheimlichung, Tabu
- schwerer, oft langer Verlauf

Aus psychiatrischer Sicht handelt es sich gerade bei der postpartalen Psychose um:

- schwere Erkrankungsbilder
- langwierige Verläufe
- ungeduldige Patienten
- besorgte/uneinsichtige Angehörige
- geringe Compliance
- komplexe Behandlungen
- komplizierte Pharmakotherapien

Die postpartale Psychose ähnelt dem klinischen Bild nach oft einer schizoaffektiven Störung. Suizidales Verhalten (Babu et al. 2008) oder Vorstellungen zur Kindsschädigung oder -tötung (Chandra et al. 2002; Hornstein und Trautmann-Villalba 2007; Trautmann-Villalba und Hornstein 2007) sind in der Therapieplanung unbedingt zu beachten, v. a. wenn im psychotischen Erleben eine entsprechende Thematik vorliegt. Sofern eine Pharmakotherapie indiziert ist, hängt die Auswahl der Medikation davon ab, ob die Mutter stillt und inwieweit das vorgesehene Medikament in die Muttermilch übergehen kann (Jordan und von Einsiedel 2012). Falls eine schwere psychiatrische Erkrankung vorbekannt ist und ein Kinderwunsch besteht, sollte mit den Eltern eine gemeinsame Planung der Schwangerschaft, einschließlich einer möglichen prophylaktischen stationären Aufnahme oder einer geeigneten Medikation, erfolgen (Jordan 2018; Jordan und von Einsiedel 2012). Dabei ist eine sorgsame Risiko-Nutzen-Abwägung einer möglichen Medikation vorzunehmen, deren Ergebnis in Abhängigkeit vom Zeitverlauf, z. B. während der Schwangerschaft oder nach der Geburt, deutlich anders aussehen kann.

Fallbeispiel

Eine 35-jährige Juristin hat endlich den von der Familie ersehnten Stammhalter geboren. Kurz nach der Entbindung im Krankenhaus wird sie schwer depressiv und versucht das Neugeborene aus dem Fenster zu schmeißen: »*Es sei eine Missgeburt des Teufels und nicht von ihr.*« Wegen der psychotischen Symptomatik wird die Patientin gegen ihren Willen auf eine geschlossene psychiatrische Station aufgenommen. Das Kind bleibt zunächst in Obhut des Vaters. Auf der Station erfolgt nach wenigen Stunden ein Suizidversuch mit Eibennadeln, die von der Patientin zu Hause gesammelt und in ihren Sachen versteckt waren. In einem Angehörigengespräch berichtet der Ehemann, dass nach mehrjährigen, auch fachärztlichen Bemühungen, die Patientin mit dem Kinderwunsch längst abgeschlossen und sich wieder auf ihre berufliche Karriere konzentriert habe. Dass es jetzt mit der Schwangerschaft geklappt habe, sei überraschend gekommen und habe die Familie sehr gefreut. Seine Ehefrau sei in einem gefühlsarmen, leistungsorientierten Elternhaus groß geworden, schon früh habe sie Verantwortung für die psychisch kranke Mutter übernehmen müssen.

Neben psychotherapeutischen Gesprächen wird medikamentös eine Kombinationsbehandlung aus einem Antidepressivum und einem Antipsychotikum eingeleitet, worunter allmählich die schizoaffektiv gefärbte Symptomatik nachlässt. In einem gemeinsamen Familiengespräch können die gegenseitigen Erwartungen und die veränderten Rollen durch die Mutterschaft thematisiert werden. In Beisein des Ehemannes oder einer Krankenschwester ist der Säugling stundenweise in Obhut der Patientin auf Station. In der 12. Behandlungswoche kann die Entlassung der Patientin in die Häuslichkeit vorbereitet werden, als sie unter der Medikation unerwartet eine zentrale Augenvenenthrombose erleidet. Die augenärztlichen Bemühungen bleiben erfolglos, um das andere Auge nicht zu gefährden, wird die Medikation abgesetzt und auf andere Präparate umgestellt. Hierunter verschlechtert sich die Symptomatik extrem, die Patientin erscheint teilweise regrediert und hysteriform, verhält sich wie ein Kleinkind oder rennt entkleidet über Station. Eine geordnete Gesprächsführung ist nun nicht mehr möglich. Selbst die stundenweise Mitaufnahme des Kindes auf Station, um die Mutter-Kindbeziehung zu verbessern und Trennungstraumata bei dem Kind zu verhindern, muss ausgesetzt werden. Zum Ausschluss einer hirnorganischen Überlagerung, welche mitunter ischämisch oder infektiös bedingt in Zusammenhang mit der Geburt auftritt, werden eine zerebrale Computertomographie und eine Liquorpunktion veranlasst. Während der Liquorentnahme wirft sich die Patientin unvermittelt nach hinten, dem Untersucher entgegen, um sich die Punktionsnadel tiefer in den Rücken zu rammen.

Im weiteren Verlauf der stationären Behandlung kommt es zu einem erneuten schweren Suizidversuch. Bei einem gemeinsamen Ausgang mit dem Ehemann reißt sich die Patientin aus dessen Hand und stürzt sich mehrere Meter tief ein Parkdeck hinunter. Die nachfolgende Behandlung des zertrümmerten rechten Beins mit einem Fixateur externe gestaltet sich bei der völlig behandlungsuneinsichtigen Patientin äußerst schwierig. Unterschiedliche medikamentöse Behandlungsversuche können keine Verbesserung erzielen. Die Durchführung einer

Elektrokonvulsionstherapie wird von den Angehörigen abgelehnt. Die Patientin bleibt unverändert einer Gesprächstherapie nicht zugänglich. Schließlich wird sie nach einer zwei Jahre dauernden stationären Behandlung in eine geschlossene Pflegeeinrichtung verlegt.

> **Merke**
>
> Die postpartale Psychose ist eine schwere psychische Erkrankung, welche oft eine stationäre Aufnahme erfordert. Häufig sind schizoaffektive Störungsbilder, aber auch hirnorganische Überlagerungen als Geburtsfolgen zu sehen. Die Mutter ist krankheitsbedingt nicht in der Lage, eine positive emotionale Beziehung zum Säugling aufzubauen. Hieraus resultieren Schuldgefühle dem Säugling gegenüber. Nicht selten bestehen auch tatsächliche Unzulänglichkeiten in der Kindesversorgung, z. B. durch Unkenntnis, ein depressives Antriebsmangelsyndrom oder psychotische Störungen der Realitätsbezüge mit einer Fehleinschätzung hinsichtlich der altersgemäßen Bedürfnisse eines Säuglings.

Aus psychotherapeutischer Sicht liegt eine Erkrankung mit drei Patienten vor, die alle gleichermaßen berücksichtigt werden müssen:

- Patient Mutter und/oder Vater
- Patient Kind
- Patient Familie

Auch bei Vätern finden sich in Zusammenhang mit der Geburt eines Kindes gehäuft psychische Störungen, v. a. Angsterkrankungen und Depressionen (Leach et al. 2016; 2015). Dabei konnte ähnlich wie bei den Müttern ein spezifischer und oft persistierender negativer Effekt der väterlichen Depression auf die frühe Verhaltens- und Emotionsentwicklung der Kinder nachgewiesen werden (Ramchandani et al. 2005; Grube 2011).

Die Psychotherapie einer Patientin mit einer postpartalen Psychose unterscheidet sich prinzipiell nicht von einer anderen Psychosebehandlung. Zu den Besonderheiten gehört aber, dass eine alleinige Behandlung der Mutter nicht ausreicht (Hornstein et al. 2007), da das negative Interaktionsmuster dem Kind gegenüber die Remission überdauern kann (Forman et al. 2007) (▶ Tab. 3.5 »Interaktionen in depressiven Mutter-Säuglings-Dyaden«).

Tab. 3.5: Interaktionsbeispiele für depressivgefärbte Mutter-Säuglings-Dyaden

Verhalten der Mutter	Verhalten des Säuglings
• Rückzug und Intrusivität • weniger positiver Affekt • mehr negativer Affekt • weniger expressives Ausdrucksverhalten • weniger körperliche Berührung • mangelnde Kontingenz • geringe Sensitivität für kindliche Signale • weniger Sprache • keine Ammensprache • fehlende Grußreaktion auf kindliche Blickzuwendung • Mangel an kindgerechten Spielchen	• vermehrte Rückzugs- und Vermeidungsverhaltensweisen • Vermeidung des Blickkontaktes • geringes Ausmaß an positivem Affektausdruck • niedriger Aktivitätslevel • erhöhte Irritabilität • erhöhtes Arousal • geringere Selbstregulation • weniger Vokalisationen • Generalisierung des Interaktionsverhaltens • erhöhte Stressparameter (z. B. Cortisol und Herzfrequenz)

Allgemein besteht eine eingeschränkte Fähigkeit der Mutter/des Vaters, die eigene Aufmerksamkeit auf die Bedürfnisse des Kindes zu fokussieren und adäquat auf diese zu reagieren. Weiterhin zeigen sich Rückzugstendenzen oder intrusives Verhalten (Stein et al. 2014). Dabei können sich auch störungsspezifische Besonderheiten abbilden:

- Mütter mit Essstörungen zeigen oft überkontrollierendes Verhalten, v. a. beim Essen.
- Mütter mit einer schizophrenen Erkrankung oder einer Persönlichkeitsstörung zeigen oft eine dysfunktionale Responsivität (Stein et al. 2014).
- Mütter mit einer Schizophrenie sollen weniger einfühlsam als Frauen mit einer affektiven Störung sein, ihre Interaktion soll eher distanziert, unsensibel, zudringlich und egoistisch sein (Riordan et al. 1999; Wan et al. 2008a; b), wofür es jedoch widersprüchliche Befunde gibt (Pawlby et al. 2010).
- Kinder von Eltern mit Persönlichkeitsstörungen sind möglicherweise am auffälligsten, Kinder suchtkranker Eltern am unauffälligsten (Wiegand-Grefe et al. 2011).
- Umgekehrt sind auch Effekte des kindlichen Verhaltens auf die Entwicklung einer mütterlichen Symptomatik zu berücksichtigen, z. B. durch häufiges Schreien, Schlaflosigkeit oder Irritierbarkeit (Stein et al. 2014).
- Bezüglich des Geschlechts scheinen Mädchen eher für emotionale, Jungen hingegen eher für Verhaltens- und kognitive Probleme anfällig zu sein (Ramchandani et al. 2008).
- Bei Eltern mit einer emotional-instabilen Persönlichkeitsstörung wurden häufiger Risikoverhaltensweisen während der Schwangerschaft und ein invalidierender Erziehungsstil beschrieben, z. B. eine unangemessene Reaktion der Eltern auf die jeweiligen kindlichen Gefühle, Vernachlässigung oder Überprotektion, aggressives oder ängstigendes Verhalten der Eltern (Barnow 2007). Die widersprüchlichen Bindungserfahrungen könnten bei dem Kind zu einem desorientierten Bindungsverhalten und einer gestörten Affektregulation führen.

Für die kindliche Entwicklung scheint insbesondere die emotionale Verfügbarkeit während der Schlafenszeit von außerordentlicher Bedeutung zu sein (Aviezier et al. 1999).

Erwachsene müssen sich verdeutlichen, dass Kinder, wenn sie etwas Neues lernen, sich an Erwachsenen und nicht an Gleichaltrigen orientieren. Das von Erwachsenen gezeigte Prinzip wird von ihnen nicht nur als das »Bessere«, sondern sogar als das grundsätzlich »Richtige« angesehen und als eine Art Standard abgespeichert (Rakoczy et al. 2010).

> **Merke**
>
> Das Kind hat eine angeborene Bereitschaft, sich an seine Bezugsperson zu binden. Es wird sein Verhalten und Denken so organisieren, dass diese Beziehung, die sein psychologisches und physisches Überleben sichert, unter allen Umständen aufrechterhalten bleibt. Solche Beziehungen werden auch um den Preis eigener Funktionsstörungen aufrechterhalten. Verzerrungen im Fühlen und Denken, die einer frühen Bindungsstörung entstammen, entstehen zumeist als Antworten des Kindes auf die Unfähigkeit der Eltern, seinen Bedürfnissen nach Wohlbefinden, Sicherheit und emotionaler Beruhigung angemessen zu begegnen.

Wenn nicht berücksichtigt wird, dass negative Interaktionsmuster über die Remission der Erkrankung hinaus andauern können, sind anhaltende kognitive und sozial emotionale Beeinträchtigungen oder auch psychische Störungen zukünftig bei dem Kind zu erwarten. In der Psychotherapie geht es somit auch um eine Therapie der Mutter-Kind-Beziehung. Wenn möglich durch die gemeinsame Aufnahme von Mutter und Kind sollen eine Bindungsstörung und Trennungstrauma verhindert werden. Bei familiärer Kollusion ist eine (systemische) Familientherapie indiziert.

Die Förderung der Mutter-Kind-Interaktion lässt sich durch die gemeinsame Anwendung körperbezogener und verhaltenstherapeutischer Verfahren erreichen.

Die Videointerventionstherapie ist eine modifizierte kognitive Verhaltenstherapie, welche in ihrem Ansatz psychodynamische Elemente benutzt (Steele et al. 2014). Sie wird in unterschiedlichen Institutionen des Gesundheitswesens, z. B. psychiatrische Kliniken oder Beratungsstellen, eingesetzt, v. a. in Mutter-Kind- oder Eltern-Kind-Einheiten (Downing et al. 2014). Das Vorgehen erfolgt relativ standardisiert. Zu Beginn wird ein Videofilm von Versorgungssituationen oder Spielszenen aufgezeichnet, in denen die Mutter oder der Vater mit dem Säugling umgehen. In der psychotherapeutischen Sitzung wird ein Abschnitt des Videos gemeinsam betrachtet. Zunächst werden die Eingangsbeobachtungen der Eltern zu Art und Umfang der Interaktion diskutiert. Der Therapeut fokussiert dann auf ein oder mehrere positive Interaktionsmuster und erläutert, welche Aspekte er positiv findet. Gemeinsam mit dem Patienten wird über diese produktiv und konkret reflektiert. Dabei können die Entwicklungsstufe des Kindes und die sich daraus ableitenden Erfordernisse gleichsam als Trojanisches Pferd benutzt werden, um bei dem Patienten eine gewünschte Verhaltensänderung zu erzielen.

Fallbeispiel

»Herr Mustermann, Ihr Sohn ist zurzeit in einer sehr schwierigen Entwicklungsphase. Was meinen Sie, wodurch können Sie ihn hierbei unterstützen?«

In einem nächsten Schritt wird dann von dem Therapeuten in einer sehr respektvollen und unterstützenden Art ein negatives Beispiel angesprochen. Dieses wird ausführlich therapeutisch beleuchtet und einer intensiveren Betrachtung unterzogen. Es handelt sich hier um die eigentliche therapeutische Intervention, bei der weitere kognitive, mentalisierungsbasierte, emotionszentrierte oder körperbezogene Techniken unterstützend eingesetzt werden. Mit Hilfe der Videointerventionstherapie kann der Therapeut entweder auf äußere Bilder, d. h. das konkrete im Video sichtbare Verhalten, oder auf innere Bilder, d. h. Gedanken, Gefühle und Körpererfahrungen, fokussieren, die während der Interaktion bei der Mutter bzw. dem Vater präsent waren. Die Erörterung des negativen Verhaltensmusters wird mit der Fokussierung auf eine spezifische Verhaltensänderung beendet, die der Patient in den kommenden Tagen umsetzen kann. Falls es erforderlich erscheint, wird der Patient angeregt, ein weiteres Video aufzunehmen.

Die Videointerventionstherapie hilft den psychisch kranken Müttern/Vätern wieder eine gesunde Mutter/Vater-Kind-Bindung herzustellen. In einer Pilotstudie konnte kürzlich die Wirksamkeit eines bindungsbasierten Interventionsprogramms auf Basis der Videointerventionstherapie für junge Mütter und deren Kinder gezeigt werden (Riva Crugnola et al. 2016).

Die Betrachtung und Analyse des Videos bei Videointerventionstherapie erfolgt nach gewissen Aspekten:

- Connection (Verbindung): In welcher Art und Weise wird Kontakt aufgenommen (Mimik, Gestik, Akustik)?
- Bounderies (Grenzsetzung): Wie setzt die Mutter bzw. auch das Kind Grenzen? Wie akzeptieren die Mutter bzw. das Kind Grenzen?
- Autonomy (Eigenständigkeit): Wie unterstützt die Mutter das Kind in seiner Autonomie?
- Organisation of space and time: Wie sind Raumaufteilung, Geschwindigkeit in der Interaktion?

- Discourse (Austausch) and Language (Sprache): Was wird gesagt, wie wird es gesagt, in welcher Lautstärke? Gibt es »vorschreibende« oder »beschreibende« Sprache?

Bei der Interaktion von Geschwistern wird ergänzend auf die Grenzsetzung (Bounderies), die Zusammenarbeit (Collaboration) und die Verhandlungsfähigkeit (Negotiation) untereinander geachtet.

Die Videointerventionstherapie ist als ergänzendes therapeutisches Verfahren zur eigentlichen Psychotherapie der Mutter/des Vaters zu sehen. Weitere zusätzliche therapeutische Angebote können eine psychoedukative, verhaltenstherapeutisch orientierte Müttergruppe (▶ Tab. 3.6) oder auch Anleitungen zum gemeinsamen Spielen sein.

Tab. 3.6: Beispiel für eine verhaltenstherapeutische Müttergruppe

Merkmale	Inhalte
Setting	10 Sitzungen zu 60 Minuten/Woche
	Leitung durch psychologischen Psychotherapeuten, Psychologen oder Sozialpädagoge/in mit Systemischer Ausbildung und Master Interdisziplinäre Therapie in der psychosozialen Versorgung
	Halboffenes Setting
	Themen basieren auf interpersonellen und kognitiv-behavioralen Theorien zur Depressionsentstehung und Vulnerabilitäts-Stress-Modell schizophrener Störungen
	an die spezifische Situation einer Frau in der frühen Mutterschaft angepasst
	Modularer Aufbau
	Gruppengröße von üblicherweise 5-8 Teilnehmerinnen
Therapiebausteine	Stressmanagement
	Psychoedukation
	Unterstützung mütterlicher Kompetenzen
	Rollenwechsel/Übergang in die Mutterschaft
	Bewältigung negativer Gefühle
Therapiestunden	Rollenerwartungen an Mütter
	Beobachtung des Kindes
	Beschreibende Sprache
	Stressfaktoren durch die Mutterschaft
	Stressbewältigungsstrategien
	Kindlichen Signalen ein Echo geben
	Beruhigungstechniken
	Wahrnehmung positiver Gefühle

Tab. 3.6: Beispiel für eine verhaltenstherapeutische Müttergruppe – Fortsetzung

Merkmale	Inhalte
	Führen und Folgen
	Krisenplan
»Drei-patientenbezogene« Themen M = Mutter K = Kind V = Vater	Mutterschaft und psychische Erkrankung (M)
	Wege in die stationäre Behandlung und zurück in den Alltag (M)
	Kindliche Entwicklung (K)
	Rollen als Frau (M)
	Kindliche Signale (K)
	Stressbewältigung (M)
	Selbstfürsorge im Alltag (M)
	Passende Reaktionen auf kindliche Signale bei Säuglingen (K)
	Passende Reaktionen auf kindliche Signale bei Kleinkindern (K)
	Vertrauen in die eigene Kompetenz (M)
	Partnerschaft – Väter und andere wichtige Bezugspersonen (V)
	Wie geht es nach der Entlassung weiter? (M)

Beispiel für eine Spielgruppe für Eltern und Kind im Alter von 8-48 Monaten

- Spielanregungen entsprechend dem Entwicklungsstand der Kinder
- Kinder aufmerksam beobachten
  Körperausdruck, Lautäußerungen, Fokus der Aufmerksamkeit, Kontaktaufnahme zu anderen Kindern, Freude an spezifischen Aktivitäten
- »Training« spielerischer Fähigkeiten für Eltern und Kind, um darüber *mehr Selbstwirksamkeit und Vertrauen* zu bewirken
- Beschützende Rahmensetzung entsprechend Entwicklungsstand (Autonomy-Gerüstgebung)
- Geschwister: Förderung von Strukturgebung zum gemeinsamen Spiel, Förderung von »Negotiation«/Verhandlungsfähigkeit (5.-6. Lebensjahr) und gegenseitiger Wertschätzung, z. B. über Affekt ansprechende beschreibende Sprache, Grenzsetzungen (Transparenz, Klarheit) bei Rivalitäten

---

Babymassage oder Mutter-Kind-Bad gehören zu den körperbezogenen Verfahren, welche geeignet sind, die Mutter-Kind-Beziehung zu verbessern. Für die Babymassage bei depressiven Müttern und ihren Kindern konnte gezeigt werden, dass die Babys motorisch aktiver und wacher waren, weniger weinten, sich der Schlaf-Wach-Rhythmus regulierte und neurophysiologische Stressparameter abnahmen (Field et al. 2016; Field 2014; Underdown et al. 2006). Weiterhin kam es zu einem Anstieg positiver Interaktionssequenzen (Onozawa et al. 2001).

Psychodynamische Betrachtung und therapeutische Implikationen

Eine Schwanger- und Mutterschaft können eigene mütterliche Repräsentanzen aktivieren. Wenn bei der Patientin sich jedoch – aufgrund der eigenen schwierigen Kindheit – kein positives Mutterbild entwickeln konnte, kann die Patientin bei der Kindesversorgung auch darauf nicht zurückgreifen. Stattdessen kann die Geburt des Säuglings sie in eine Konkurrenzsituation führen, worauf sie möglicherweise mit einer eigenen Regression reagiert (vgl. Fallbeispiel der Juristin). Die Regressionsproblematik ist oft bei eigener emotionaler Vernachlässigung, Parentifizierung oder auch Missbrauch zu sehen.

Schwere depressive Erkrankungen gehen mit dem Verlust der eigenen inneren Lebendigkeit und dem Gefühl für andere einher. Die Unfähigkeit, Freude und Lust zu empfinden, die Anhedonie, kann eine schwere Beziehungsstörung zum Kind bedingen. Der Betreffende weiß zwar, dass er Gefühle dem Kind gegenüber haben müsste, kann sie aber nicht empfinden. Das Kind erscheint ihm wie eine tote Sache, vergleichbar einem Stück Holz. Hieraus können sich Schuldgefühle, im Extremfall auch ein Schuldwahn oder ein nihilistischer Wahn entwickeln. Es besteht die Gefahr eines erweiterten Suizids, dass die Mutter bei der Wendung der Aggression gegen sich selbst auch das Kind mit tötet. Die enge Symbiose zum Kind kann so aufrechterhalten werden.

Besonders bei Erstgebärenden, welche in einem leistungsorientierten Elternhaus erzogen wurden, kann eine Über-Ich-Problematik mit einem verinnerlichten, überzogenen Selbstbild einer perfekten Mutterschaft bestehen. Die Patientin dürfte dann nicht in der Lage sein, den eigenen oder den Ansprüchen des sozialen Umfeldes gerecht zu werden (s. Fallbeispiel der Juristin), letztendlich kann sie nur scheitern oder in eine schwere psychische Erkrankung flüchten. Ein Bestandteil der Therapie wird somit auch eine Trauerarbeit sein, wenn möglich unter Einbindung des Partners oder der Familie, sich von einer familiären Idealvorstellung zu verabschieden.

3.3.7 F6 Persönlichkeitsstörungen

Paranoid-halluzinatorisches Erleben jenseits von Entfremdungsstörungen kommt v. a. bei Persönlichkeitsstörungen mit niedrigem Strukturniveau als Ausdruck einer schweren Entwicklungspathologie vor: paranoide, schizoide und emotional-instabile Persönlichkeitsstörung. Die frühkindlichen Phasen der sensorischen und Individuationsentwicklung waren in ihrem Ablauf nachhaltig gestört, so dass die damit verbundenen Fähigkeiten einer integrativen Ich-Funktion, der Selbst- und Beziehungsregulation oder der Mentalisierung nicht ausreichend erworben werden konnten. In Abhängigkeit von der gestörten Phase, je früher umso einschneidender, weisen die Patienten eine fragile Ich-Organisation mit Fragmentierungs-, Verschmelzungs-, Verfolgungs- oder Verlassenheitsängsten auf. Eine eigene basale Identität und ein Urvertrauen in andere konnten sich nicht aufbauen. Das Selbstbild ist rudimentär, vage und widersprüchlich. Die Vorstellung über andere Menschen ist von Unsicherheit, Misstrauen und Ambivalenz geprägt. Der Gegenüber kann nicht ganzheitlich erfasst werden, so dass Teilobjektbeziehungen und Objektangewiesenheit bestehen. Die strukturellen Defizite sind mit besonderen Abwehrmustern verbunden, es findet sich eine Spaltungsabwehr mit Spaltung, Idealisierung/Entwertung, Projektion, projektive Identifizierung, Introjektion, Verleugnung und auch Sexualisierung. Oft geht die paranoide, schizoide oder emotional-instabile Persönlichkeitsstörung einer wahnhaften Störung voraus. Die paranoide Persönlichkeitsstörung ist häufig durch einen Eifersuchtswahn gekennzeichnet. Die schizoide Persönlichkeitsstörung ist bedeutsam in der Entwicklung einer wahnhaften Störung im engeren Sinne. Die emotional-instabile Persönlichkeitsstörung wird insbesondere durch akustische Halluzinationen geprägt (Röh et al. 2016).

> **Merke**
>
> Die Art der verwendeten Abwehrmechanismen lässt sich diagnostisch nutzen. Sublimierung, Verdrängung, Intellektualisierung/Rationalisierung, (Affekt-)Isolierung und Reaktionsbildung werden zu den reiferen Abwehrformen gerechnet. Diese finden vorwiegend intrapsychisch statt. Spaltung, Entwertung, primitive Idealisierung, Introjektion, Projektion und projektive Identifizierung gehören zu den unreiferen Formen, welche sich in sozialen Vorgängen wiederfinden.
>
> **Als Kurzformel**
>
> Reifere Abwehrmechanismen finden intrapsychisch statt, unreifere in der Beziehungsgestaltung.

Die Behandlung der paranoid-halluzinatorischen Symptomatik ist eingebunden in eine strukturbezogene Psychotherapie, z. B. verhaltenstherapeutisch oder psychodynamisch orientiert (▶ Kap. 3.2.2, darin »Kognitive Verhaltenstherapie bei Psychosen« und »Strukturbezogene Psychotherapie«). Bei Patienten mit Borderline-Syndrom besteht eine Schwierigkeit in der Abgrenzung zur posttraumatischen Belastungsstörung. Anhaltende Traumatisierungen in der frühen Entwicklung unterliegen noch dem prozedural-impliziten Gedächtnismodus und sind somit im klassischen Sinne nicht erinnerbar. Solche Ereignisse äußern sich somit in diffusen Affektzuständen oder sind in Körpersensationen eingebunden. Oft sind die Traumatisierungen auch durch Dissoziation abgespalten. Eine Borderline-Persönlichkeitsorganisation kann aber auch als Folge einer späten schweren Traumatisierung in der Jugendzeit oder Adoleszenz auftreten. Bei der posttraumatischen Belastungsstörung ist bei einer Vielzahl von Patienten ebenfalls davon auszugehen, dass strukturelle Defizite vorbestanden und zu einer verminderten Bearbeitungskapazität für das spätere Trauma führen. Eine seelisch gesunde frühkindliche Entwicklung gilt als wichtiger Resilienzfaktor für spätere Traumaerfahrungen.

Je unreifer ein Patient in seinem Strukturniveau ist, umso eher werden auch andere Ebenen der therapeutischen Beziehung berührt. Bei neurotischen Patienten mit einem höheren Strukturniveau wird der therapeutische Prozess rein auf der Übertragungsebene zwischen Patient und Therapeut stattfinden. Patienten mit einem niedrigeren Strukturniveau werden ihre intrapsychischen Probleme auch in die Ebene des Arbeitsbündnisses tragen, z. B. Borderline-Patienten, die ihre Rechnung nicht bezahlen oder zu spät kommen. Bei psychotischen Patienten kann schließlich sogar die Realebene betroffen sein, in der Gestalt, dass der Therapeut psychotisch umgedeutet wird. Eine Störung der Realitätsbezüge ist bei Patienten mit einer schweren Persönlichkeitsstörung nur vorübergehend, v. a. in Krisensituationen, zu erwarten. Patienten mit einer Erkrankung aus dem schizophrenen Formenkreis weisen dementgegen eine beständigere Symptomatik auf. Eine Besonderheit in der psychodynamischen Behandlung von Borderline-Patienten ist die Ausbildung einer sog. Übertragungspsychose, die in Zusammenhang mit einer besonders ausgeprägten Regression bei dem Patienten gesehen wird. Dabei kommt es durch den Patienten zu einer kurzfristigen paranoid gefärbten Beziehungskonstellation zum

Therapeuten. Äußerungen und Verhalten des Therapeuten werden tendenziell paranoid verarbeitet, auf sich bezogen (Beziehungsideen) oder der Patient fühlt sich beeinträchtigt und verfolgt (Beeinträchtigungs- und Verfolgungsideen). Das wahnhafte Erleben ist üblicherweise flüchtig, auf die therapeutische Beziehung und die Behandlungssituation begrenzt. Die psychotischen Erfahrungen von Borderline-Patienten hängen mit einem instabilen Selbstkonzept zusammen.

> **Merke**
>
> Eine zentrale Thematik bei Borderline-Patienten ist die Aggressionsabwehr. Wuterleben, Wut und Aggression sind mit dem Selbstkonzept nicht vereinbar und müssen abgewehrt werden. Wütend sein bedeutet böse sein, böse sein bedeutet nichts wert zu sein und verlassen zu werden. Verlassen werden bedeutet alleine sein, alleine sein ist eine tiefe Verunsicherung und muss vermieden werden. Ein nicht zu direktives Vorgehen empfiehlt sich bei der lebensgeschichtlich begründeten Befürchtung vieler Patienten, manipuliert und missbraucht zu werden.

3.3.8 F7 Intelligenzminderung

Menschen mit einer Intelligenzminderung können psychotische Symptome aufweisen. Diese können Ausdruck einer verminderten intrapsychischen Verarbeitungskapazität sein, mitunter wird der Begriff der »Propfpsychose« verwendet. Die Diagnosestellung kann je nach Ausmaß der geistigen Behinderung erschwert sein. Unerklärliche Verhaltensänderungen wie Ängstlichkeit, Aggressivität oder Misstrauen, Selbstgespräche, abgelenktes Verhalten oder veränderte Schlafgewohnheiten sollten für eine sorgfältige Exploration Anlass geben, gerade wenn sie plötzlich ohne erkennbare Ursache aufgetreten sind. Auch bereits vorhandene Verhaltensauffälligkeiten, die sich unvermittelt anders darstellen oder einen anderen Verlauf nehmen, sollten geklärt werden. Infantile Überzeugungen und Vorstellungen, die mit einer kindlich blumigen, bildreichen Sprache vorgetragen werden, sind der häufigste Grund für eine Fehldiagnose und eine unnötige neuroleptische Behandlung.

- Die Anleitung während der Meditation sollte jeweils 30-60 Sekunden dauern ohne langes Schweigen, um zu verhindern, dass der Patient sich im paranoid-halluzinatorischen Erleben verliert.
- Die Anleitung während der Meditation sollte sich explizit auch auf die psychotischen Sensationen beziehen, dies aber in einer normalen Art und Weise, dass sie keinen besonderen Status verglichen zu den anderen Sensationen erfahren und wie diese kommen und gehen.

> **Merke**
>
> Vor einer Achtsamkeitsübung sollte der Therapeut den Charakter der akustischen Halluzinationen seines Patienten gut kennen und ausgeschlossen haben, dass der Patient ihnen nicht ohnmächtig ausgeliefert ist.

Achtsamkeitsbasierte kognitive Techniken sind auch bei bipolar affektiven Störungen untersucht, v. a. mit positiven Effekten auf Angst und Depression (Williams et al. 2008). In einem systematischen Review der Literatur wurden zudem eine Verbesserung kognitiver Funktionen und eine Verringerung residualer manischer Symptome berichtet (Bojic und Becerra 2017).

Achtsamkeitsbasierte Interventionen konnten in einem Smartphone-basierten Ausbildungsprogramm wirksam die Cortisol- und Blutdruckreaktivität der Teilnehmer senken (Lindsay et al. 2018) oder bei älteren Patienten mit Angststörung und Depression eine hohe Cortisol-Ausgangskonzentration verringern und die klinische Symptomatik verbessern (Wetherell et al. 2017). Sie sind somit geeignet, Stress zu reduzieren und zur Stabilisierung des circadianen Rhythmus beizutragen, welches sich positiv hinsichtlich einer besseren Rückfallprophylaxe auswirkt.

4.2 Allgemeine körperorientierte Techniken

4.2.1 Bewegungstherapie, Sporttherapie

Bewegungs- und Sporttherapien lassen sich nicht zu den klassischen Psychotherapien rechnen. Jedoch dienen sie der Aktivierung von Ressourcen und können auch ein Mittel der Problembewältigung sein. Diese Eigenschaften sollten bei der gesamttherapeutischen Planung berücksichtigt werden.

Aus der klinischen Erfahrung werden körperliches Training bzw. Bewegungstherapie bei der Behandlung von Depressionen empfohlen, um depressive Symptome zu lindern und das Wohlbefinden zu steigern (S3-Leitlinie Unipolare Depression; S3-Leitlinie zur Diagnostik und Therapie Bipolarer Störungen). Die meisten wissenschaftlichen Untersuchungen zur Anwendung von Bewegung und Ausdauertraining liegen für Depressionen und Angststörungen vor (Broocks et al. 2007; Martinsen 2008). Den Übersichtsarbeiten oder Metaanalysen zufolge scheint die Wirkung auf die psychische Symptomatik moderat zu sein (Cooney et al. 2013; Rimer et al. 2012).

Bislang liegen nur wenige Studien mit hoher methodischer Qualität vor, die den Einfluss von Sport bzw. Bewegung bei der Behandlung schizophrener Patienten untersucht haben. Eine sportliche Betätigung mit moderater Intensität könnte sich günstig auf positive und negative Symptome, Kognition, Arbeitsgedächtnis, Aufmerksamkeit und Funktionsniveau auswirken, zumal Risikofaktoren wie

Gewichtszunahme, metabolisches Syndrom, Tabak- und Drogenkonsum durch eine gesündere Lebensführung gesenkt würden (Mittal et al. 2017). Möglicherweise sind auch positive neuroendokrinologische und neuroimmunologische Veränderungen zu erwarten, die die Neuroplastizität bezogene Synapto- und Neurogenese anstoßen könnten (Falkai et al. 2017; Noordsy et al. 2018).

Verbesserungen ließen sich v. a. hinsichtlich der Lebensqualität (Deenik et al. 2017) und der Negativsymptomatik (Lutgens et al. 2017; Veerman et al. 2017; Gorczynski und Faulkner 2010a; b) nachweisen, wobei es aber auch widersprüchliche Übersichtsarbeiten ohne eine klare Empfehlung gibt (Keller-Varady et al. 2018). In einer kontrollierten Studie über 12 Wochen konnten Verbesserungen der maximalen aerobischen Kapazität und der allgemeinen Psychopathologie (PANSS general and total score) gezeigt werden (Curcic et al. 2017).

Die genauen Wirkmechanismen zwischen physischer Aktivität und psychischer Befindlichkeit sind noch unklar. Möglicherweise führt Sport oder Bewegung zu einer Ablenkung von negativen Stimuli. Die Erfahrung der eigenen Selbstwirksamkeit sowie die mit dem Sport verbundenen verstärkten sozialen Aktivitäten können ebenfalls zu einer Verbesserung der Stimmung beitragen. Daneben können auch physiologische Vorgänge bedeutsam sein, z. B. Veränderungen in der monaminergen oder endophinergen Transmitter-Ausschüttung.

Neurowissenschaftlichen Erkenntnissen folgend besteht eine enge Wechselwirkung zwischen dem psychischen Erleben und der Organisation des eigenen Körpers, z. B. in der Haltung oder in der Durchführung von Bewegungen. Das sogenannte Embodiment lässt sich therapeutisch gut nutzen, bei einem depressiven Patienten könnte die »Verordnung« eines leichten »buddhistischen« Lächelns zu einer Verbesserung der Befindlichkeit beitragen (Heinemann und Jordan 2016). In einer körperfokussierten Psychotherapie kann nach der interpersonellen Körpermodifizierung gefragt werden und neue Überzeugungen, Erkenntnisse oder Motivationen könnten zur Vertiefung auch körperlich verankert werden (Downing und Jordan 2016).

> **Merke**
>
> Das psychische Erleben beeinflusst die Körperhaltung und die -bewegung. Die Körperhaltung, die Ausführung bestimmter Bewegungen und eine generelle Bewegungstherapie können aber auch das psychische Erleben positiv beeinflussen.

Psychisch Kranke sind oft nicht in der Lage, diese Wechselwirkung wahrzunehmen und einen Zusammenhang zwischen körperlichem und psychischem Erleben herzustellen. Eine Bewegungstherapie bei schizophrenen oder bipolar affektiv gestörten Patienten kann hier ansetzen.

Die Bewegungstherapie umfasst verschiedene physio- und sporttherapeutische Behandlungsmethoden und -techniken, die sich in einem Dreieck zwischen Physiotherapie, Bewegungspsychotherapie und Freizeitsport ansiedeln, z. B.:

- Physiotherapie, Hydrotherapie
- Sporttherapie, Bewegungstherapie, Psychomotorische Therapie, Entspannungsverfahren
- Konzentrative Bewegungstherapie, Tanztherapie, Integrative Bewegungstherapie

Das übergeordnete Ziel ist es, krankheitsbedingte Defizite nicht nur zu erkennen, sondern ein Übungs- und Behandlungsprogramm auszuwählen, das an die individuellen Bedürfnisse des Patienten angepasst ist. Dabei sollte die Bewegungstherapie symptomspezifisch angewandt werden, z. B. Defragmentationserleben, veränderte Körperwahrnehmungen oder Beziehungsstörungen schizophrener Patienten berücksichtigen (▶ Tab. 4.2: »Bewegungstherapeutische Interventionen bei Störungen des Ich-Bewusstseins« gemäß der Definition von Scharfetter 2002).

Tab. 4.2: Bewegungstherapeutische Interventionen bei Störungen des Ich-Bewusstseins

Konstrukt	Symptomatik, klinisches Bild	Bewegungstherapeutische Intervention
Störung der Ich-Vitalität	Angst vor Sterben, Wahrnehmung der eigenen Fäulnis, Fäulnisgeruch	Atemübungen, Laufen zur Auslösung körperlicher Reaktionen wie beschleunigte Atmung, Pulsschlagspüren, Schwitzen, Bewegungsenergie
Störung der Ich-Aktivität	Fremdbeeinflussungserleben, fehlende Handlungskontrolle	Durchführung eigenständiger, selbstkontrollierter Bewegungshandlungen mit Gegenständen und anderen Personen
Störung der Ich-Konsistenz	Gewissheit der körperlichen Auflösung, zu zerfließen	Vermittlung von Unversehrtheit, Körperschema und Körperstruktur
Störung der Ich-Demarkation	Gedankeneingebung, Gedankenausbreitung	Arbeit mit Strukturhilfen wie Kreis, Reifen oder Matte, Nähe-Distanz-Übungen im Partnerkontakt
Störung der Ich-Identität	Unsicherheit, Verlust der eigenen Identität, fremde Gedanken denken zu müssen	Halt geben, Haltekontakte (▶ Kap. 4.2.7), Grounding (▶ Kap. 4.2.4), Körper- und Selbstwahrnehmung mit Materialien, Geräten oder Personen

Die Bewegungstherapie ist ressourcenorientiert und kann als Einzel- oder Gruppentherapie angeboten werden. Die Überleitung und Integration in den Alltag verfolgt einen soziotherapeutischen Ansatz und kann über Rehasport und Sportvereine geschehen.

Die Bewegungstherapie sollte in einem Gesamtbehandlungsplan integriert sein. Für ihre Anwendung empfiehlt sich ein gestuftes Vorgehen. Zu Beginn steht eine bewegungstherapeutische Diagnostik, z. B. Motoriktest, Bewegungsbeobachtung und Erfassung des Körpererlebens.

Die Weinsberger Skalen zur Bewegungsbeobachtung sind ein wichtiges Instrument zur diagnostischen Einschätzung, sie können aber auch gut zur Verlaufsbeurteilung bei psychotischen Patienten verwendet werden (von Einsiedel et al. 2012):

- Kontaktverhalten
- Selbstvertrauen
- Aktivität
- Spannung
- Bewegungsregulierung
- Situative Aufmerksamkeit, Konzentration
- Bewegungsausdruck
- Verbale Kommunikation
- Soziale Regulierungsfähigkeit
- Antrieb
- Informationsaufnahme und -verarbeitung

Im Anschluss an die diagnostische Phase werden gemeinsam mit dem Patienten die Therapieziele festgelegt. Diese sind unterschiedlich in Abhängigkeit vom Erkrankungsstadium zu formulieren, z. B.:

- Entängstigung, Beruhigung, Spannungsabbau und Förderung der Realitätskontrolle in der Akutphase,
- Stabilisierung, Verbesserung der Körperwahrnehmung und motorischer Fertigkeiten, Vitalisierung, Aktivierung, Behandlung von Negativsymptomen einschließ-

lich kognitiver und sozialer Beeinträchtigungen in der Postakutphase,
- Förderung von Krankheitseinsicht, Compliance, Krisenmanagement, Rückfallprophylaxe unter Einbindung der familiären bzw. sozialen Strukturen in der Frühremission,
- Förderung der sozialen Teilhabe, der beruflichen Rehabilitation/Integration, der Sinngebung, der Lebensqualität in der weiteren Remission.

Mit der Formulierung der Therapieziele ist die Festlegung des therapeutischen Settings verbunden, in welcher Struktur die Bewegungstherapie durchgeführt werden soll: eher als Physiotherapie oder mehr als Bewegungspsychotherapie, als Einzel- oder Gruppenbehandlung?

Je instabiler der Patient ist, umso wichtiger ist eine Strukturierung im Vorgehen:

- Einfachheit und Klarheit bei der Instruktion, lieber zeigen als erklären,
- eine emotional kontrollierte, haltgebende Beziehung unter Beachtung der jeweiligen Nähe-Distanz-Problematik,
- positive Rückmeldung bei Übungen mit Korrektur ungünstiger Bewegungsabläufe zur Realitätsförderung,
- regelmäßiger Wechsel von Belastungs- und Entspannungsphasen,
- ausreichendes Zeitmanagement,
- Reizabschirmung bzw. Vermeidung symptomauslösender Situationen

Im weiteren Behandlungsverlauf ist eine Evaluation einzuplanen, inwieweit die bewegungstherapeutischen Verfahren hilfreich waren oder ob ggf. auch eine Anpassung vorzunehmen ist.

> **Merke**
>
> Die Bewegungstherapie ist ressourcenorientiert. Die größte klinische Erfahrung liegt für die Anwendung bei psychotischen Patienten in der Postakut- oder Remissionsphase vor. Insbesondere die Negativsymptomatik und die soziale Teilhabe lassen sich verbessern. Ein individuell abgestimmtes strukturiertes Vorgehen erscheint sinnvoll. Die Bewegungstherapie sollte in einem Gesamtbehandlungsplan eingebunden sein.

4.2.2 Progressive Muskelentspannung

Bei der progressiven Muskelentspannung nach Jacobson werden nacheinander einzelne Muskelgruppen angespannt und dann entspannt, um darüber einen vertieften Ruhezustand zu erreichen. In der Originalmethode waren noch Anspannungszeiten von mehreren Minuten vorgesehen, was aber bei einer zu hohen Intensität der Anspannung in Zusammenhang mit muskulären Schädigungen gesehen wurde. Die Indikation wird für eine Vielzahl psychischer Störungen gesehen, wobei für schwere Intelligenzminderungen, chronische neurologische Störungen und chronifizierte Psychosen wie Schizophrenie und anhaltende wahnhafte Störungen eine Kontraindikation bestehen soll (Ohm 2013). Einem Review nach wurden einige positive Studien zur Anwendung von Yoga, Atemübungen und generellem Entspannungstraining bei psychotischen Patienten gefunden. Jedoch ist die wissenschaftliche Qualität vieler Studien gering gewesen (Helgason und Sarris 2013). In einer Internetstudie mit psychotischen Patienten, welche auch schizophren Erkrankte mit einschloss, konnte durch progressive Muskelrelaxation eine Abnahme der depressiven und zwanghaften Symptomatik erreicht werden (Moritz et al. 2015).

4.2.3 Autogenes Training, Yoga und Akupunktur

Autogenes Training ist eine autosuggestiv herbeigeführte konzentrative Selbstentspannung, welche besonders die vegetativen Funktionen beeinflusst. Mitunter wird auch der Begriff der Selbsthypnose verwendet (Bei der Hypnose wird suggestiv durch den Therapeuten ein Trancezustand herbeigeführt). In einem vorgeschriebenen Ablauf konzentriert sich der Anwender auf sein Körpererleben und folgt formelhaft vorgegebenen Vorsätzen:

- Schwereübung: z. B. »Mein rechter/linker Arm ist ganz schwer.«
- Wärmeübung: z. B. »Mein rechter/linker Arm ist ganz warm.«
- Atemübung: z. B. »Es atmet mich.« Oder: »Es atmet in mir.«
- Herzübung: z. B. »Mein Herz schlägt ruhig und gleichmäßig.«
- Sonnengeflechtsübung: z. B. »Sonnengeflecht strömend warm.« Oder: »Das Zentrum im Bauch ist strömend warm.«
- Stirnkühleübung: z. B. »Meine Stirn ist angenehm kühl.« Oder: »Der Kopf ist frei und klar.«

Autogenes Training ist gut geeignet, funktionelle Störungen oder psychosomatische Erkrankungen, wie sie auch bei Patienten mit einer Psychose zu finden sind, zu behandeln, z. B. psychophysiologische Insomnie, Migräne oder Muskelverspannungen. Als Maßnahme der eigenen Psychohygiene im Umgang mit Stress kann es eine stabilisierende und rückfallprophylaktische Wirkung haben. Damit diese sich entwickeln kann, sind ein Üben und eine regelmäßige Anwendung erforderlich. Als Kontraindikation sind Erkrankungen zu sehen, die ein regelmäßiges Lernen erschweren wie Schmerzen, kognitive Beeinträchtigungen oder auch Konzentrationsstörungen bei halluzinatorischem Erleben. Vergleichbar den Achtsamkeitstechniken ist bei der Anwendung bei Patienten mit einer Psychose ggf. eine Modifizierung des Verfahrens in der Lernphase erforderlich (▶ Kap. 4.1.4). Ein eigenständiges Lernen dürfte dem Patienten mit einer akuten oder schwer chronischen Psychose nicht möglich sein, daher sollte dies unterbleiben.

Die Datenlage zur Wirksamkeit von autogenem Training bei psychotischen Erkrankungen ist sehr gering, oft genügen die Untersuchungen nicht den heutigen wissenschaftlichen Kriterien (Helgason und Sarris 2013).

Für Yoga, welches umfänglicher als Lebenseinstellung, verbunden mit der Anwendung von Achtsamkeitstechniken und Entspannungsverfahren zu verstehen ist, konnte hingegen in mehreren Übersichtsarbeiten und Metaanalysen ein positiver Wirknachweis bei psychotisch Erkrankten erbracht werden (Broderick et al. 2017; Helgason und Sarris 2013; Steenhuis et al. 2015). Es kam u. a. zu einer Steigerung der Lebensqualität oder zu einer Abnahme depressiver Symptome. Auch für bipolar affektive Störungen liegen Erfahrungen in der Anwendung von Yoga vor, auch als Online-Version (Uebelacker et al. 2014; 2018).

Ein systematischer Review über 1181 Patienten zur Akupunktur bei Schizophrenie ergab v. a. eine Besserung der begleitenden Schlafstörungen (van den Noort et al. 2018).

> **Merke**
>
> Körperorientierte Verfahren wie z. B. Bewegungs-, Sporttherapie, progressive Muskelrelaxation, autogenes Training oder Yoga sollten Bestandteil eines individuell-integrierten Gesamtbehandlungsplans sein. Die spezifischen Behandlungsziele werden in Absprache mit allen Beteiligten festgelegt und im weiteren Behandlungsverlauf überprüft.

4.2.4 Grounding-Technik

Unter Grounding werden im Allgemeinen ein schnelles »Erden« und das Verbinden des Körpers mit den erdenden Wurzeln verstanden, um mehr Stabilität, Präsenz im Hier und Jetzt sowie Achtsamkeit zu erzeugen. Es kann in jeder Körperhaltung wie Liegen, Sitzen, Stehen oder Laufen angewendet werden. Ziel ist ein bewusstes Erspüren der Körpermitte und des Kontaktes zum Boden oder zur Auflagefläche. Begleitende Sätze wie »Ich bin standhaft.«, »Ich habe Bodenkontakt.«, »Ich bin stabil.«, »Die Erde trägt mich.« usw. können je nach Möglichkeit eingebaut werden.

Langsame Schwünge nach rechts und links sowie nach vorn und hinten eignen sich, die Körpermitte zu zentrieren und den eigenen Schwerpunkt zu finden. Daneben tragen die leichten Schwünge auch etwas Beruhigendes und Wiegendes in sich. Eine andere einfache Anwendung, die eigene Mitte zu finden, geschieht über die Anweisung, die Hände auf den Bauch zu legen und sich darüber zu zentrieren (vgl. Fallbeispiel, ▶ Kap. 4.2.5 »Atemübung«). Als Unterstützung für die vertiefte Bauchatmung wird sie von vielen Therapeuten genutzt (Marx 2016b).

Fallbeispiel

Therapeut »*Sie liegen, (sitzen oder stehen) und versuchen ganz bewusst Kontakt zur Unterlage aufzunehmen. Sie konzentrieren sich auf die Stellen Ihres Körpers, die Kontakt zur Auflage haben und finden heraus, wo genau die Stellen sind, wie groß die Auflagefläche ist, wie es sich anfühlt in Ihren Muskeln, Sehnen und Bändern… Und wenn Sie mögen, können Sie mit Ihrem Atem den Prozess vertiefen, in dem Sie mehr und mehr in den Bauch atmen und sich mit jeder Ein- und Ausatmung mehr und mehr mit dem Boden verbunden fühlen. Sie scheinen mit dem Boden eins zu werden, mit ihm zu verschmelzen und wenn Sie mögen, stellen Sie sich vor, wie Sie Wurzeln schlagen und diese Wurzeln sich mehr und mehr, tiefer und tiefer im Boden verankern, so dass Sie ganz stabil und sicher erscheinen. Das gibt Halt, innere Stärke und Sicherheit…Fühlen Sie sich getragen vom Boden und ganz mit ihm verbunden… Sollten Sie Ihr Gewicht nicht genug spüren, können Sie mit Kraft einmal Druck auf der Unterlage erzeugen, um voll und ganz die Verbindung zu spüren. (Im Stehen können Sie auch einmal kräftig aufstampfen, um das Gefühl von Kraft und Bodenkontakt zu verstärken.)*« (Marx 2016b)

Die Technik des Groundings bietet eine gute Möglichkeit, um sich aktiv mit sensorischen Reizen auseinanderzusetzen. Sie kann die Aufmerksamkeit auf den Kontakt der Füße mit dem Boden oder der Hände mit der Tischplatte lenken und sollte verbalisiert werden (Marx und Jordan 2016). Darüber lassen sich zunächst Sicherheit und Selbstvertrauen vermitteln. Eine weitere Aktivierung kann bei einer subjektiv erlebten Hilflosigkeit durch die Aufforderung an den Patienten, aufzustehen und den festen Bodenkontakt bewusst wahrzunehmen, ergehen. Das achtsame Erleben eines angenehmen Körpergefühls wird so mit einer Problembewältigung und einer Ressourcenaktivierung verknüpft.

4.2.5 Atemübung

Atemübungen gehören zu den häufigsten körperorientierten Techniken. Sie sind in zahlreichen Entspannungs-, Meditations-, Achtsamkeitsverfahren integriert zu finden: z. B. autogenes Training, progressive Muskelentspannung, Zen-Meditation, Yoga, Qi Gong oder Tai Chi. Auch in der Einzelanwendung sind sie eine hilfreiche Unterstützung bei der Behandlung unterschiedlicher Störungsbilder, z. B. Angst- oder posttraumatische Belastungsstörungen. Sie festigen positive Körperempfindungen und das Körpergedächtnis durch tiefe Atmung. Sie lassen sich so nutzen, Emotionen deutlicher und klarer zu machen oder sie »wegzuatmen«. Emotionale Erregungszustände können reduziert und besser steuerbar gemacht machen. Oft sind Atemübungen die erste Möglichkeit, um Kontrolle über belastende Emotionen zu bekommen, d. h. sie stellen eine wichtige Ressource der Stressbewältigung dar. Bildhafte Vorstellungen, welche ein rhythmisches Kommen und Gehen einbeziehen, können imaginativ eingebaut werden (z. B. Wellen, Wind).

Fallbeispiel

Therapeut »*Nehmen Sie bitte eine Körperhaltung ein, die für Sie sehr angenehm ist. Wenn möglich versuchen Sie, dass Ihre Füße auf dem Boden stehen und Sie so Kontakt zur Unterlage haben. Wenn Sie liegen, spüren Sie die Auflageflächen Ihres Körpers. Sie können die Augen schließen, wenn Sie es möchten, um ein wenig mehr Kontakt zu Ihrem Inneren zu haben, Sie müssen es aber nicht. Sie können die Übung auch mit offenen Augen durchführen. Atmen Sie durch die Nase ein und aus, in Ihrem Atemrhythmus, so wie es für Sie angenehm ist. Richten Sie Ihre Aufmerksamkeit auf Ihre Atmung, wie die Luft durch die Nase und den Rachenraum bis tief in den Bauchraum dringt. Lassen Sie Ihre Schultern dabei entspannt hängen. Wenn Sie mögen, legen Sie Ihre Hand auf die Bauchdecke und bemerken, wie sich Ihre Bauchdecke beim Einatmen hebt und beim Ausatmen senkt. Bleiben Sie mit Ihrer Konzentration so gut es geht bei Ihrem Atemfluss. Wenn Sie in Gedanken abschweifen, führen Sie sich behutsam wieder zur Atmung zurück.*« (Marx 2016b)

Bei Patienten mit erhöhtem Erregungsniveau spielt die Atemtechnik eine besondere Rolle. Der Therapeut weist den Patienten direkt an, durch die Nase und in den Bauch zu atmen. Hierüber können Erregungszustände gut reguliert werden, sofern der Patient sich darauf einlassen kann. Der Therapeut beachtet, seine eigene gleichmäßige Atemfrequenz nicht unwillkürlich der des Patienten anzupassen. Er atmet selbst ruhig und kontrolliert. Mit klaren Anweisungen führt er den Patienten, auch dann, wenn es im ersten Anlauf noch nicht funktioniert (Marx und Jordan 2016).

4.2.6 Body-Scan

Body-Scan-Übungen werden bei vielen körperbezogenen Verfahren angewendet. In der ursprünglichen Form handelt es sich um eine Selbstwahrnehmung des eigenen Körpers. Sie beinhaltet ein innerlich achtsames Abtasten des gesamten Körpers oder auch nur ein Scannen einzelner Körperteile. Körpersensationen oder andere Erfahrungen, die während der Übungen auftreten, werden wertfrei angenommen. Alles darf sein, wie es in dem Augenblick ist.

Die Übungen können in jeder Körperhaltung durchgeführt werden. In Abhängigkeit von der zur Verfügung stehenden Zeit und der inhaltlichen Ausrichtung sind die Übungen auf den ganzen Körper ausgedehnt oder auf einzelne Körperteile begrenzt, es können auch vorher – nachher Vergleiche stattfinden. Mit dem Verfahren sollen eine bessere Selbstwahrnehmung, Achtsamkeit, Akzeptanz körperlicher Zustände, Entspannung, Erleben einer körperlichen Beeinflussbarkeit, die Integration wenig wahrgenommener Körperregionen und der Umgang mit störenden Aspekten der Wahrnehmung erreicht werden. Body-Scan-Übungen werden in der Akutsituation nur selten Anwendung finden. Im weiteren therapeutischen Verlauf können sie aber gut in ein Achtsamkeitstraining eingebaut werden.

> **Fallbeispiel**
>
> Therapeut »*Mit der Übung sollen Sie nichts verändern und nichts erreichen. Es geht nur darum zu beobachten, was ist und wie es ist, es anzunehmen von Augenblick zu Augenblick.*
>
> *Gehen Sie nun mit Ihrer vollen Aufmerksamkeit zum kleinen rechten Zeh. Spüren Sie, wie er sich anfühlt. … Beobachten Sie, was wahrzunehmen ist: Wärme, Kribbeln, Berührung, Stellung im Raum, vielleicht aber auch nichts. Manchmal ist die Vorstellung hilfreich, den Atem dorthin zu lenken, in den Zeh zu atmen und wieder heraus. Der Atem strömt dann durch die Nase in die Lungen, weiter in den Bauchraum, ins rechte Bein bis in den kleinen Zeh und wieder zurück.*
>
> *Gehen Sie weiter zum nächsten Zeh. Wie fühlt er sich an? Falls Schmerzen oder unangenehme Empfindungen auftreten, nehmen Sie sie bewusst war, ohne sie zu beeinflussen. Die Beschwerden dürfen angenommen und gewürdigt werden.*
>
> *Dann wandern Sie weiter zum nächsten Zeh. …*
>
> *Dann wenden Sie sich Ihrer rechten Fußsohle zu, der rechten Ferse, dem rechten Knöchel. Und während Sie auch in diese Körperteile hinein- und wieder herausatmen, nehmen Sie alle Empfindungen wahr. Machen Sie sie bewusst und lassen Sie sie dann sogleich wieder ziehen…*
>
> *Wandern Sie bei der Übung durch den gesamten Körper, das rechte Bein aufwärts, dann von den linken kleinen Zeh, … von dem linken Bein in den Rumpf, von den Fingern der rechten Hand zur rechten Schulter, von den Fingern der linken Hand zur linken Schulter, vom Hals über den Kopf bis in die Haare.*«

4.2.7 Haltekontakte, Halt geben

Die Interventionen dienen zur Stabilisierung des Patienten, die Berührungen sind validierend und Trost vermittelnd. Darüber können sie auch zur Problembewältigung beitragen. Einige Haltekontakte sind hilfreich, ein besseres Gleichgewicht im Körper zu finden. Wenn der Patient mit beiden Beinen einen guten Bodenkontakt hat oder auf der Sitzunterlage einen guten Kontakt spürt, kann er bestimmte Haltepositionen für sich selbst einnehmen, z. B. eine Hand auf das Brustbein und eine Hand auf den Bereich des Solarplexus zu legen und so abzuwarten. Auch können beide Oberarme kreuzweise ergriffen oder eine Hand auf die Stirn und die andere auf das Brustbein gelegt werden. Der Patient entscheidet selbst, welche Haltung ihm besonders angenehm ist. Diese Position ist ausreichend lange zu halten und die damit verbundenen Wahrnehmungen werden durch den Therapeuten fokussiert.

Sofern eine Berührung möglich ist, können in emotional belastenden Situationen dem Patienten Hilfestellungen gegeben werden, z. B. indem seine Hand gehalten wird, der Therapeut sich ihm zur Seite stellt oder ihm mit beiden Händen auf den Schulterblättern den Rücken stärkt.

> **Fallbeispiel**
>
> Während der Chefarztvisite wechselt die fallführende Therapeutin ihren Platz und setzt sich seitlich neben die Patientin mit einer Traumatisierung.

4.2.8 Angenehmes Körpererleben, Körperressource

Es handelt sich um ein ressourcenorientiertes Vorgehen. Nach einem standardisierten Entspannungsverfahren, z. B. der progressiven Muskelrelaxation, wird der Patient angewiesen, einzelne angenehm oder unproblematisch erlebte Körperregionen aufzusuchen oder ihm angenehme Bewegungen durchzuführen. Wenn der Patient eine solche Stelle oder Bewegung für sich gefunden hat, soll er seine ganze Aufmerksamkeit auf sie fokussieren und bewusst wahrnehmen. Die Körperressource muss dabei nicht groß sein, es reichen auch Ohrläppchen, Nasenspitze oder der kleine Zeh. Durch eine tiefe Atmung oder eine entsprechende Berührung seitens des Therapeuten lässt sich eine Verstärkung erreichen. Durch gezieltes Nachfragen wird die Aufmerksamkeit bei den positiven Empfindungen gehalten. Falls sich auch in anderen Körperregionen positive Wahrnehmungen eingestellt haben, können diese zusätzlich bekräftigt werden.

> **Fallbeispiel**
>
> »*Wo fühlen Sie Ruhe, Entspannung, Sicherheit oder Kraft und Entschlossenheit im Körper?*«

4.2.9 Umgang mit körperlicher Gegenregulation

Bei einer körperbezogenen Übung können im Körper des Patienten Gegenreaktionen auftreten. Der Therapeut lässt sie sich genau beschreiben und ermutigt dann den Patienten in seinem Körper nachzuspüren, wo diese momentan sind oder durch welche Erinnerungen sie ausgelöst wurden. Der Patient erlaubt den Körpersensationen, sich auszubreiten, und bekommt die Anweisung, dies bewusst zu erleben und ggf. noch ein wenig zu verstärken. Wenn der Patient seinem Gefühl nach am Endpunkt angelangt ist, leitet der Therapeut die Gegenbewegung ein. Nach einem Erlebnis, in dem sich der Patient klein und minderwertig gefühlt hat, erhält er die Aufforderung, sich langsam aufzurichten, zu wachsen bis zu einem sicheren, aufrechten Stand. Der Therapeut lässt den Patienten dann noch ein wenig größer werden, sich ausdehnen, wofür sich Vorstellungen eines Baumes, der seine Äste in den Himmel streckt, hervorragend eignen.

4.3 Allgemeine psychotherapeutische Techniken

Die kognitive Verhaltenstherapie scheint wirksamer als andere Interventionen zu sein, eine Positivsymptomatik bei schizophrenen Patienten zu reduzieren (Turner et al. 2014). Gegenwärtig wird mit einer Netzwerk-Metaanalyse versucht, ein Ranking der psychologischen Behandlungsverfahren hinsichtlich ihrer Wirksamkeit und Akzeptanz bei der Behandlung der schizophrenen Positivsymptomatik zu erstellen (Bighelli et al. 2018).

4.3.1 Stimulus- und Triggerkontrollen

Falls Auslöser für die akute Exazerbation einer paranoid-halluzinatorischen Symptomatik bekannt sind, sollten sie, soweit es geht, ausgegrenzt werden. Vermeidung und Reizabschirmung sind in diesem Zusammenhang geeignet, eine innere Sicherheit und Kontrolle wieder herzustellen.

4.3.2 Reorientierungstechniken

Die Reorientierung in Raum und Zeit kann förderlich sein, eine Realitätskontrolle wieder zu erlangen und ggf. auch eine Distanzierung von einer bedrohlichen Situation zu erreichen. Die Aufmerksamkeitslenkung erfolgt entlang der vorhandenen Orientierung zu Zeit, Ort, Situation, Person.

Fallbeispiel

Therapeut »*Denken Sie bitte daran, Sie sind jetzt in der Klinik für Psychiatrie. Hier kann Ihnen nichts passieren. Sie sind hier in Sicherheit vor ...*«
Therapeut »*Es ist heute der ..., Sie sind jetzt in der Klinik. Der Wievielte ist heute?*«

> **Merke**
>
> Menschen mit einer akuten Exazerbation einer psychotischen Symptomatik, z. B. einem Verfolgungswahn, sind beruhigter, wenn sie wissen, dass sie in einer sicheren Umgebung sind, zusammen mit Menschen, die sich um sie kümmern und Verantwortung übernehmen. Dies sollte verbal und nonverbal zum Ausdruck kommen.

4.3.4 Validieren

Eine wichtige Technik im Umgang mit einer psychotischen Symptomatik ist der Vorgang des Validierens. Validieren besagt dem Patienten zu vermitteln, dass seine Gedanken, Gefühle und Verhaltensweisen in einer gegebenen Situation als Ergebnis seiner verinnerlichten Beziehungserfahrungen und Verhaltensschemata verständlich und nachvollziehbar sind. Die damit verbundene Wertschätzung soll ein angemessenes Korrektiv für die in der Vergangenheit wiederholt erlebte Abwertung und Infragestellung seiner Sichtweisen, Gefühle und Bedürfnisse sein.

> **Merke**
>
> Die Rückmeldung, dass ein psychotisches Erleben samt den zugehörigen Bedürfnissen versteh- und nachvollziehbar ist, heißt nicht, das psychotische Erleben und die Bedürfnisse gänzlich zu akzeptieren.

4.3.5 Externalisierungen

Externalisierungen können zur Reduktion der Selbstaufmerksamkeit bei paranoid-halluzinatorischem oder dissoziativem Erleben eingesetzt werden. Auch die Nutzung einer direkten Ablenkung durch den Therapeuten ist möglich, bis eine normale Gesprächsführung wieder aufgenommen werden kann.

4.3.6 Distanzierungstechniken

Manchmal kann es erforderlich sein, eine größere Distanz zu dem Geschehen oder dem inneren Erleben herzustellen. Hierfür können Distanzierungstechniken verwendet werden:

- Der Vergangenheitscharakter wird betont, wenn der Patient in der Vergangenheitsform berichtet.
- Die Distanz wird vergrößert, wenn der Patient von sich in der dritten Person oder als Akteur in einem Film berichtet.

> **Fallbeispiel**
>
> Therapeut » *Vielleicht hilft es Ihnen, wenn Sie mir das Ereignis beschreiben, als wäre es nicht Ihnen selbst sondern jemand dritten passiert.*«
> Oder:
> »*… als wären Sie ein Zuschauer.*«
> Oder:
> »*…als würde es in einem Film passieren?*«

Eine innere Distanzierung lässt sich auch durch einen Perspektivenwechsel und eine Fokussierung erreichen, z. B. kann der Blick auf die Situation von der Einzelheit auf das Gesamte oder umgekehrt gezoomt werden, alternativ kann durch den Einsatz des nichtssagenden Unerwarteten eine Pause, verbunden mit einem Neustart geschaffen werden. Ähnlich wirkt eine äußere Distanzierung durch Veränderung der Situation, indem z. B. die Sitzposition gewechselt oder unvermittelt ein anderes Thema eingeführt wird (Jordan 2017b).

4.4 Chronobiologisch orientierte Therapien

Schlafstörungen und Störungen des circadianen Rhythmus sind von großer Bedeutung bei schweren psychischen Erkrankungen (Abreu und Bragança 2015; Chan et al. 2017; De Crescenzo et al. 2017a; Etain et al. 2012; Geoffroy et al. 2015; Ng et al. 2015; Stubbs et al. 2016; Wirz-Justice 2017). Auch bei psychisch gesunden Menschen gelten sie als Risikofaktor für das Auftreten psychotischer Erfahrungen (Freemann et al. 2017). Sie nehmen Einfluss auf die Leistungsfähigkeit, die Morbidität und Mortalität, sind oft ein Erst- oder ein Kardinalsymptom der psychischen Erkrankung, stellen einen Risikofaktor für die Erstmanifestation oder einen Rückfall dar, können eine eigenständige komorbide Erkrankung, ein prognostisch relevanter Komplikationsfaktor (z. B. organische Schlafstörungen) oder die Ursache einer Therapieresistenz (z. B. als Nebenwirkungen einer Pharmakotherapie) sein. Eine Vielzahl von Antidepressiva oder Antipsychotika sind geeignet, selbst sehr unterschiedliche Schlafstörungen auszulösen und darüber die Behandlung der psychiatrischen Grunderkrankung zu erschweren. Häufige Nebenwirkungen einer Pharmakotherapie sind Insomnien, Periodische Beinbewegungen im Schlaf oder Restless legs, Parasomnien, seltener auch schlafbezogene Atmungsstörungen oder Schlaf-Wach-Rhythmus-Störungen. Diese sind z. B. für die Behandlung mit Antipsychotika (Haloperidol) bei Patienten mit Schizophrenie (Wirz-Justice et al. 1997) oder Alzheimer-Demenz (Wirz-Justice et al. 2000) beschrieben, können aber auch unter Antidepressiva (Fluvoxamin) bei Zwangsgestörten auftreten (Hermesh et al. 2001). Selbst spezifische Medikamente zur Behandlung von Schlafstörungen wie Benzodiazepinhypnotika können die Melatoninausschüttung vermindern und darüber den Schlaf-Wach-Rhythmus destabilisieren, z. B. Diazepam (Monteleone et al. 1989) oder Flunitrazepam (Kabuto et al. 1986; Hajak et al. 1996), um nur zwei zu nennen. Genetische und funktionelle Abnormalitäten in der Melatonin-Biosynthese bei Patienten mit bipolarer Störung tragen möglicherweise zur erhöhten Vulnerabilität bei (Etain et al. 2012).

> **Merke**
>
> Spätestens bei einer Therapieresistenz ist zu prüfen, ob die eingesetzten Medikamente eine negative chronobiologische Wirkung haben können und darüber das Risiko für einen Rückfall erhöhen. Gegebenenfalls sind solche Medikamente gegen andere chronobiologisch nicht-aktive auszutauschen.

Anhaltende Schlafstörungen können eine Psychose auslösen oder das Risiko für ein Rezidiv bzw. eine erneute Phase erhöhen (Andorko et al. 2018; Cosgrave et al. 2018; Ered et al. 2018). Nahezu ein Viertel der Patienten mit der Erstmanifestation einer Psychose weist eine klinisch relevante Insomnie auf, wobei ein gesteigerter Alkoholkonsum, Rauchen und eine fehlende antipsychotische Behandlung ebenfalls zu beachten sind (Subramaniam et al. 2018). Im Krisenmanagement von Frühsymptomen und in der Rückfallprophylaxe sind Schlafstörungen deswegen von besonderer Bedeutung. Jeder Therapeut, der sich mit der Behandlung von psychotisch Erkrankten beschäftigt, sollte wesentliche Strategien im Umgang mit Schlafstörungen beherrschen, zumal diese durchaus wirksam sind (Bradley et al. 2017; de Bruin et al. 2015; Reynolds et al. 1997).

> **Merke**
>
> Die chronobiologisch orientierten Behandlungsverfahren zeichnen sich durch gute Verträglichkeit und Kombinierbarkeit mit anderen Therapien aus. Bei Patienten mit einer schweren psychischen Störung stellen sie eine sinnvolle Zusatztherapie dar.

4.4.1 Aufklärung und Beratung zum Umgang mit Schlafstörungen und zur Rhythmusstabilisierung

Einfache, aber dennoch effektive Behandlungsverfahren wie die gezielte Aufklärung und Beratung des Patienten, die Anleitung zu Verhaltensänderungen im Sinne der Schlafhygiene, verhaltenstherapeutische Techniken wie Stimuluskontrolle oder Schlafrestriktion sowie Entspannungsverfahren wie progressive Muskelrelaxation oder autogenes Training können von dem kundigen Therapeuten bei der Behandlung von Patienten mit Ein- und Durchschlafproblemen angewendet werden. Multimodale Therapien kombinieren in strukturierten Konzepten mehrere nichtpharmakologische Therapieverfahren mit psychotherapeutischen Elementen und werden überwiegend von schlafmedizinischen Zentren angeboten. Alle genannten Verfahren weisen nicht die spezifischen Nachteile einer Behandlung mit Schlafmitteln wie Substanzmissbrauch oder Medikamentenabhängigkeit auf und können bei nahezu sämtlichen Patienten eingesetzt werden (Hajak und Jordan 1997; Jordan und Hajak 1997; S3-Leitlinie Nicht erholsamer Schlaf/Schlafstörungen 2009; Riemann et al. 2017).

Die Grundlage jeder Insomnietherapie ist die Aufklärung und Beratung des Insomniepatienten durch seinen behandelnden Therapeuten. Insomniepatienten haben häufig unrealistische Vorstellungen über ihren und vor allem den »idealen« Schlaf (Morin et al. 1993; Schubert 1986). Hierdurch wird ein entspanntes Verhältnis zum Schlaf erschwert und Ängste und Unsicherheiten gefördert, die das Einschlafen verhindern. In dieser Situation sind eine Reihe psychoedukativer Maßnahmen hilfreich, von denen die Aufklärung über grundlegende Sachverhalte der Schlafregulation und über mögliche Ursachen von Schlafstörungen die Basis darstellt, und die durch

Regeln der Schlafhygiene und Empfehlungen zum Nachtverhalten ergänzt werden.

> Patienten mit einer Insomnie sollten u. a. darüber informiert werden, dass:
>
> - gesunder Schlaf inter- und intraindividuell stark variiert und allgemeingültige Normen, z. B. der Schlafzeit und der notwendigen Schlafdauer, nicht existieren,
> - nächtliche Aufwachvorgänge auch beim gesunden Schlaf vorkommen,
> - der Schlaf älterer Menschen unruhiger und flacher wird,
> - verlängerte Liegezeiten im Bett die Schlafqualität eher verschlechtern als verbessern,
> - gestörter Schlaf zwar erheblich das Wohlbefinden und die Leistungsfähigkeit des Menschen beeinträchtigt und zu Unfällen führen kann, körperliche Krankheiten unmittelbar durch eine Insomnie jedoch höchst selten entstehen,
> - der Ärger über schlechten Schlaf das Schlafvermögen noch weiter verschlechtert,
> - der seelische Zustand des Menschen maßgeblich den Schlaf beeinflusst und zu Schlafstörungen führt, auch wenn er es nicht wahrhaben will, und
> - der Mensch im Allgemeinen bei anstehenden, z. B. beruflich bedingten, Schlafentzügen nicht »vorschlafen« kann, weil das Vorausschlafen zumeist mit einer Erwartungshaltung verbunden ist, welche den Einschlafprozess stört.

Die Aufklärung verlangt von dem Therapeuten ein hohes Maß an Sensibilität, besonders wenn er seinen Patienten über vermutete Hintergründe der Schlafstörung informiert. Dies kann dann problematisch werden, wenn ein auf organische Ursachen fixierter Patient auf eine psychogene Mitverursachung seines Schlafproblems hingewiesen wird (Hajak und Jordan 1997). Jede Behandlung von Schlafgestörten verfolgt das Ziel, den Schlaf objektiv und subjektiv zu verbessern. Eine objektive Schlafverbesserung kann über eine polysomnographische Aufzeichnung des Schlafes in einem Schlaflabor nachgeprüft werden. Die subjektive Schlafqualität bestimmt maßgeblich den Leidensdruck des Patienten. Psychologische Therapieverfahren erreichen eine objektive und subjektive Verbesserung, sind aber überwiegend darauf ausgerichtet, das subjektive Schlafempfinden zu verändern. Dabei streben die nicht-pharmakologischen Therapieverfahren folgende Teilziele an:

- der Patient soll einen psychophysiologischen Zustand erreichen, der ein ungestörtes Auftreten von Schlaf ermöglicht,
- negative Einflussfaktoren des Schlafes sollen besser kontrolliert werden können und
- die subjektive Bewertung des gestörten Schlafes soll positiv verändert werden.

Psychologische und psychotherapeutische Verfahren wollen den Schlaf dabei nicht »erzwingen«, sondern zielen vielmehr auf verschiedene Aspekte, die eine Voraussetzung guten Schlafes darstellen (Hajak et al. 1997; Hajak und Jordan 1997):

- Angst, Fehlerwartung und Frustration über schlechten Schlaf werden aufgelöst (z. B. durch Aufklärung und Beratung über den Schlaf),
- eine positive Assoziation zwischen der Schlafumgebung und dem Schlaf wird wieder hergestellt (z. B. durch Einschlafrituale, Stimuluskontrolle, Schlafrestriktion),
- die Fähigkeit, zu entspannen und den geistigen und körperlichen Erregungszustand (Arousal) zu vermindern, wird gefördert (z. B. durch Entspannungstraining, kognitive Umstrukturierung),
- ein geregelter circadianer Schlaf-Wach-Rhythmus wird wieder etabliert (z. B. durch Schlafplanung, Tagesaktivierung),

- das Erleben von »echter«, in den Schlaf führender Müdigkeit zum Zeitpunkt des Zubettgehens wird dem Patienten wieder vermittelt (z. B. durch Stimuluskontrolle),
- innere und äußere schlafstörende Faktoren werden eliminiert (z. B. durch Schlafhygiene, Entspannungsverfahren, Gedankenstopp),
- die Wahrnehmung, das Verhalten und die Lebensgestaltung vor dem Hintergrund seelischer Konflikte und einem daraus resultierenden schlafstörenden Fehlverhalten werden umgestellt (z. B. durch Verhaltenstherapie) und
- psychogene Ursachen der Schlafstörung werden über die Aufschlüsselung und Bearbeitung seelischer Vorgänge und Konflikte abgebaut (z. B. durch tiefenpsychologische Psychotherapie).

4.4.2 Schlafhygiene

Mit dem Begriff der »Schlafhygiene« werden einfache verhaltenstherapeutische Empfehlungen für den idealen Umgang mit dem Schlaf beschrieben. Sie zielen auf eine Korrektur von Verhaltensweisen, welche den Schlaf negativ beeinflussen, und können von den Patienten leicht alleine durchgeführt werden (Hajak und Jordan 1997; Jordan und Hajak 1997). Durch Maßnahmen der Schlafhygiene sollen

- dem Schlaf abträgliche Verhaltensweisen abgebaut,
- über eine gesunde Lebensweise der Schlaf gefördert und
- die Patienten angeleitet werden, sich eine schlaffördernde Umgebung zu gestalten.

Jeder schlafgestörte Patient sollte seinen Umgang mit dem Schlaf gezielt in den zwei bis drei Verhaltensweisen ändern, durch die er in der letzten Zeit sein Schlafvermögen am meisten beeinträchtigt hat. Schlafhygiene gibt dem Patienten dazu konkrete Regeln für seinen Umgang mit dem Schlaf (Hajak und Jordan 1997; Jordan und Hajak 1997):

- Einhalten der individuell notwendigen Schlafmenge
 (Nicht länger als notwendig im Bett verbleiben, nicht wach im Bett herumliegen, nicht länger als zu den beschwerdefreien Zeiten liegen bleiben)
- Einhalten regelmäßiger Schlafzeiten
 (Regelmäßige Zeiten für das Zubettgehen und das morgendliche Aufstehen einhalten, auch zum Wochenende und im Urlaub)
- Verzicht auf Tagesschlafepisoden
 (Tagesnickerchen soweit möglich vermeiden)
- Angenehme Schlafbedingungen
 (Eine angenehme und schlaffördernde Gestaltung des Schlafzimmers ohne Gegenstände, welche an Arbeit/seelische Belastungen erinnern; den Wecker und andere Uhren aus dem Blickfeld des Bettes verbannen)
- Koffeinkarenz, Alkohol- und Nikotinkarenz
 (Nur ein leichtverdauliches Abendessen zu sich nehmen, abendliche Alkohol- und Koffeinkarenz einhalten, den abendlichen Zigarettenkonsum minimieren)
- Entspannende Abendgestaltung
 (Die Abend- und Nachtstunden so entspannend wie möglich gestalten, z. B. nicht arbeiten, die für den nächsten Tag anstehenden Tätigkeiten nicht im Schlafzimmer sondern vor dem Zubettgehen in einem anderen Wohnraum durchdenken, am besten niederschreiben; nicht ärgern, wenn das Einschlafen nicht sofort möglich ist, nachts nicht auf die Uhr sehen)
- Körperliches Training
 (Leichteres Einschlafen durch regelmäßige körperliche Betätigung am Nachmittag, intensive und unregelmäßige körperliche Aktivitäten kurz vor dem Schlafengehen sind hingegen schlafstörend)
- Individuell ausgerichtete Regelanwendung

Die Regeln der Schlafhygiene müssen mit dem Patienten gemeinsam erprobt und den persönlichen Fähigkeiten zur Umsetzung angepasst werden. Dabei hat die Beschäftigung des Patienten mit Schlafhygiene vor allem einen guten Effekt auf die kognitive Bewertung der Schlafstörung, während die notwendigen Verhaltensänderungen selbst schwieriger zu erreichen sind. Die Aufklärung und Beratung von Patienten sowie das Vermitteln einer idealen Schlafhygiene sind elementare Bausteine einer Insomnietherapie. Diese Basisverfahren reichen bei ausschließlicher Anwendung jedoch oftmals nicht für eine erfolgreiche Behandlung aus, da es häufig an der konkreten Umsetzung der vermittelten Regeln mangelt. Dennoch können auch einmalige Beratungsgespräche einen längerfristigen positiven Effekt auf den Umgang mit der Schlafstörung haben (Hauri 1993). Die Patienten fühlen sich ernst genommen, Wissenslücken und Vorurteile sowie Ängste werden abgebaut und es kann zu einer Umbewertung der Störung kommen (Hajak und Jordan 1997; Jordan und Hajak 1997).

> **Merke**
>
> Maßnahmen der Schlafhygiene dienen auch der Schlafphasenstabilisierung und verringern so das Risiko für depressive, schizophrene oder bipolare Erkrankungen einschließlich deren Rezidive.

4.4.3 Stimuluskontrolltherapie

Die Stimuluskontrolltherapie bearbeitet die negativen, oft unbewussten Einstellungen des Schlafgestörten zu seinem Schlaf und seiner Situation im Bett. Viele Schlafgestörte versuchen verzweifelt einzuschlafen, wollen den Schlaf erzwingen und geraten so immer mehr in einen Zustand von Ärger und Erregung. Oft führt schon das Betreten des Schlafzimmers, spätestens das Schlafengehen, wie bei einem trainierten Reflex zu vollständiger Wachheit. Das Bett wirkt dabei als Signal für die über lange Zeit gemachten Erfahrungen, in ihm nicht schlafen zu können, wach zu liegen, zu grübeln und sich zu ärgern. Mit der Stimuluskontrolltherapie wird die in Form einer negativen Konditionierung oft unbewusste, bereits verselbstständigte Verbindung zwischen Schlafumgebung (Bett, Schlafzimmer) und Wachliegen wieder gelöst. Ziel dieses Verfahrens ist es, dass das Zubettgehen wieder mit angenehmen Gefühlen und der Erfahrung, einschlafen zu können, verbunden wird (Hajak und Jordan 1997). Die Stimuluskontrolltherapie beinhaltet dabei folgende Verhaltensregeln:

- Das Zubettgehen ist nur erlaubt, wenn der Patient müde ist und glaubt, einschlafen zu können.
- Das Bett ist nur zum Schlafen oder sexuelle Aktivitäten da. Es darf im Bett nicht gelesen, gearbeitet, ferngesehen oder gegessen werden.
- Bei Einschlafschwierigkeiten müssen nach einer festgelegten Zeit (15 Minuten!) Bett und Schlafzimmer wieder verlassen werden. Erst bei erneuter »echter« Müdigkeit mit dem Gefühl, wieder schlafen zu können, darf der Patient wieder zu Bett gehen. Falls es nötig ist, wird dieser Vorgang mehrmals wiederholt, um den Stimulus »Bett« von der Erfahrung »Schlaflosigkeit« zu lösen und wieder mit einem schnellen Einschlafen zu verbinden.
- Das morgendliche Aufstehen erfolgt immer zur gleichen Zeit, unabhängig von der Schlafqualität der letzten Nacht und dem Müdigkeitsgefühl am Morgen. Dieses Verhalten unterstützt die Ausbildung eines geregelten Schlaf-Wach-Rhythmus.
- Schlafen am Tage ist nicht gestattet, damit der »Schlafdruck« sich auf den kommenden Nachtschlaf konzentrieren kann.

Bei Beachtung dieser Regeln schlafen die Patienten in den ersten Nächten für gewöhnlich weniger als zuvor. Daher sollten sie bereits zu Beginn auf diesen Effekt hingewiesen werden und es sollte betont werden, dass sich der Schlaf erst nach einigen Tagen, ggf. Wochen bessern wird. Mitunter können sich aber auch relativ kurzfristig Therapieerfolge einstellen. Das kommentarlose Überreichen einer Zusammenstellung von Regeln der Stimuluskontrolle ist wie bei der Schlafhygiene nicht sinnvoll. Vielmehr müssen die relevanten Maßnahmen mit dem Patienten transparent besprochen und nachvollziehbar gestaltet werden. Aufgrund der verzögert einsetzenden Wirkung der Technik schwindet häufig das Durchhaltevermögen des Patienten, für den Therapieerfolg ist somit eine engmaschige Motivation durch den Therapeuten erforderlich.

Die Stimuluskontrolle zeigt unter allen verhaltenstherapeutischen Techniken die höchste Effektivität (Engle-Friedman et al. 1992; Morin et al. 1994; 1999). In Kombination mit Entspannungsverfahren oder Schlafhygiene sind mit der Stimuluskontrolltherapie besonders gute Therapieerfolge zu erzielen.

> **Merke**
>
> Die Stimuluskontrolltherapie ist ein hochwirksames verhaltenstherapeutisches Verfahren, welches über Schlafrestriktion und kognitiver Umstrukturierung zur Schlafphasenstabilisierung beiträgt:
>
> - Nur müde ins Bett gehen
> - Im Bett nur schlafen (außer…)
> - Nach 15 Minuten Wachliegen das Schlafzimmer verlassen und nur bei dem Gefühl schlafen zu können, wieder ins Bett gehen
> - Diesen Vorgang so oft wie notwendig wiederholen

4.4.4 Schlafrestriktion

Zahlreiche Insomniepatienten liegen länger als erforderlich im Bett, um darüber mehr Schlaf zu bekommen. Die Schlafrestriktionstherapie basiert auf der Annahme, dass schlafgestörte Patienten durch dieses Fehlverhalten im Laufe ihrer Erkrankung eine Destabilisierung ihres Schlaf-Wach-Rhythmus entwickelt haben und dadurch ihre Schlaflosigkeit unterhalten (Spielman et al. 1987). Sie nutzt das Missverhältnis zwischen echter Schlafzeit und im Bett verbrachter Zeit als therapeutischen Zugang. Der Insomniepatient wird in der Schlafrestriktionstherapie angehalten

- seine Aufenthaltsdauer im Bett auf die Zeit zu begrenzen, die er glaubt, in den letzten Nächten wirklich geschlafen zu haben. Er darf aber wenigstens 4 ½ Stunden schlafen, wobei
- Tagesschlaf verboten ist. Zu Beginn des Verfahrens nehmen deshalb Müdigkeit und Schlafdruck zunächst deutlich zu.
- In Abhängigkeit von dem Index der Schlafeffizienz (genaue Schlafzeit/Bettzeit x 100 %) der vergangenen Woche wird die Bettzeit wochenweise entweder um 15 Minuten verlängert (wenn die Schlafeffizienz > 85 % ist) oder verkürzt (wenn die Schlafeffizienz < 85 % ist).
- Wenn der Patient über mehrere Nächte in der Woche zumindest 85 % seiner im Bett verbrachten Zeit schläft, darf er 15 Minuten länger im Bett verbleiben. Es wird so lange fortgefahren, bis die individuell richtige Schlafzeit erreicht ist.

Die Schlafrestriktion ist vor allem für schwer Schlafgestörte eine gut wirksame Therapieform (Friedman et al. 1991; Morin et al. 1994). Das Verfahren ist sehr anstrengend und wirkt in der Regel nur bei hochmotivierten Patienten. Viele Patienten können es nur umsetzen, wenn sie Urlaub haben und vorübergehende Einbußen ihrer Tagesbefindlichkeit in

Kauf nehmen können oder in stationärer Behandlung sind (Hajak und Jordan 1997).

4.4.5 Weitere kognitive Verfahren der Insomnietherapie

Kognitive Verfahren stellen die dysfunktionalen Gedanken des Patienten hinsichtlich seines Schlafes in den Mittelpunkt der Therapie. Sie gehen von der Hypothese aus, dass Patienten mit einer Schlafstörung häufig kognitiv angespannt sind. Viele Schlafgestörte zeigen eine sogenannte »try-hard«-Einstellung. Sie wollen den Schlaf mit Gewalt erzwingen, was aber die Anspannung verstärkt und in Folge die Schlafstörung aufrechterhält. Gedankenstopp und die Kombination mit positiven Vorstellungen oder kognitive Umstrukturierung dysfunktionaler Gedankengänge können diese angespannte Einstellung verändern helfen. Dabei können auch durch Selbstbeobachtung und Protokollführung des Schlaf-Wach-Rhythmus die häufig negativen Urteile über den gestörten Schlaf relativiert werden. Ziel ist letztendlich, die Hilflosigkeit des Patienten gegenüber seinem Schlaf abzubauen und eine gelassenere Einstellung zu entwickeln (Hajak und Jordan 1997).

Die verbreitetsten kognitiven Verfahren in der Insomnietherapie sind:

- Die kognitive Umstrukturierung ersetzt negative Kognitionen über den Schlaf, wie etwa ängstliche und grüblerische Gedanken über die Konsequenzen eines erneut gestörten Nachtschlafes, durch positive Gedankeninhalte.
- Die kognitive Fokussierung arbeitet mit der Konzentration auf angenehme und beruhigende Gedankenbilder bei nächtlichem Wachliegen. Kognitive Entspannung hat sich in einer Metaanalyse als eines der wirksamsten nichtmedikamentösen Verfahren erwiesen (Morin et al. 1994).
- Mit dem Gedankenstopp werden nächtliches Grübeln und negative Gedankenbilder anhand einer Selbstanweisung durchbrochen und somit wieder unter die subjektive Kontrolle des Patienten gebracht.
- Die systematische Desensibilisierung versucht, belastende und schlafverschlechternde Situationen des Tages mit angenehmen, beruhigenden Vorstellungen zu verbinden, die der Patient von Entspannungsübungen her kennt. Für dieses Verfahren liegen lediglich methodisch unzureichende Untersuchungen vor (Hajak und Jordan 1997).
- Die paradoxe Intention verordnet dem Patienten in der Nacht wach zu bleiben. Durch das Abbauen von angestrengten Einschlafversuchen und den damit verbundenen Ängsten soll dem Patienten ein natürliches Einschlafen erleichtert werden. Für diese Technik liegen jedoch widersprüchliche Berichte zur Effektivität vor (Morin et al. 1994; Murtagh und Greenwood 1995), die kein endgültiges Urteil erlauben.

Eine kognitive Verhaltenstherapie für Insomnie ist effektiv in der Behandlung insomnischer Patienten (Bootzin und Perlis 1992; de Bruin et al. 2015; Engle-Friedman et al. 1992; Morin et al. 1999; S3-Leitlinie Nicht erholsamer Schlaf/Schlafstörungen 2009), dies trifft auch für eine komorbide Insomnie zu (Riemann et al. 2017). Möglicherweise lassen sich neben der Verbesserung des Schlafs bei Patienten mit persistierenden Wahnvorstellungen und Halluzinationen (Freeman et al. 2015) auch Wahn und Halluzinationen selbst günstig beeinflussen (Freeman et al. 2017). Bei einer kombinierten Anwendung von Psychoedukation, Schlafhygiene, Schlafrestriktion, Stimuluskontrolle, kognitive Therapie und Entspannungstechniken konnten mittlere bis große Effektstärken erzielt werden, sowohl für die Einzel-, Gruppen- als auch für die Internettherapie (de Bruin et al. 2015; Riemann et al. 2017).

4.4.6 Medikamentöse Verfahren

Einige Psychopharmaka sind chronobiologisch aktiv. Sie können als Nebenwirkung ungewollt zu einer Destabilisierung circadianer Rhythmen und damit zu einem erhöhten Rezidivrisiko beitragen. Auch anhaltende Schlafstörungen sind ein Risikofaktor für die Erstmanifestation einer schweren psychischen Erkrankung oder deren Rückfall. Falls psychotisch Erkrankte unter Schlafstörungen leiden, werden üblicherweise sedierend wirksame Antipsychotika zum Einsatz kommen (Cohrs 2008). Für einige Substanzen liegen auch kontrollierte Studien zur Wirkung auf den Schlaf oder das circadiane System vor (Cohrs et al. 2010; 2006; 2005; 2004a; b; Meier et al. 2005). Falls eine medikamentöse Behandlung der Schlafstörungen durch Non-Benzodiazepinhypnotika (sog. Z-Substanzen) oder klassische Benzodiazepinhypnotika vorgesehen ist, sollte der verschreibende Therapeut sich mit verhaltenstherapeutischen Verordnungskonzepten auskennen. So kann das Risiko eines Missbrauchs oder einer Abhängigkeit minimiert werden.

Jede medikamentöse Therapie von Schlafstörungen sollte mit einem nicht-medikamentösen Therapieansatz kombiniert werden (Jordan und Hajak 1996). Hierfür können Einzelelemente psychologischer Verfahren wie Schlafhygiene, Stimuluskontrolle oder Entspannungsverfahren verwendet werden, die auch im jeweiligen Arbeitsfeld des Therapeuten umsetzbar sind.

Kontrollierte Bedarfsintervalltherapie

Mit der kontrollierten Bedarfsintervalltherapie (Hajak und Rüther 1995) wird versucht, die Hypnotikatherapie selbst in ein verhaltenstherapeutisches Konzept einzubinden. Die kontrollierte Bedarfsintervalltherapie kombiniert die Vorteile einer intermittierenden Gabe von Hypnotika mit einer am Bedarf orientierten Anwendung der Einzeldosen nach Ermessen des Patienten. Vor Beginn der Woche legt der Patient in einem Schlaftagebuch vorausschauend maximal drei Einnahmetage fest, an denen er Schlafmittel einnehmen darf, aber nicht muss. Die Einnahme wird auf solche Nächte gelegt, denen Tage mit besonderen Anforderungen folgen. Das Verfahren muss eingeübt werden, weswegen zunächst engere Arztkontakte notwendig sind. Die Therapieform soll vermeiden, das Gefühl eines schlechten Schlafes mit der Einnahme von Tabletten zu konditionieren. Der Arzt rezeptiert maximal 10 Tabletten (N1) für drei Wochen (Jordan und Hajak 1996).

Quotengerechte Bedarfstherapie

Bei absehbar transienten Insomnien und intermittierend auftretenden Schlafstörungen wird dem Patienten die bedarfsgerechte Steuerung seiner Medikamente selbst überlassen. Durch Verschreibung kleiner Packungsgrößen (N1 für drei Monate) soll bei enger Arzt-Patienten-Beziehung der Medikamentenverbrauch kontrolliert werden. Die Bedarfstherapie kann dabei i. S. eines verhaltenstherapeutischen Konzeptes angewendet werden, wofür ein Schlafprotokoll und ein Tagebuch wichtige Hilfsmittel darstellen. Der Patient notiert neben abgelaufenen und anstehenden Ereignissen, welche Einfluss auf den Schlaf haben könnten, die Qualität seines Schlafes sowie Art und Dosis des eingenommenen Medikamentes (Jordan und Hajak 1996).

Standardintervalltherapie

Bei der Standardintervalltherapie beschränkt sich die Dauer der regelmäßigen täglichen

Einnahme von Hypnotika mit einem Abhängigkeitspotential auf vier Wochen. Dann wird das Hypnotikum über wenige Tage ausgeschlichen und erst im Bedarfsfall, nach einer Karenz von 2-4 Wochen mit intensiver nichtmedikamentöser Therapie, wieder für 2-4 Wochen angesetzt. Nötigenfalls werden mehrere Behandlungszyklen durchlaufen (Jordan und Hajak 1996).

> **Merke**
>
> Wenn eine kognitive Verhaltenstherapie nicht hinreichend effektiv war oder durchführbar ist, kann eine medikamentöse Behandlung angeboten werden. Bereits zu Beginn einer Therapie sollte der Versuch einer Intervallbehandlung unternommen werden, z. B. Einnahme nur bei abendlicher Unruhe oder bei Nächten vor besonders wichtigen Tagesereignissen. Schlafmittel vom Benzodiazepintyp dürfen nicht länger als 2-4 Wochen eingenommen werden. Sie sollten immer ausschleichend abgesetzt werden, wobei die Dauer des Ausschleichens von der Dosis und der Einnahmedauer abhängt.

Niedrigdosierte Kombinationstherapie

Die Kombination zweier Schlafmittel kann bei chronischen Schlafstörungen sinnvoll werden, wenn trotz täglicher Einnahme das verwendete Schlafmittel nicht ausreichend wirksam war. Klinisch bewährt haben sich die Kombination niedriger Dosen sedierender Antidepressiva oder niederpotenter Antipsychotika mit Benzodiazepinrezeptoragonisten (Benzodiazepinen, Zolpidem, Zopiclon). Chronisch schlafgestörte Patienten mit abendlichen Spannungsgefühlen und Ängsten nehmen ein bis zwei Stunden vor dem Schlafengehen niedrige Dosen sedierender Antidepressiva oder schwachpotenter Antipsychotika ein, gefolgt von der Einnahme eines kurz- oder mittellangwirksamen Hypnotikums kurz vor dem Zubettgehen. Dadurch kann die hypnotisch notwendige Dosis von (Non-)Benzodiazepinhypnotika reduziert werden (Jordan und Hajak 1996).

> **Merke**
>
> Die »5-K-Regel« beschreibt die wesentlichen Behandlungsgrundsätze zur Verordnung und Einnahme von (Non-)Benzodiazepinhypnotika:
> Klare Indikationsstellung,
> Kontraindikationen beachten,
> kleinste wirksame Dosis,
> kurze Anwendungsdauer,
> kein abruptes Absetzen.

4.4.7 Therapeutischer Schlafentzug

Die Wachtherapie bzw. der therapeutische Schlafentzug ist das Behandlungsverfahren mit der schnellsten antidepressiven Wirkung überhaupt. Bei 50-60 % der Patienten findet sich nach komplettem Schlafentzug eine deutliche Besserung, wobei aber bei mehr als 50 % der Responder ein unvollständiger Rückfall in die Depression nach Nacht- bzw. Tagesschlaf stattfindet. Dabei ist eine Kurzschlafepisode (Nap) der ersten Tageshälfte depressiogener als in der zweiten. Ein Wirkungsnachweis besteht für den kompletten, den partiellen Schlafentzug der zweiten Nachthälfte und den selektiven REM-Schlafentzug, der aber nur in einem hierauf spezialisierten Schlaflabor durchzuführen ist. Ein partieller Schlafentzug mit Schlafphasenvorverlagerung (Phase-Advance-Therapie) kann den Schlafentzugseffekt erhalten und den Rückfall verringern. Bei Patienten mit erhöhtem Risiko für zerebrale Krampfanfälle ist eine Erniedrigung der Krampfschwelle zu berücksichtigen, so dass das Verfahren bei Patienten mit entsprechendem Risiko keine Anwendung finden sollte. Bei schwer depressiven Syndromen mit wahnhaftem Erleben oder Suizidalität kann eine Verschlechterung eintreten (Jordan und von Einsiedel 2012).

> **Merke**
>
> Bei schlafgestörten Patienten ist besser der Begriff »Wachtherapie« zu verwenden. Der therapeutische Schlafentzug kann gut mit einer medikamentösen Behandlung kombiniert werden. Regulär zur Nacht angesetzte sedierend wirksame Medikamente, z. B. Antidepressiva oder Antipsychotika, sollten zur einfacheren Durchführung umverteilt werden.

4.4.8 Lichttherapie

Licht ist chronobiolgisch wirksam und beeinflusst in Abhängigkeit von der Dosishöhe und dem Zeitpunkt der Applikation die circadiane Rhythmik. Positive Effekte einer Lichttherapie sind u. a. für die Behandlung von Menschen mit einer bipolar affektiven Störung (Levenson und Frank 2011), auch in Kombination mit komplettem Schlafentzug (Tseng et al. 2016), schweren Depressionen (Kragh et al. 2017; Wirz-Justice 2006), saisonalen Depressionen (Wirz-Justice 2006), Schwangerschaftsdepressionen (Epperson et al. 2004; Oren et al. 2002; Wirz-Justice et al. 2011), Demenzen (Münch et al. 2017) oder auch Borderline-Persönlichkeitsstörungen (Bromundt et al. 2013) beschrieben. Für schizophrene Patienten wurde die Konsolidierung der circadianen Rhythmik und des Schlafs mit einer Verbesserung der kognitiven Leistungsfähigkeit gesehen (Bromundt et al. 2011). Der genaue Wirkmechanismus ist nicht bekannt, am ehesten über eine Normalisierung circadianer Rhythmen. Ein therapeutischer Effekt von Melatonin selbst bei bipolaren, unipolaren oder saisonal affektiven Störungen konnte bislang bei uneinheitlicher Studienlage nicht nachgewiesen werden (de Crescenzo et al. 2017).

Bei der Depressionsbehandlung wird üblicherweise die Exposition mit artifiziellem weißen Licht (volles Spektrum außer UV-Anteil) von zumindest 2500, besser 10 000 Lux im Abstand von 90 cm für 1-2 Stunden morgens durchgeführt. Der therapeutische Effekt ist aber unabhängig von der Tageszeit. Möglicherweise besteht lediglich ein Tagesgang der Retinasensitivität für den antidepressiven Effekt der Lichttherapie, dass i. S. einer Dosis-Wirkungsbeziehung abends eine längere Anwendungsdauer erforderlich ist. Die Phasenverschiebung durch Licht ist abhängig von der Lichtintensität, dem Intensitätsunterschied zwischen hell – dunkel und dem Zeitpunkt der Lichtgabe im circadianen System. Durch abendliches Licht kann eine Schlafphasenvorverlagerung, wie sie bei vielen Depressiven zu sehen ist, nach hinten verschoben werden. Die Lichttherapie ist unproblematisch für die Augen von körperlich gesunden, unmedizierten Patienten (Brouwer et al. 2017), selten kann sie zu Augenbrennen, Irritabilität und Hypomanie führen. Bei der Kombination mit Medikamenten (z. B. Trizyklische Antidepressiva/Antipsychotika, Lithium), welche eine Photosensibilisierung hervorrufen können, sind augenärztliche Kontrollen empfohlen (Jordan und von Einsiedel 2012).

4.5 Biologische Therapieverfahren

Biologische Verfahren werden in der Behandlung von depressiven, manischen, schizophrenen oder auch postpartalen Psychosen eingesetzt. Um seine Patienten entsprechend beraten und therapeutisch begleiten zu können, benötigt der Therapeut ausreichend Kenntnis über die Verfahren, ihre Indikation, Kontraindikation, Wirkung, Nebenwirkung und Durchführung.

4.5.1 Elektrokonvulsionstherapie/-krampftherapie

Die Elektrokonvulsionstherapie (EKT) ist eine hochwirksame Behandlungsoption bei schweren, auch therapieresistenten depressiven, manischen oder schizophrenen Störungen (Wissenschaftliche Beirat der Bundesärztekammer 2003). Ein wesentlicher Vorteil ist in einer raschen Verbesserung der psychiatrischen Erkrankung zu sehen. Bei sachgemäßer Durchführung gilt die EKT als nebenwirkungsarmes und eines der sichersten Behandlungsverfahren. Die Behandlungsrisiken bestehen im Wesentlichen durch das Narkoserisiko mit einer Mortalität von 1:50 000.

Durch eine optimale Behandlungstechnik soll bei möglichst geringen Nebenwirkungen unter kontrollierten Bedingungen ein ausreichend langer generalisierter epileptischer Anfall von mehr als 25 Sekunden ausgelöst werden, der als ursächlich für die positive Wirkung gesehen wird. Über die Platzierung der Elektroden, z. B. unilateral über der nichtdominanten Gehirnhemisphäre oder bilateral, der Reizparameter Stromstärke und -durchflusszeiten, der Auswahl des Kurznarkotikums und des Muskelrelaxans, der vorherigen Sauerstoffbeatmung sowie dem Zeitpunkt der Krampfauslösung in Abhängigkeit von dem Abfluten der verwendeten Substanzen kann eine Dosistitrierung vorgenommen werden. Üblicherweise ist eine Serie von 6-10 Behandlungen mit einer Einzelbehandlung alle 2-3 Tage erforderlich, bis eine ausreichende Remission erzielt wird. Nach Eintritt einer stabilen Besserung wird die weitere Behandlung medikamentös und psychotherapeutisch fortgesetzt, in einzelnen Fällen kann auch eine Erhaltungs-EKT in geringerer Frequenz, z. B. alle vier Wochen, indiziert sein.

Die Medikation des Patienten wird zumeist während der Behandlungsserie fortgeführt, ggf. ist rechtzeitig zum Beginn der EKT-Behandlung eine Anpassung vorzunehmen, z. B.:

- Lithium: auf einen Spiegel < 0,4 mmol/l eindosieren
- Benzodiazepinhypnotika und Non-Benzodiazepinhypnotika (sog. Z-Substanzen): am Vorabend auslassen, falls eine Sedierung erforderlich ist, vorzugsweise Neuroleptika oder Sonata bzw. Benzodiazepine mit kurzer Halbwertszeit einsetzen
- Benzodiazepine: nach Möglichkeit zuvor ausschleichend absetzen
- Antikonvulsiva/Moodstabilizer: Dosis reduzieren oder auch unverändert belassen (ggf. Stimulationsparameter an höhere Krampfschwelle anpassen)
- Antidepressiva: Kombination möglich, Dosis reduzieren, Mirtazapin bis 30 mg, Venlafaxin bis 300 mg, Amitriptylin bis 100 mg, irreversible MAOH absetzen!
- Neuroleptika: Kombination möglich, Clozapin senkt Krampfschwelle, auf anticholinerg wirksame Neuroleptika wie Levomepromazin verzichten
- internistische Begleitmedikation und Einnahmezeitpunkt mit Anästhesist besprechen
  (cave: ß-Rezeptorenblocker wegen Asystolie, ggf. Atropin; z. B. Antidiabetika, Diuretika, Cholinesterasehemmer (Glaukom) erst nach der Behandlung verabreichen).

Wegen der Gefahr einer Aspiration ist auf strikte Nüchternheit zu achten, ferner sollte wegen einer Förderung der Magensaftproduktion zuvor nicht geraucht werden.

Die Indikation für die Durchführung einer EKT (z. B. Therapieresistenz trotz Anwendung mehrerer Psychopharmaka unterschiedlicher Wirkgruppen in ausreichender Dosis unter Kontrolle des Medikamentenspiegels über einen ausreichenden Zeitraum) sollte unter sorgfältiger Beachtung der Kontraindikationen (u. a. Hirninfarkt < vier Wochen, intrazerebrale Druckerhöhung, große intrazerebrale Raumforderung, Myokardinfarkt < drei Monate, dekompensierte Herzinsuffizienz, instabile Angina pectoris, komplexe Herzrhythmusstörungen, entgleister Diabetes mellitus, schwere pulmonale Erkrankung, akutes Glaukom, Aortenaneurysma) von einem Facharzt gestellt werden.

Selbst eine Schwangerschaft gilt nicht als Kontraindikation für die EKT. Prospektive oder kontrollierte Studien für die Anwendung von EKT in der Schwangerschaft liegen nicht vor, in einer älteren Metaanalyse wurden über 300 Fälle beurteilt (Miller 1994). Unter Berücksichtigung zusätzlicher Vorsichtsmaßnahmen wird eine hohe Sicherheit für Schwangere und Fetus angenommen. Bei 10 % der Behandlungen können Uteruskontraktionen auftreten, welche üblicherweise nicht von vorzeitigen Wehen gefolgt werden. Generell sollte die EKT nur von entsprechend qualifizierten Fachärzten in Beteiligung mit einem Anästhesisten in Kurznarkose unter Muskelrelaxation und Sauerstoffbeatmung durchgeführt werden. Bei der EKT von Schwangeren sollte zusätzlich ein Gynäkologe anwesend sein.

Vor der Behandlung sollte eine gynäkologische Untersuchung veranlasst werden. Wegen der erhöhten Aspirationsgefahr sind bei der Vorbereitung der EKT besonders auf Nüchternheit, Hochlagerung und Natriumcitrat zur Intubation ggf. zu achten. Für die Narkose sollte auf Hypnomidate® (Etomidat) wegen möglicher embryotoxischer Wir-

kung des Lösungsvermittlers verzichtet werden. Etomidat ist plazentagängig und tritt auch in die Muttermilch über, so dass das Stillen erst nach 24 Stunden wieder aufgenommen werden sollte. Da in der Schwangerschaft und unmittelbar postpartal die Aktivität der Pseudocholinesterase um 20-30 % gemindert ist, ist die Dosierung von Succinylcholin- bzw. Suxamethoniumchlorid entsprechend anzupassen, wobei Succinylcholin-/Suxamethoniumchlorid selbst nur in geringen Mengen in den Feten übergeht. Wegen der Behandlungskürze besteht nur eine geringfügige Exposition des Fetus zu den für Kurznarkose und Muskelrelaxation erforderlichen Medikamenten, so dass im Allgemeinen nicht mit einer bleibenden Schädigung zu rechnen ist (Rote Liste 2017).

Ab der 16. Schwangerschaftswoche empfiehlt sich ein fetales Monitoring. Während der Behandlung sollten ein EKG-Monitoring der Mutter, eine Tokographie des uterinen Tonus sowie arterielle Blutgasanalysen und eine Doppler-Ultrasonographie der fetalen Herzfrequenz durchgeführt werden. Die beiden zuletzt genannten Maßnahmen sollten direkt nach der Behandlung wiederholt werden (Jordan und von Einsiedel 2012).

> **Merke**
>
> Die Elektrokonvulsionstherapie ist ein hochwirksames Behandlungsverfahren mit guter Verträglichkeit, welches selbst in der Schwangerschaft unter Beachtung einiger Empfehlungen sicher angewendet werden kann.

4.5.2 Nicht-invasive Hirnstimulation

Zu den Verfahren einer nicht-invasiven Hirnstimulation gehören die Vagusnervstimulation (VNS), die transkranielle Gleichstromstimulation (Transcranial direct current stimulation (tDCS)) und die repetitive transkranielle Magnetstimulation (rTMS), für die die meiste Erfahrung vorliegt. Mehrere Metaanalysen bezüglich der Wirksamkeit bei schizophrenen Patienten ergaben für rTMS und tDCS eine Besserung v.a. der Negativsymptome, wohingegen in einer Metaanalyse rTMS auch Halluzinationen verbesserte, aber eine leichte nichtsignifikante Verschlechterung bei den Positivsymptomen bewirkte (Aleman et al. 2018; Hasan et al. 2015a; Kennedy et al. 2018; Osoegawa et al. 2018). Eine rTMS-Behandlung kann mit einer antipsychotischen Medikation kombiniert werden und scheint vor allem die Negativsymptome zu beeinflussen. Die Heterogenität der Studien ist jedoch sehr hoch, was eine zuverlässige Aussage erschwert (Wang et al. 2017).

Auch bei anderen psychiatrischen Erkrankungsbildern wie Depressionen, Zwangs-, Angst-, Essstörungen oder Suchterkrankungen liegen positive Erfahrungen mit der Anwendung von rTMS vor (Guo et al. 2017; Coles et al. 2018).

Behandlungen mit tDCS werden zunehmend in unterschiedlichen Indikationen im psychiatrischen und neurologischen Fachgebiet durchgeführt, hauptsächlich für Depressionen, chronischen Schmerz und kognitiven Abbau bei degenerativen Hirnerkrankungen. Vermutlich liegt die größte Wirksamkeit bei der Behandlung von Depressionen vor (Kornreich et al. 2018, Martin et al. 2018). Erste Übersichten finden sich auch für den Gebrauch bei Zwangsstörungen (Brunelin et al. 2018) oder Suchterkrankungen (Coles et al. 2018). In einer Studie bei Menschen mit nichtklinischer Psychose konnte eine Verbesserung des prozeduralen Lernens erreicht werden (Gupta et al. 2017), eine andere Studie zeigte für schizophrene Patienten eine Reduktion der akustischen Halluzinationen (Brunelin et al 2012). Auch Patienten mit einer bipolaren Depression könnten von einer tDCS-Behandlung profitieren (Sampaio-Junior et al. 2018). Zurzeit wird in einer deutschen Multi-Center-Studie untersucht, inwieweit bei Patienten mit einer schweren Depression die Wirkung einer kognitiven Verhaltenstherapie durch tDCS verstärkt werden kann (Bajbouj et al. 2017).

Es mehren sich die Hinweise, dass VNS bei therapierefraktärer Depression (Cimpianu et al. 2017; Shiozawa et al. 2014), eventuell auch posttraumatischer Belastungsstörung und entzündlichen Darmerkrankungen wirksam sein könnte (Breit et al. 2018; Kong et al. 2018). Die Datenlage aus Metaanalysen ist jedoch rar und kann bislang eine sichere Wirkung nicht bestätigen (Martin und Martín-Sánchez 2012). Da bei Epilepsiepatienten durch VNS psychotische Zustände ausgelöst wurden, sollte das Verfahren bei Psychosen keine Anwendung finden (Blumer et al. 2001), zumal in einer randomisierten kontrollierten Studie an Schizophreniepatienten sich keine Verbesserung der Symptomatik zeigte (Hasan et al. 2015b).

> **Merke**
>
> Die nicht-invasiven Hirnstimulationsverfahren befinden sich derzeit im wissenschaftlichen Stadium. Die optimalen Stimulationsparameter sind noch zu bestimmen. Die Behandlungen erfolgen off-label bei fehlender offizieller Zulassung. Bei einer therapieresistenten Symptomatik ist ein Behandlungsversuch mit rTMS in Betracht zu ziehen.

4.6 Handlungsorientierte und kreativtherapeutische Verfahren

Handlungsorientierte und v. a. kreativtherapeutische Verfahren erlauben, inneres Erleben nonverbal auszudrücken, über das dann später neutral miteinander gesprochen werden kann. Somit können Vorgänge der Affektwahrnehmung, -differenzierung und -regulierung angestoßen werden. Die Anwendung im gruppentherapeutischen Setting führt zu neuen zwischenmenschlichen Erfahrungen, welche in der Auseinandersetzung mit den Materialien zu einer Nachreifung von Ich-Funktionen beitragen kann.

4.6.1 Ergotherapie

Die Ergotherapie ist eine handlungsorientierte Therapieform. Sie gilt als Standardverfahren im stationären Setting und der Rehabilitation und wird oft den psychosozialen Therapien zugeordnet. Die Indikationsstellung erfolgt durch den behandelnden Arzt bzw. in Rehabilitationseinrichtungen ggf. auch durch den psychologischen Psychotherapeuten (Jordan et al. 2011d). Im ambulanten Bereich wird die Ergotherapie nach der Heilmittelrichtlinie verordnet. Der verordnende Therapeut sollte mit den Grundzügen des Verfahrens vertraut sein.

Klassischerweise wird ein zunächst alltagsbezogener Ansatz verfolgt. Der Patient soll befähigt werden, Kompetenzen möglichst lange zu behalten oder wiederzuerlangen, die eine selbständige Lebensführung und eine gesellschaftliche Teilhabe ermöglichen:

- Selbstversorgung, z. B. die Zubereitung einer Mahlzeit, wirtschaftliche Selbständigkeit
- Eigenständige Haushaltsführung, z. B. Einkaufen, Kochen, Wäsche-, Geschirrwaschen
- Ausbildung, Beruf
- Freizeitgestaltung mit sinngebenden, erfüllenden und zielgerichteten Aktivitäten, z. B. mit Freunden ausgehen, Besuch empfangen, Hobbys pflegen

Die Ergotherapie beinhaltet zudem einen stärker sozialen Aspekt, z. B. die Beratung des sozialen Umfeldes oder ggf. auch die Entwicklung und Begleitung von Maßnahmen zur gegenseitigen Anpassung. Dies kann auch die Umgestaltung des Arbeitsplatzes oder des Wohnraumes entsprechend dem Patientenbedarf bedeuten. Die Ergotherapie ist ferner geeignet, bei dem Patienten kreativ-gestalterische Potenziale zu wecken und auszubauen. Im Behandlungsprozess kann sie ein wichtiges diagnostisches Instrument darstellen.

In einem personenzentrierten Ansatz werden die Patienten weitestgehend in die gesamte Therapieplanung eingebunden, das beinhaltet auch die Festlegung der Therapieziele und ihre Reihung: Welche Fähigkeiten müssen vorrangig wiedererlangt werden?

Neben dieser funktions- und handlungsorientierten Betrachtung kann unter therapeutischen Gesichtspunkten eine ergebnisorientierte oder eine prozessorientierte Perspektive eingenommen werden:

- Wurde ein konkret benanntes Ergebnis erzielt, wie erfolgten die Planung, Umsetzung und Kontrolle der Zwischenschritte, welche weiteren Maßnahmen wurden abgeleitet?
- Welche Gefühle, Gedanken, Vorstellungen sind dem Patienten bei der Fertigung des Produkts gekommen?

Die Auswahl der ergotherapeutischen Methode hängt von der individuellen Zielstellung sowie von der Art und dem Umfang der handlungsorientierten Beeinträchtigungen ab.

Die kompetenzzentrierte Methode wird angewendet, wenn sich die Beeinträchtigungen auf fehlende Fähigkeiten zurückführen lassen. Sie ist für gewöhnlich ergebnisorientiert, es geht um den Einsatz alltäglicher, handwerklicher, seltener gestalterischer oder anderer kreativer Aktivitäten in Form einer Einzel- oder Gruppentherapie. Ein kognitives Training zur Unterstützung von Aufmerksamkeit, Konzentration, Merkfähigkeit und Gedächtnis oder die Analyse und Verarbeitung von Informationen, auch mithilfe entsprechender Software-Programme (z. B. COGPACK) lässt sich hierzu rechnen.

Wenn Störungen in der Kommunikation und der sozialen Interaktion bestehen, ist die interaktionelle Methode indiziert. Sie wird überwiegend als prozessorientierte Gruppentherapie durchgeführt, wobei auch ergebnisorientierte Aspekte bestehen können.

Die ausdruckszentrierte Methode arbeitet mit kreativ-gestaltbaren Elementen, Werkstücken, Geschichten, Musik, die zur Selbstdarstellung und zur zwischenmenschlichen Kommunikation anregen. Hierüber sollen eigene emotionale Zustände besser verstanden und kontrolliert werden können. Sie ist eher prozessorientiert und kann in einem Einzel- oder Gruppensetting angeboten werden.

Mithilfe der Ergotherapie kann der Patient oft besser und schneller in den Arbeits- bzw. Berufsalltag zurückgeführt werden. Belastende psychopathologische Symptome, Verstimmungen, Ängste können reduziert und Kontaktstörungen behoben werden. Der Selbst- und Realitätsbezug wird gefördert, die Wahrnehmung des eigenen Körpers, der eigenen Gefühle und der Umgebung verbessert. Die kognitiven Funktionen werden trainiert und erweitert. Kompetenzen für die Bewältigung von Alltagsaufgaben und zu einer sinnvollen Freizeitgestaltung werden ausgebaut, der Patient erlangt insgesamt mehr Autonomie.

Obwohl umfangreiche Erfahrungen mit der Anwendung von Ergotherapie bei depressiven, bipolaren oder schizophrenen Patienten aus dem klinischen Alltag im voll-, teilstationären und ambulanten Bereich vorliegen, ist die Datenlage hinsichtlich kontrollierter Untersuchungen zur Wirksamkeit eher gering (vgl. zugehörige S3-Leitlinien). Trotzdem besteht die Empfehlung, dass sozio- und ergotherapeutische Interventionen zur Verringerung oder Vermeidung sozialer Folgen dem Patienten in der präpsychotischen Phase oder mit beginnender psychotischer Störung ergänzend angeboten werden sollten (S3-Leitlinie Schizophrenie).

> **Merke**
>
> Bei akutpsychotischen oder manischen Patienten besteht die Gefahr der Reizüberflutung. Sie kann zu einer Zunahme der psychotischen Symptomatik führen. Falls eine Einzeltherapie in einem geeigneten, reizarmen Raum vorgesehen ist, sollte unbedingt der Aspekt der persönlichen Sicherheit Beachtung finden.

4.6.2 Kunsttherapie

Kunsttherapeutische Verfahren verbinden therapeutische und künstlerische Aspekte, sind also interdisziplinär angelegt. In einem integrierten Behandlungskonzept kann Kunsttherapie eine wichtige ergänzende Funktion einnehmen und zur Förderung von Selbstwertgefühl, Affektregulation und sozialen Kompetenzen beitragen. Sie kann bereits während des stationären Aufenthaltes begonnen werden, aber auch die Rückfallprophylaxe und die Rehabilitation unterstützen. Bei eingeschränkter oder abgelehnter verbaler Kommunikation bietet die Kunsttherapie einen anderen Zugang zum Patienten, der diagnostisch und therapeutisch genutzt werden kann. Probleme, Anliegen, Beziehungen, Selbstbilder oder emotionale Zustände lassen sich künstlerisch darstellen und zur Gestaltung bringen. Eine genaue Selbst- und Fremdwahrnehmung stellt eine wesentliche Basis dar und wird durch den Prozess gefördert. Die Arbeit mit unterschiedlichen Materialien zeigt Grenzen auf, auch der eigenen Fertigkeiten, und trägt zu einer differenzierteren Selbstsicht bei. Vorgänge oder Skulpturen müssen vorausschauend geplant und problem-/materialorientiert umgesetzt werden. Abläufe, Gedanken, Gefühle und Interaktionsmuster werden real erfahr- und plastisch darstellbar. Die Verwendung künstlerisch-kreativer Medien verbessert den sozialen Austausch und kann zur Reaktivierung eigener Ressourcen beitragen. Der künstlerische Prozess findet im Raum der therapeutischen Beziehung statt, wodurch sich ein Interaktionsdreieck zwischen Patient, Therapeut und dem gestalterischen Objekt ergibt. Dem gestalterischen Objekt kommen dabei wichtige Funktionen zu, es ist Container, Stabilisator und Katalysator der Kommunikation. Die Kunsttherapie kann im Einzel- und Gruppensetting durchgeführt werden. Bei der Einzeltherapie steht oft die schöpferische Arbeit im Mittelpunkt des Geschehens, wohingegen Kommunikationen und interaktionelle Prozesse durch eine Gruppentherapie angestoßen werden.

4.6.3 Musiktherapie

Die Musiktherapie zählt zu den künstlerisch-kreativtherapeutischen Verfahren. Ihre Wirksamkeit bei schweren psychischen Erkrankungen wird zunehmend durch Übersichtsarbeiten oder Metaanalysen belegt. Depressive Symptome psychotischer (Steenhuis et al. 2015) oder eine Negativsymptomatik schizophrener Patienten ließ sich durch eine Musiktherapie günstig beeinflussen (Geretsegger et al. 2017; Lutgens et al. 2017; Veerman et al. 2017). Aber auch für andere Erkrankungen wie Depressionen ließ sich eine Verbesserung, v. a. der Ängstlichkeit und des Funktionsniveaus nachweisen (Aalbers et al. 2017; Erkkilä et al. 2011). Bei Patienten mit einer Doppeldiagnose, d. h. einer komorbiden Suchterkrankung, wurde eine motivationsfördernde Wirkung beschrieben (Ross et al. 2008). Die globale Kognition demenzkranker Patienten wurde ebenfalls gebessert (Fusar-Poli et al. 2017).

Die Musiktherapie erlaubt sehr unterschiedliche Interventionsformen. Neben einer rezeptiven Ausrichtung (z. B. achtsamkeitsbasierte Klanginterventionen, freies Assoziieren, musikalische Fürsorge für einen Patienten, musikalische Biographiearbeit, themenzentrierte Anwendungen) können auch aktivere musiktherapeutische Techniken (z. B. musik- oder themenzentrierte Improvisationen, musikalische Rollenspiele, dialogisierende, stützende, Empathie vermittelnde oder konfrontative Techniken) zum Einsatz kommen (von Moreau et al. 2013).

Mithilfe der Musiktherapie kann der Patient einen besseren Zugang zu seinen Gefühlen bekommen, er kann Stimmungen differenzierter ausdrücken und durch die musikalische Tätigkeit in der Gruppe auch mehr Selbstbewusstsein und mehr soziale Kompetenz erlangen. Möglicherweise ist eine Verbesserung des Selbstwertgefühls, der eigenen Affektregulation und der sozialen Kompetenz in Verbindung mit einer rückfallprophylaktischen und rehabilitativen Wirkung zu sehen.

> **Merke**
>
> Handlungsorientierte und kreativtherapeutische Verfahren wie z. B. Ergo-, Kunst-, Musik- oder auch Tanztherapie sollten Bestandteil eines individuell-integrierten Gesamtbehandlungsplans sein. Die spezifischen Behandlungsziele sind in Absprache mit den Beteiligten festzulegen und im Verlauf zu überprüfen.

5 Alternative Versorgungsmodelle

Es ist bekannt, dass hohe Gesundheitsausgaben nicht automatisch zu einer gesünderen Bevölkerung führen. Die meisten Gesundheitssysteme versuchen, Kosten zu minimieren, anstelle den Nutzen für den Patienten zu erhöhen, wie es das value-based-healthcare Konzept vorsieht (Porter et al. 2013; Porter 2009; Porter 2008). Wenn sich Gesundheitssysteme am Nutzen der erzielten Behandlungsergebnisse je Patient im Verhältnis zu den dabei entstehenden Kosten orientieren müssten, würde es einen Anreiz geben, auch für bestimmte Patientengruppen mit einem besonderen Versorgungsbedarf geeignete Strukturen, einschließlich eines an integrierter Versorgung ausgerichteten Vergütungssystems, aufzubauen.

Erkrankungen aus dem schizophrenen Formenkreis und ihre Behandlung weisen spezifische Charakteristika auf: Die Erkrankungen stellen potentiell chronische Bedingungen dar, werden hauptsächlich ambulant therapiert, erfordern einen multiprofessionellen Behandlungsansatz und werden im regionalen Einzugsgebiet behandelt (Stegbauer et al. 2017b). Das Gesagte gilt uneingeschränkt auch für die Behandlung bipolarer Krankheitsbilder. Sie bedürfen gleichermaßen eine hohe Flexibilität des Therapeuten und ggf. eine enge Abstimmung mit dem parallel behandelnden Psychiater. Obwohl die nationalen Behandlungsleitlinien eine klare Empfehlung für Psychotherapie aussprechen, sind Patienten mit einer schizophrenen oder einer bipolaren Erkrankung in der ambulanten psychotherapeutischen Versorgung unterrepräsentiert (AQUA 2015; Stamm et al. 2018) oder haben nur einen geringen Zugang zu psychologischen Interventionen (Berry und Haddock 2008). Bezüglich der Finanzierung von wirksamen Therapieverfahren besteht zudem eine Diskrepanz zwischen den evidenzbasierten Leitlinien und der kassenärztlichen Finanzierung.

Eine etwa um ein Drittel zu geringe Personalausstattung im stationären Bereich und lange Wartezeiten im ambulanten Bereich über 4-6 Monate sollen zwei der wesentlichsten Hindernisse für die Integration psychotherapeutischer Verfahren in die Regelversorgung schwer psychisch Kranker sein (Arolt 2018; Bundespsychotherapeutenkammer 2018).

Derzeit werden durch die gesetzliche Krankenversicherung (GKV) in der ambulanten Behandlung durch Vertragspsychotherapeuten oder -ärzte lediglich die kognitive Verhaltenstherapie sowie die tiefenpsychologisch fundierte bzw. die analytische Psychotherapie finanziert. Andere Verfahren wie die Familientherapie, die systemische Therapie, die interpersonelle Psychotherapie oder auch die Gesprächspsychotherapie sind nicht erstattungsfähig, obwohl teilweise positive Wirksamkeitsnachweise vorliegen. So hat sich die Familientherapie einschließlich psychoedukativer Familieninterventionen für die Behandlung schizophrener Patienten als hoch wirksam erwiesen, kann aber ambulant nicht angeboten bzw. von dem Therapeuten nicht als Kassenleistung abgerechnet werden. Der empirisch begründete Wirksamkeitsnachweis für die psychodynamischen Verfahren ist demgegenüber eher gering, die Verfahren stellen aber eine abrechenbare Kassenleistung dar, selbst wenn nur wenige Patienten entsprechend behandelt werden.

Die Fragmentierung der gesundheitlichen Versorgung mit unterschiedlichen Zuständigkeits- und Leistungsbereichen spiegelt sich auch in der Divergenz der Bedürfnisse aller Beteiligten wider.

Was wissen wir über die Bedürfnisse von Menschen in einer schweren seelischen Krise oder mit einer schweren psychiatrischen Störung? Vermutlich gibt es nur wenige oder gar keine empirischen Befunde, da systematische Untersuchungen praktisch nicht vorliegen (Bramesfeld und Stegbauer 2016).
Was verlangen die Patienten, was würden wir in einer solchen Situation verlangen?

- Respekt
- Sich sicher fühlen können
- Sich zugehörig fühlen können – Inklusion
- Bedeutung für Andere – Arbeit
- In Ruhe gelassen zu werden
- Etwas zu essen, Sauberkeit
- Behandlung

In einem Netzwerk für psychische Gesundheit wurden von den Betroffenen Bedürfnisorientiertheit, 24-Stunden-Erreichbarkeit per Telefon, der Einbezug von Angehörigen sowie auch eine aufsuchende Betreuung als relevant für die eigene Versorgung erlebt (Magez et al. 2017). Die ambulante psychiatrische Versorgung wird aber überwiegend nicht hinsichtlich der Prioritäten psychisch kranker Menschen evaluiert (Stegbauer et al. 2017a).

Die Forderungen des Bundesverbandes der Psychiatrie-Erfahrenen beinhalten u. a.:

- Zuverlässige Hilfe in Krisen; leicht zugängliche Krisenhilfe an jedem Kalendertag und rund um die Uhr.
- Die Abschaffung der Zwangsbehandlung; zwangsweise Unterbringung nur bei erheblicher Gefahr für wichtige Rechtsgüter (Leben, Gesundheit usw.).
- Eine vollständige Umsetzung der UNO-Behindertenrechte-Konvention (= Inklusion), uneingeschränkte gesellschaftliche Teilhabe.
- Die Auflösung der psychiatrischen Großkrankenhäuser.

Die Divergenz der Bedürfnisse wird daran deutlich, dass wir nicht nur Patienten, sondern auch Versicherte sind. Und entsprechend dem Umgang mit anderen Versicherungsarten besteht auch für die Kranken- und Pflegeversicherung ein Moral Hazard, der sich durch Anspruchsdenken, Mitnahmementalität und Rundumversorgung auszeichnet, selbst wenn diese nicht notwendig ist.

Die Forderungen der Angehörigen psychisch Kranker, z. B. des Bundesverbandes BApK in der Agenda 2020 umfassen:

- Die Gleichstellung psychisch Kranker mit somatisch Kranken unter Berücksichtigung ihrer besonderen Bedürfnisse.
- Wohnort- und lebensfeldnahe, vernetzte Hilfeangebote.
- Eine Versorgungsverpflichtung in der Region für alle psychisch Kranken, auch für »schwierige Patienten«.
- Hilfe und Unterstützung »wie aus einer Hand«, aufeinander abgestimmt und an identischen Zielen orientiert. Dafür ist die optimierte Vernetzung von ambulanten und stationären Angeboten, unter der Berücksichtigung des Prinzips »ambulant vor stationär« Voraussetzung.
- Aufsuchende Hilfen; sie werden als Voraussetzung für Behandlungsbereitschaft, -erfolg und -kontinuität, auch über Schnittstellen hinweg, gesehen.
- Personenbezogene und indikationsbezogene Hilfen müssen für alle psychisch kranke Menschen gewährleistet sein.
- Eine langfristige Begleitung durch eine Bezugsperson, einen Case Manager mit persönlicher Verantwortung dem Kranken und seinen Angehörigen gegenüber, der auch unkonventionelle Lösungen sucht

und bei dessen Auswahl der Betroffene ein Mitspracherecht hat.

> **Zwischenfrage**
>
> Entsprechen Politik und ihre Institutionen noch den Erfordernissen der Bürger? Erfordert es eine regionale Bedarfsplanung mit Bürgerbeteiligung – unter Einbindung von Kommunalpolitikern, Patienten-, Angehörigenvertretern, ambulanten und stationären Leistungsanbietern sowie Vertretern der Krankenkassen?

Seitens der Gemeinde wird v. a. eine Garantenstellung erwartet: eine zuverlässige und effektive Versorgung psychisch Kranker einschließlich des Schutzes der Bevölkerung. Weiterhin dürfte ein Public Value von Interesse sein, dass nicht allein der einzelne Kranke, sondern das ganze Gemeinwesen einen Nutzen aus dem Vorhandensein einer psychiatrischen Einrichtung ziehen kann. Von Dörner wurde der Begriff des »dritten Sozialraums und seiner Pflege« geprägt (Dörner 2007): dass sich Bürger und professionelle Helfer »auf Augenhöhe« begegnen und voneinander lernen, damit professionelle und nichtprofessionelle (bürgerschaftliche) Hilfe angemessen miteinander verbunden werden kann. Eine Integration gelinge nicht, solange jemand von Profis umzingelt sei, nur Bürger als Nachbarn könnten andere Bürger integrieren (Dörner 2014).

Die Erwartungen der Kostenträger gehen hinsichtlich Kostensenkung, Kostenkontrolle, vielleicht durch eine Absenkung der stationären Bettenzahlen, aber v. a. durch eine Transparenz der Prozesse in der stationären Versorgung. Als Ergebnis ist sicherlich das neue Entgeltsystem in der stationären Psychiatrie zu sehen, welches ab dem 01.01.2018 verpflichtend eingeführt wurde (vgl. Gesetz zur Weiterentwicklung der Versorgung und Vergütung für psychiatrische und psychosomatische Leistungen (PsychVVG) vom 19.12.2016).

Die Divergenz der Bedürfnisse auf Seiten der Therapeuten, die Patienten nicht nur gut zu behandeln, sondern auch mit einem Moral Hazard bezüglich der »Entdeckung« neuer Krankheiten, findet sich trefflich in dem Bühnenstück »Knock oder Der Triumph der Medizin« (Romain 2001) beschrieben: »Ein Arzt muss sich darauf verstehen, Gesunde in Kranke zu verwandeln, denn Gesunde sind Menschen, die noch nicht wissen, dass sie krank sind«.

Die oben genannten Forderungen der Psychiatrie-Erfahrenen und deren Angehöriger werfen die Frage auf, ob das psychiatrische Krankenhaus überhaupt der angemessene Ort für die medizinische Betreuung von Menschen in seelischen Krisen ist.

Die Kritik der Krankenhauspsychiatrie bezieht sich u. a. darauf, dass die Organisation von Behandlung prozess- und maßnahmenorientiert stattfindet, d. h. jede Abteilung und jede Station hat ihr eigenes Behandlungskonzept, wofür sie sich die geeigneten Patienten aussucht. Bestimmte Störungsbilder bleiben außerhalb der Versorgung, die vorhandenen Ressourcen werden für eine künstlich erzeugte Nachfrage verbraucht. Die Fragmentierung der Behandlungsprozesse auch durch die Kliniken verhindert eine stabilisierende therapeutische Beziehung und schadet vor allem den schwächeren, vulnerablen Patienten. Durch multiple Diagnostik und nicht abgestimmten Behandlungen werden zusätzliche Kosten durch Schnittstellenmanagement und unnötigen Doppeluntersuchungen/-behandlungen verursacht.

> **Fallbeispiel**
>
> Nach 231 Behandlungstagen bei Dr. Autenrieth in der Tübinger Universitätsklinik gilt Friedrich Hölderlin (1770-1843) als »geistig umnachtet«, die Ärzte geben ihm eine Lebenserwartung von »höchstens drei Jahren«. Da holt der Tischler Erich Zimmer den kranken Dichter am

3. Mai 1807 zu sich nach Hause. Hölderlin lebt bei der Familie Zimmer, bis er am 7. April 1843 stirbt.

Das Dilemma der ambulanten Psychiatrie liegt darin, dass, je mehr ambulant behandelt wird, desto mehr Verantwortung wird bei den Angehörigen und der Gemeinde liegen. Diese leisten in der Regel einen enormen Beitrag zur Integration, der oft von den Kostenträgern und dem Krankenhaus nicht ausreichend gewürdigt wird.

Das psychiatrische Krankenhaus müsste entsprechend nicht nur auf die stationären Patienten achten, sondern selbst zur Stärkung der Integrationskraft der Bürgergesellschaft, zur Stärkung von Selbst- und nachbarschaftlicher Hilfe, einer »Ethik des home treatment« beitragen (Dörner 2014).

Integrative Versorgungsmodelle scheinen in der gegenwärtigen Versorgungslandschaft am besten geeignet, den spezifischen Behandlungserfordernissen von Menschen mit einer schweren Psychose gerecht zu werden (Schöttle et al. 2018). Auch die S3-Leitlinie Psychosoziale Therapien bei schweren psychischen Erkrankungen empfiehlt mit höchstem Empfehlungsgrad und höchster Evidenzebene, dass Menschen mit schweren psychischen Störungen in akuten Krankheitsphasen die Möglichkeit haben sollen, von mobilen multiprofessionellen Teams definierter Versorgungsregionen in ihrem gewohnten Lebensumfeld behandelt zu werden (S3-Leitlinie Psychosoziale Therapie). Für die unterschiedlichen Versorgungsmodelle einer Akutbehandlung im außerstationären Rahmen konnten positive Wirknachweise erbracht werden (Johnson et al. 2005; Joy et al. 2006; Malone et al. 2007; Marshall und Lockwood 2000; McCrone et al. 2009; Murphy et al. 2015), auch wenn die Datenlage insgesamt noch bescheiden ist (Hepp und Stulz 2017).

5.1 Integrative Versorgungsmodelle

Die Fragmentierung des psychiatrischen Versorgungssystems in Deutschland wird verbreitet als das größte strukturelle Problem der Versorgung angesehen, das Patientenorientierung, Kosteneffizienz und Weiterentwicklung gleichermaßen behindert. Als Fragmentierung wird dabei die strikte kostenrechtliche Trennung zwischen stationärer und ambulanter Versorgung, zudem aber auch zwischen den Zuständigkeitsbereichen der Sozialgesetzbücher für Behandlung, Rehabilitation, Wiedereingliederung und Pflege bezeichnet. Die sektorale Trennung zwischen ambulanter und stationärer Versorgung, zwischen unterschiedlichen Kostenträgern und intransparente Zuständigkeiten machen es schwierig, übergreifende Behandlungspfade zu entwickeln oder berechtigte Leistungsansprüche umgesetzt zu bekommen.

Modellprojekte nach § 64b SGB V (sog. »Regionalbudget«) oder Gemeindepsychiatrische Netze nach § 140a-d SGB V *(§ 140a Besondere Versorgung,* § 140b-d weggefallen) mit Verträgen zur integrierten Versorgung sind geeignet, Sektorengrenzen mit der zugehörigen Schnittstellenproblematik zu überwinden. In dem Modellprojekt des Westküstenklinikums Heide im Kreis Dithmarschen konnte sogar eine Überwindung der Versorgung zwischen SGB V und SGB XII erreicht werden. Mittlerweile liegen umfangreiche Studien zu den Auswirkungen der Einführung eines Regionalbudgets oder einer integrierten Versorgung auf die Versorgungslandschaft und die Qualität der Patientenbetreuung auch für den deutschsprachigen Raum vor (Deister et al. 2010; König et al. 2013; Schmid et al. 2013; 2015; Schöttle et al. 2018).

Seit dem 01.01.2018 ist gemäß der Rahmenvereinbarung nach § 115d Abs. 2 SGB V auch eine aufsuchende *stationsäquivalente Behandlung* möglich (▶ Tab. 5.1). Es bleibt abzuwarten, inwieweit dieses neue Behandlungsangebot von den Kostenträgern ausreichend gegenfinanziert wird oder nur zum Abbau stationärer Betten beitragen soll.

Tab. 5.1: Übersicht Stationsäquivalente Behandlung (StäB) gemäß Rahmenvereinbarung nach § 115d Abs. 2 SGB V

Definition	(§ 2 Grundsätze) Krankenhausbehandlung im häuslichen Umfeld durch mobile fachärztlich geleitete multiprofessionelle Behandlungsteams, die hinsichtlich Inhalte, Flexibilität und Komplexität einer vollstationären Behandlung entspricht: Merke StäB ist nur möglich, wenn eine Krankenhausbehandlung indiziert ist!
Häusliches Umfeld	(§ 3 Eignung) Eingangs- und Verlaufsprüfung hinsichtlich der Gegebenheiten (4-Augen-Gespräch, Sicherung der Versorgung?) und möglicher widriger Umstände (§ 5 Kindswohlgefährdung?, Gewährleistung der Versorgung bei Säuglingen 0-1 Jahre, ggf. Hebamme, Kinderkrankenschwester hinzu). (§ 4 Zustimmung) Hinterlegtes Einverständnis der Mitbewohner in Akte, Zustimmung von Pflegeeinrichtungen.
Durchführung	Behandlungsteam (§ 7) Ärztlicher und pflegerischer Dienst obligat, Vertreter einer weiteren Berufsgruppe (Psychologen, Spezialtherapeuten) fakultativ, fachärztliche Verantwortung, wöchentliche multiprofessionelle Fallbesprechung mit ≥ 3 Berufsgruppen, auch telekommunikativ möglich. Patientenkontakte (§ 8) Ein täglicher Direktkontakt bzw. ein unternommener Kontaktversuch, eine direkte wöchentliche ärztliche Visite im Facharztstandard Sicherstellung der Behandlung (§ 9) Rufbereitschaft des direkten Behandlungsteams werktags während üblicher Dienstzeiten, nachts und am Wochenende allgemeine Rufbereitschaft (z. B. Arzt vom Dienst) mit notfallmäßiger Aufnahmemöglichkeit. Beauftragung weiterer Leistungserbringer (§ 10) ≤ 49 % der erbrachten Leistungen, fachärztliche Verantwortung bleibt erhalten.
Dokumentation (§ 11) und Datenübermittlung (§ 12)	Entspricht inhaltlich einer guten Aktenführung, Checkliste empfehlenswert, tägliche Erfassung der Therapiezeiten nach Fachpersonengruppe ohne Berücksichtigung der Fahrzeiten (evtl. Zusatzcode?).
Inkrafttreten (§ 13)	Zum 01.01.2018.

Tab. 5.1: Übersicht Stationsäquivalente Behandlung (StäB) gemäß Rahmenvereinbarung nach § 115d Abs. 2 SGB V – Fortsetzung

Finanzierung	Gegenwärtig noch unklar. Es gibt einen eigenständigen Operationen- und Prozedurenschlüssen (9-701 Stationsäquivalente psychiatrische Behandlung bei Erwachsenen). Die Verhandlungen finden auf regionaler Ebene statt. Die Finanzierung dürfte aus dem bisherigen Budget erfolgen oder es wird sich eine begrenzte Budgeterweiterung für spezifische Patientengruppen verhandeln lassen.

Bereits jetzt versuchen psychiatrische Kliniken vom stationären Sektor aus, ihren Patienten eine kontinuierliche Behandlung anzubieten, die bis in den ambulanten Bereich reichen kann. Dies kann z. B. über die Einführung störungsspezifischer Behandlungsteams und -settings (sog. *Tracks*) geschehen, in denen die Patienten sektorenübergreifend (voll-, teilstationär, ambulant) während ihres Aufenthaltes in einer Klinik kontinuierlich von einem multiprofessionellen Team, bestehend aus Oberarzt, Psychologischen Psychotherapeuten, Assistenzärzten, Psychologen, Sozialpädagogen, Ergotherapeuten, Bewegungstherapeuten und Pflegekräften, betreut werden (Jordan et al. 2011b; c). Das Track-Konzept lässt sich gut um eine aufsuchende Komponente, beispielsweise eine aufsuchende Behandlung in einer psychiatrischen Wohneinrichtung, einer Wohngruppe oder einem Alten- und Pflegeheim ergänzen. Die Aufnahmesteuerung kann über Vorschaltambulanzen vom Typ »Assessment« erfolgen. Ein finanzierungstechnisches Problem des Trackkonzepts ist jedoch, dass nach dem herkömmlichen Vergütungssystem die teilstationäre Behandlung deutlich schlechter bezahlt wird als die vollstationäre. Einem teilstationären Patienten dürfte aber schwer vermittelbar sein, dass ihm deswegen nur die Hälfte der therapeutischen Leistungen zur Verfügung steht. Eine wirksame und effektive Versorgung, wie sie z. B. im Falle schwer psychisch Erkrankter sinnvoll wäre, erfordert letztendlich eine »Quersubventionierung« aus dem vollstationären Bereich und kann somit flächendeckend nicht gewährleistet werden. Das gegenwärtig starre Vergütungssystem der Klinik gibt leider unzureichenden Spielraum, Ressourcen flexibel auf die Versorgungssituation und das zugehörige Patientenklientel abgestimmt einsetzen zu können.

> **Merke**
>
> Psychotherapeutische Behandlungen bei Menschen mit einer schweren psychiatrischen Störung sind dann am wirksamsten, wenn sie in einem integrativen Versorgungsmodell eingebunden sind.

Hometreatment ist eine andere Option, vom stationären Sektor aus eine ambulante Behandlung zu organisieren. Es handelt sich um eine aufsuchende Behandlung für akut psychiatrisch erkrankte Patienten, die durch ein multiprofessionelles Team stattfindet (Bechdolf et al. 2011; Munz et al. 2011; Widmann et al. 2016). Diese ambulante Krisenintervention ist von begrenzter Dauer mit dem Ziel, einen stationären Aufenthalt zu vermeiden oder zu verkürzen. Kontrollierte Studien zu Hometreatment aus dem deutschsprachigen Raum fehlen bisher vollständig (Hepp und Stulz 2017).

Hometreatment entspricht inhaltlich in etwa dem *Crisis Resolution Team* (CRT). Hierbei handelt es sich um eine akute Krisenbehandlung, die durch ein eigenständiges Team mit eigenem Versorgungsauftrag durchgeführt wird. Der Zugang erfolgt eigenständig, es handelt sich um eine Struktureinheit, welche vom sonstigen Versorgungssystem abgekapselt ist.

Assertive Communitiy Treatment (ACT) beinhaltet eine Stabilisierung und Rehabilitation schwer psychisch Kranker durch ein multiprofessionelles Team. Die Behandlung erfolgt ebenfalls zunächst vom stationären Sektor aus und ist langfristig angelegt. Auch über einen Beobachtungszeitraum von vier Jahren konnten positive Effekte hinsichtlich Psychopathologie, Krankheitsschwere, Funktionsniveau und Lebensqualität nachgewiesen werden (Schöttle et al. 2018).

Falls ein psychiatrisches Krankhaus über eine eigene Psychiatrische Institutsambulanz verfügt, lässt sich hierüber auch eine aufsuchende Behandlung durch ein multiprofessionelles Team unter Leitung eines Facharztes organisieren (*Mobile psychiatrische Akutbehandlung*). Seit kurzem ist es möglich, im Bayerischen Vergütungsmodell auch die Fahrzeit abrechnen zu können. Die Gegenfinanzierung durch die Krankenkassen ist darüber ein wenig besser geworden, wenn auch nicht kostendeckend.

Ursprünglich eher vom ambulanten Sektor aus wurden Gemeindepsychiatrische Netze und integrierte Versorgungsmodelle organisiert. Mittlerweile können in vielen Regionen ambulante Soziotherapie, ambulante psychiatrische Pflege und ambulant betreutes Wohnen angeboten werden. *Community Mental Health Teams* (CMHT) bieten eine psychosoziale Betreuung und Bedarfserhebung mit dem Ziel, ein unabhängiges Leben im eigenen Umfeld zu fördern. Die Behandlung erfolgt durch ein multiprofessionelles Team, welches nicht aufsuchend tätig ist. Sie ist mittel- bis langfristig angelegt (▶ Abb. 5.1 »Sektorenübergreifende Versorgungsmodelle – Kontinuum«).

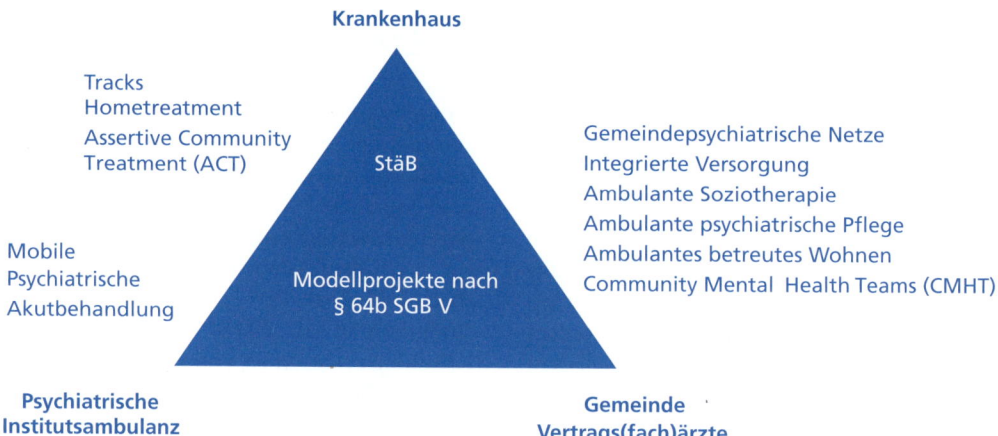

Abb. 5.1: Sektorenübergreifende Versorgungsmodelle – Kontinuum

> **Merke**
>
> Sektorenübergreifende Versorgungsmodelle wie das Regionalbudget und die integrierte Versorgung wurden geschaffen, um die Fragmentierung psychiatrischer Versorgung zu überwinden.

Jenseits von Modellprojekten gibt es nahezu keine aufsuchende Versorgungsform für Patienten mit einer Psychose in Deutschland (Müller et al. 2016). Der Innovationsfond des gemeinsamen Bundesausschusses (GBA) zur »Förderung innovativer sektorenübergreifender Versorgungsformen« ist sicherlich ein Schritt in die richtige Richtung. Leider bestehen wegen der »Förderung der Versorgungsforschung« eine Limitierung auf universitäre und nichtuniversitäre Forschungseinrichtungen sowie eine Kassenzustimmung als zwingende Voraussetzung.

Eine stärkere Nutzung von Angeboten der Eingliederungshilfe §§ 53-60 SGB XII, z. B. des *Persönlichen Budgets* § 57, könnte ebenfalls dazu beitragen, die verkrusteten Strukturen des derzeitigen Versorgungssystems aufzuweichen. Die den Persönlichen Budgets innewohnenden Verschiebungen im Leistungsdreieck zwischen Träger, Anbieter und Budgetnehmer mit einer stärkeren Gewichtung hin zum Budgetnehmer lässt ein Mehr an Selbstbestimmung in eigener Verantwortung, d. h. auch mehr Selbstwirksamkeit zu. Gerade die Möglichkeit, bei der Auswahl der Personen auf vertraute Personen aus dem informellen Netzwerk zurückgreifen oder bewusst auf Fachkräfte in der Alltagsgestaltung verzichten zu können, machte das Budget attraktiv. Auf Anbieterseite sollten sich direkte Veränderungen im Leistungsangebot zu mehr Kundenorientierung einstellen. Persönliche Budgets implizieren eine veränderte Sozialbürgerrolle und eine andere Kultur der Hilfegestaltung und Aushandlung.

Innovative patientenzentrierte Versorgungskonzepte begreifen das psychiatrische Krankenhaus als ein ist ein Element im »Netzwerk psychiatrischer Hilfen«. Es bildet eine intelligente Organisation psychiatrischer Dienste,

- die sich elastisch den aktuellen Bedürfnissen des jeweiligen Kranken anpasst,
- die kritisch mit dem Einsatz von Zwang und Gewalt umgeht,
- sparsam – rational – mit dem Einsatz von Medikamenten,
- mit Ressourcenverantwortung für ambulante und stationäre Behandlung (integriertes/persönliches Budget, Regionalbudget),
- mit finanziellen Anreizen für aufsuchende häusliche Behandlung (statt für das Einsperren der psychisch Kranken auf einer Station),
- mit Integration von Behandlung und Rehabilitation in die Gemeinde,
- mit einer kommunalen Orientierung und Bedarfsplanung einer umfassenden Versorgung, welche Priorität für Menschen mit hohem Hilfebedarf hat und ihren Beitrag zur kommunalen Daseinssicherung leistet,
- welche die »Soziale Menschenwürde« beachtet
- und sich an »Tugenden« ausrichtet (Jordan 2014; 2017a; 2018).

Ob die Schaffung von 7 000 psychotherapeutischen Praxissitzen, wie von der Bundespsychotherapeutenkammer in Ableitung von den Ergebnissen aus der Studie »Wartezeiten 2018« gefordert (Bundespsychotherapeutenkammer 2018), ausreicht, die Versorgung für schwer psychisch kranke Menschen zu verbessern, bleibt angesichts der strukturellen Probleme fraglich. Die psychotherapeutischen Angebote scheinen die eher leicht erkrankten Menschen zu erreichen, zumal die gegenwärtige Richtlinienpsychotherapie eine Kommstruktur voraussetzt. Eine Aufstockung psychotherapeutischer Sitze erscheint nur in neuen Niederlassungsformen wie »Gemeindepsychiatrischen Praxen« sinnvoll, wo psychiatrische, psychotherapeutische, soziotherapeutische Leistungen und ambulante psychiatrische Pflege gemeinsam wie aus einer Hand angeboten werden können. In seinem jüngsten Gutachten kommt der Sachverständigenrat zu einer entsprechenden Empfehlung (2018). Auch die Öffnung psychiatrisch-psychotherapeutischer Kliniken für Belegpsychotherapeuten stellt eine interessante Option dar.

> **Merke**
>
> Methodenübergreifende und multimodale Therapieansätze sind in der stationären Psychotherapie eher die Regel als die Ausnahme. In der Behandlung von Menschen mit schweren psychischen Erkrankungen haben sie sich als wirksam erwiesen. Es ist nicht zu verstehen, warum sie nicht auch in der ambulanten Praxis etabliert werden.

5.2 Niederschwellige psychosoziale und/oder psychotherapeutische Versorgungsmodelle

Niederschwellige psychosoziale Versorgungsmodelle können unterschiedliche Formen einer therapeutisch angeleiteten individuell ausgerichteten Selbsthilfe umfassen.

Seitens einiger Krankenkassen oder auch Anbietern der Pharmaindustrie wurden in letzter Zeit mehrere Softwareprogramme, z. T. für die internetbasierte Anwendung entwickelt, z. B:

- AOK – www.moodgym.de
- BARMER GEK – PRO.MIND, http://¬mastermind-project.eu
- DAK – deprexis®24 (www.deprexis24.de)
- TK – https://ecoach.tk.de

Nach einer kurzen »therapeutischen« Einweisung werden mehr oder weniger selbständig unterschiedliche, v. a. psychoedukativ ausgerichtete Module bearbeitet. Aber auch kognitiv-verhaltenstherapeutisch ausgerichtete Programme sind verfügbar. Inhalt, Umfang, Komplexität und die Möglichkeit, den Therapeuten direkt einzubeziehen, variieren je nach Programm. Es gibt rein internetbasierte Selbstanwendungen ohne weitere Mitwirkung, mit unterstützenden elektronischen Rückmeldungen, interaktiven Bestandteilen oder auch mit therapeutischem Kontakt. Zumeist findet nach der Einführung im weiteren Verlauf noch ein elektronisches oder telefonisches Monitoring statt, bei Krisen sollte die Möglichkeit einer weitergehenden Unterstützung vorgesehen sein.

Die meiste Erfahrung liegt für die Behandlung depressiver Zustandsbilder mithilfe einer computerbasierten kognitiven Verhaltenstherapie vor. Mehrere systematische Übersichtsarbeiten bzw. Metaanalysen konnten einen positiven Wirknachweis erbringen (Meister et al. 2018; Sander et al. 2017). Auch für Patienten mit einer klinischen Depression wurde eine Wirksamkeit beschrieben (Klein et al. 2016; Twomey et al. 2017). Die konkrete Umsetzung in der Versorgung ist aber zu klären, insbesondere inwieweit eine Eignung auch für psychotische Depressionen gegeben ist. Diese wird wesentlich von der Qualifikation des Therapeuten bestimmt sein, z. B. im Facharztstandard, um adäquat auf mögliche Komplikationen wie Suizidalität reagieren zu können.

Innere Einstellungen und strukturelle Barrieren gelten bei psychisch Erkrankten als die Hauptgründe für die Nichtinanspruchnahme einer Therapie (Andrade et al. 2014). Durch eine andere Form des Angebots, wie sie durch ein internetbasiertes Verfahren gegeben ist, lässt sich vielleicht eine größere Bereitschaft erzielen, sich in eine Therapie zu begeben. Diese ist bei leichteren bis moderaten Fällen geringer ausgeprägt. Die Behandlung schwer

Erkrankter hingegen wird v. a. durch strukturelle Barrieren erschwert (Andrade et al. 2014).

> **Merke**
>
> Internetbasierte Therapieverfahren stellen eine zusätzliche Behandlungsoption für Patienten dar, welche sich sonst nicht in Therapie begeben würden, z. B. aus Vorurteilen, Scham, Migrationshintergrund oder Mobilitätseinschränkungen. Sie können als alleiniges Behandlungsverfahren, als Bestandteil eines gestuften Vorgehens, z. B. im Rahmen der Nachsorge zur Erhaltungstherapie oder Rückfallprophylaxe, oder in Kombination mit einer klassischen Psychotherapie durchgeführt werden. Je schwerer der Patient erkrankt ist, umso wichtiger ist der direkte Kontakt zum Therapeuten.

Menschen mit einer schizophrenen, einer bipolaren oder einer psychotisch depressiven Störung werden gerade in ländlicher Region mit noch ausgeprägterem Fachkräftemangel häufig keinen Therapeuten finden. Aber selbst, wenn die strukturellen Probleme der unzulänglichen Versorgungsangebote und der zu langen Wartezeiten gelöst wären, zeigt die Erfahrung, dass diese Patientengruppe nur schwer in eine geeignete Therapie findet. Eine krankheitsbedingte fehlende Krankheits- und Behandlungseinsicht mögen hier von Bedeutung sein, weiterhin eine geringer werdende Unterstützung durch das mit dem Krankheitsverlauf abnehmende soziale Umfeld oder eine besondere Belastung für dieses, den Patienten in eine Therapie zu bekommen. Den Patienten aufsuchende Behandlungsformen, auch mit einer telematischen Psychotherapie per Videokonferenz, stellen eine interessante Behandlungsoption zur gegenwärtig oft praktizierten Nichtbehandlung dar. Die Kooperation eines patientenfernen psychiatrisch-psychotherapeutischen Leistungsanbieters, z. B. einer Klinik für Psychiatrie und Psychotherapie, mit einer patientennahen hausärztlichen Praxis, welche von dem Patienten vor Ort zum Zweck der telemedizinischen Behandlung aufgesucht wird, wäre ideal, den Patienten stigmafrei aus seiner sozialen Isolierung zu holen, auch bei geringem Einkommen des Betroffenen die technischen Kommunikationsvoraussetzungen zu gewährleisten, den Datenschutz einzuhalten und ggf. ohne zusätzlichen Aufwand für den Patienten eine somatische Klärung, z. B. Labor oder EKG, veranlassen zu können. Die Berufsordnung der Ärzte erlaubt bereits jetzt in einem bestimmten Rahmen eine Fernbehandlung, ein uneingeschränktes Fernbehandlungsverbot besteht somit nicht. Es ist davon auszugehen, dass in den nächsten Jahren die berufsrechtlichen und sozialrechtlichen Begrenzungen abnehmen werden, um Versorgungslücken im ländlichen Raum zu schließen und Patientengruppen zu erreichen, für die bislang eine Versorgung nicht zugänglich war. Zumal der Sachverständigenrat in seinem jüngsten Gutachten die Empfehlung getätigt hat, telemedizinische Potenziale im ländlichen Raum durch eine bundesweite Lockerung des Fernbehandlungsverbots zu nutzen (2018). In verschiedenen Modellprojekten wird gegenwärtig eine Umsetzung in der Routine erprobt, z. T. mit einer positiven Zwischenbilanz, siehe hierzu Modellprojekt »Elektronische Visite« des ZTG Zentrum für Telematik und Telemedizin bei Pflegeheimbewohnern in der Region Ostwestfalen-Lippe. Gerade Patienten mit einem komplexen Behandlungs- und Unterstützungsbedarf würden davon profitieren, wenn die strukturellen Möglichkeiten einer psychiatrisch-psychotherapeutischen Institution lebensfeldnah angeboten werden könnten. Die Umsetzung von Konzepten einer virtuellen Klinik könnte bei diesem Weg hilfreich sein (https://virtualclinic.org.au).

Selbsthilfe ist ebenfalls ein wichtiger Bestandteil des Gesamtbehandlungsplans. Die Deutsche Gesellschaft für Bipolare Störungen (DGBS e. V., www.dgbs.de) bietet umfangreiche Informationsmöglichkeiten zur Thematik.

6   Vom Leben – Der Schattengänger

Es war zu einer Zeit, als die Wölfe noch unter uns Menschen weilten, ihre Sprache verstanden und sich dienstbar machten. Einige von ihnen sprachen wie Menschen, gingen auf zwei Beinen, hatten zwei Arme, waren bekleidet, trugen aber die Seele eines Wolfes in sich. Es lässt sich darüber streiten, ob sie wirklich Wölfe waren oder mit dem Wolfsein bei der Geburt verzauberte Menschen. Vielleicht wurden sie auch erst im Verlauf ihres Lebens zu Wölfen, als das Ereignis einer seltenen Erkrankung oder einer genetischen Veränderung. Die Geschichte der Wolfsverwandlung durch Biss eines wilden Hundes war seit dem frühen Mittelalter bekannt und trug wesentlich zur Entfremdung zwischen Mensch und Wolf bei. Natürlich nahmen nicht alle Gebissenen die Wolfsgestalt an. Aber der Wolf zog in den mythischen Überlieferungen eines Volkes als gefährliches Untier ein und wurde seitdem erbarmungslos verfolgt.

Der Schattengänger gehörte zu dieser Gattung der zweibeinigen Wölfe. In seinem Leben hatte er vieles gelernt von dem, was kluge Menschen auszeichnete, er besaß einen scharfen Verstand und eine sichere Orientierung. Es blieb unklar, ob er schon als Wolfsartiger, als Wolf geboren war oder durch welchen Umstand auch immer er sich erst später zum Wolf wandelte. Seinen Namen verdankte er der Tatsache, dass er viele Menschen aus dem Reich der Schatten gelöst und zurück in ihr altes Leben geführt hatte. Es gab nur wenige seiner Art, die über ein entsprechendes Gespür verfügten, die verzweifelten Mensch soweit begleiten und tief in ihre Schattenwelt eindringen konnten.

Dank dieser besonderen Fähigkeit war er geachtet, wurde aber auch mit Argwohn betrachtet und manche empfanden eine seltsame Scheu.

Diese Scheu hatte in den Jahren zugenommen und war schließlich einem Gefühl der Unnahbarkeit und Kälte gewichen. Vielleicht ließ es sich in Zusammenhang mit einem schrecklichen Ereignis bringen, bei dem der Schattengänger seinen Sohn, seine Gefährtin und schließlich sich selbst verloren hatte.

Unerwartet war ihr beinahe erwachsener Sohn getötet worden. Einsam musste er in Dämmerung und Regen die Erde verlassen, mit gebrochenen Augen und zerschmetterten Gliedern gehen. In der Nacht, als sie ihn kalt und leblos fanden, zersprengte es ihr Innerstes. Sie starben nebeneinander vor Entsetzen, stumm, unfähig sich gegenseitig zu schützen. Seiner Gefährtin war das Herz aus der Brust gerissen, und er konnte nur in dumpfer Erstarrung zu sehen, wie es mit jedem weiteren Schlag erstarb. Die Flammen der Verzweiflung fraßen sich gierig auch durch seine Brust, brannten tiefe Furchen unauslöschbar in die ehemals glatte Stirn, versengten das Haar und zehrten den Verstand, bis am Ende nur noch sein Leib als ausgebrannte Hülle zurückblieb. *Er war nicht bei ihm gewesen, hatte ihm nicht helfen können. All seine Fähigkeiten des Heilens waren nutzlos geblieben, er hatte nicht einmal geschafft, seinen Sohn zu schützen. Wie gerne hätte er an seiner den Weg bestritten, die Erde verlassen.* So blieb ihm nur, seinen Tod zu verwalten, die Öffnung seines Körpers als letztes Zeugnis zu veranlassen, eine Zeremonie für den

Geliebten auszurichten, die Angehörigen bei ihrem Abschied zu begleiten und sich um seine Gefährtin zu kümmern. Doch er scheiterte auch hier. Zwar schaffte er zu verhindern, dass sie sich das Leben nahm, nachdem ihr Kind, ihre Zukunft, ihre Unsterblichkeit verloren gegangen war. Aber er verdammte sie damit zu einem Dasein der Leere, einem Sterben ohne Tod.

Irgendwann begann seine Gefährtin ihr bisheriges Leben hinter sich zu lassen, zu schwer lasteten die gemeinsamen Erinnerungen, dass sie nicht mehr zu ertragen waren. Sie gab ihre damalige Tätigkeit auf und nahm eine neue Beschäftigung an. Er unterstützte sie dabei, obwohl er bereits damals innerlich spürte, sie würde sich auch von ihm trennen müssen. Denn auch er war ein Spiegel ihres unfassbaren Leids. *In jeder Berührung, in jeder Umarmung, in jedem seiner Blicke würde sie den verlorenen Sohn suchen und nur eine grausame Erkenntnis finden. Er hatte ihr Sterben verhindert, ihr aber kein Leben gegeben. Er hatte seinen Sohn nicht retten können, allein musste er in wolkennasser Dämmerung aus dem Leben treten.* Er hatte sich zum Unglücksort begeben. Aber sein ausgeprägtes Gespür half ihm nicht, ihn im Zwielicht zu finden. Stattdessen war er auf eine Hirschkuh getroffen, die regungslos im hohen Gras am Waldesrand lag. Er setzte sich zu ihr und schaute lange in ihre toten Augen. Sie vernahm seine stumme Frage, ohne ihm antworten zu können. Nach einer Weile erhob er sich und verließ sie. *Vielleicht war sie jetzt bei seinem Sohn.* Er wünschte es sich. Irgendwann zog seine Gefährtin fort. In Sprachlosigkeit gingen sie voneinander. Er nahm Abschied von ihr.

Abschied war es, Herbst war es, Schicksal war es, mit den aufziehenden Nebeln und den länger werdenden Nächten kam der Winter. Mit eisiger Kälte wurde er von ihm ergriffen. Alles erstarb um ihn. Nur in seinem Inneren lebte ein Traum, eine kleine Sehnsucht weiter. Nun waren die, die er am meisten geliebt hatte, fort, seine Lebensträume geplatzt, seine Hoffnungen begraben unter der frostigen Decke des Winters. Nichts war wert, weiter zu leben.

Er zog sich in die Einsamkeit wissenschaftlicher Arbeiten zurück, bevorzugte den Kontakt mit Zahlen vor dem mit Kranken und Menschen. Er konnte nicht länger Schattengänger sein, ihm war es unmöglich geworden, mit den Menschen zu fühlen, zu leiden, ein Stück des Weges sie zu begleiten. Aber die neue Arbeit reichte nicht aus, ihn im Leben zu halten, die schmerzhaften Erinnerungen vergessen zu machen. Da er begab sich selbst in das Reich der Schatten, um nicht am Schmerz zu zerbrechen, dorthin, von wo er einst so viele Menschen abgeholt hatte.

Er versenkte sich in sein inneres Wesen, sah den Wurf seines Schattens vor sich, nahm ihn in sich auf und trat über ihn in die andere Welt. Er war in sein Inneres, in die Düsternis seines verstörten Geistes eingetaucht. Das Reich der Schatten umfing ihn mit Nebelschwaden und feuchter Kälte. Alles war in einem grauen Zwielicht gehüllt, der Blick reichte gerade zwei, drei Meter weit. Blätterlose Bäume streckten ihre knorrigen Äste gegen den fehlenden Himmel, halbverfallene Häuser mit leeren Fenstern säumten seinen Weg, der Boden zu seinen Füßen war tot, alles schien zerstört, fern entrückt, nirgendwo fand er Anzeichen von Leben oder Farbe. Einsam war es in dieser Welt, nur vereinzelt drangen Geräusche an sein Ohr. Bei seinem Weg durch die grauen Straßenzüge begegnete ihm selten ein anderer Wanderer. Es war jeweils ein flüchtiger Kontakt, ein Blick in ein verstörtes oder entleertes Gesicht, maximal ein kurzes Nicken. Jeder ging seine eigenen Wege. Die Menschen wurden dort wie Schemen, und die Gefühle verstarben. Schatten brachen ihnen das Augenlicht und trennten sie von allem, Schatten drangen tief in ihre Seele und ließen sie erfrösteln, gleichgültig werden, stumpf für jede Regung. Seltsam war es, im Reich der Schatten zu wandeln, wo das leuchtende Herbstlaub grau verblasste und das Sonnenlicht sich in den dichten Schwaden des Nebels verfing, dass auch tags immer eine Dämmerung herrschte. Alles war in grauschwarz getaucht. In der ersten Zeit war es ein Trost, keine Gefühle zu haben. Irgendwann erstarb auch das Bewusstsein für die Zeit und jeder Tag reihte sich an den vorherigen, ohne Kenntnis an das Gestern, ohne Wissen um das Morgen. Alles war in endloser Gegenwart erstarrt, Minuten waren gleich den Stunden, Stunden gleich den Tagen. Es war ein Dasein ohne Vergangenheit und Zukunft, ohne Erinnerung und Träume. Und je länger er sich im Land der Schatten aufhielt, je tiefer er in ihre Dunkelheit hinabstieg, umso dünner wurden die Fäden, die ihn mit seinem bisherigen Leben verbanden. Der Wolf wusste, dass er irgendwann an seiner Bindungslosigkeit zugrunde gehen würde, er nahm wahr, dass diese Beziehungslosigkeit zugleich seine Freiheit und sein Tod war, dass er allein stand in einer Welt unheimlicher Ruhe, dass von außen niemand in das Land der Schatten eindringen konnte, dass ihn die Menschen nichts mehr angingen, er sich selbst nicht mehr. Alles lief darauf hinaus, auf diese letzte Reise.

Gerne wäre er im Reich der Schatten verblieben, bis er seine Erinnerung verloren oder sich gleich der Zeit aufgelöst hätte. Doch eine unruhige Kälte ergriff von seinem Innersten Besitz, je tiefer der Weg ihn in das Schattenreich führte. Sie fraß sich wie ein hungriges Tier durch seine Gefühle, seinen Verstand, nagte an den Gebeinen bis auch die letzte Hoffnung finster und bang, eine tödliche Versuchung geworden war. Die Angst trieb ihn um. Sie machte ihn ruhelos, rastlos, seelenlos. Sie beraubte ihn seines Willens, nährte sich von seinem Verstand. *Die Angst frisst die Seele auf, seine ist schon verloren.* Er hatte Angst vor Menschen, Ansammlungen, jeglichen Veränderungen. Irr und wund in einer entsetzlichen Not hastete er durch das Schattenreich, und mit jedem Schritt spürte er die Kräfte schwinden. Am Ende trieb ihn nur noch die Sehnsucht nach einem Licht, das Reich der Schatten wieder verlassen zu können, selbst wenn der Strom von Trauer und Seelenangst ihn bei dem Austritt wegreißen sollte.

Zuletzt streifte er so lange durch das Reich der Schatten, dass er nicht mehr wusste, ob es jemals einen Anfang gegeben hatte. *Anfang und Ende, Ende oder Neubeginn, einfach nur stehen bleiben. Innehalten, eine unendliche Zeit. Innen und außen, gab es ein Leben jenseits der Grenzen der Schattenwelt? Stehen bleiben*, das konnte er nicht. *Weitergehen*, das war alles, was ihm zu tun geblieben war, das Ende der Welt finden, das Ziel aller Wege, Grenzen überschreiten, den Horizont erreichen und vielleicht einen Ausweg finden. *Weitergehen*, seine Füße trugen ihn von allein voran, durch öde Steppe und graue Moorlandschaften, einsame Gebirge mit karger Vegetation, *er war die Wanderung.* Und er hatte vergessen, wer er war, dass es ein früheres Leben gab. Er war nur noch Schatten, Geist ohne Körper, Erscheinung ohne Seele. Einst war er jemand anderes, doch nun floh er, mehr wusste er nicht. Andere Schatten zogen an ihm vorbei, ohne Geräusch, gänzlich stumm. Sie beachteten einander wenig, blickten kurz in das ausdruckslose Gesicht gegenüber, ohne den Lauf zu verändern. Wie einsame Landmarken schienen sie nur da zu sein, um die Zeit, die verging, anzuzeigen. Und die Zeit war ebenfalls ohne Anfang und Ende. Die Nebel verbargen den Blick auf das Vergangene und das Zukünftige, und so bot die Zeit keine Zuflucht der Ruhe.

Einmal war ein Licht in das Schattenreich gedrungen. In den Augen einer jungen Frau, welche ihm in der äußeren Welt entgegengekommen war, sah er ein kurzes Blitzen. Es berührte ihn, die Erinnerung daran ließ ihn nicht mehr los. Er begann sich wieder für einen Menschen zu interessieren. Und allmählich fing er an, sich wieder wahrzunehmen, hatte Angst vor einem anstehenden körperlichen Eingriff und spürte schmerzlich die Leere seines Daseins, den Verlust der

Zukunft. Die Gedanken an sie, dass ihn etwas berühren konnte, irritierten ihn, ließen ihn schlaflos werden. Aber sie halfen ihm in diesen Tagen weiter, waren ein wenig Licht, Hoffnung, einen Weg aus dem Schattenreich zu finden. Er mochte sie leben sehen, länger als eine Sequenz, nach der das Lächeln wieder gefriert und die Gefühle ersterben. Er mochte ihre Träume kennen, ihre Hoffnungen wissen, mochte ihre Seele ergründen, um sich selbst darin zu finden. Er hatte nun Angst, im Reich der Schatten zu verbleiben, Angst, sie zu überfordern und ein Licht zu verlieren. Er hatte Angst, in ihre Seele zu blicken und nichts zu spüren, wissen, dass er so nicht weiter leben könnte, er hatte Angst, von der Macht des Seelenstromes mit all den schmerzlichen Gefühlen, all der Trauer fortgerissen zu werden, wenn er das Reich der Schatten verließe. *Depression oder Trauer, Schattenreich oder Seelenstrom? Was würde außerhalb der Welt der Schatten sein? Verzehrende Leere, unerträgliche Pein oder Reste einer geschundenen Seele, noch stark genug für ein Weiterleben?* Er dankte ihr, dass sie da war. Sie ließ ihn wieder am Leben versuchen, half ihm, verlorene Gefühle zu bergen, gab dem seelenlosen Untier ein menschliches Angesicht. Manchmal, wenn er die Spannkraft nicht mehr aufrechterhalten konnte, in Momenten, in denen er sich unsagbar müde fühlte, sehnte er sich in ihre Arme, wieder ein kleiner Junge zu sein, eine endliche Zeit, das wieder gefundene Paradies zu haben, vergessen sind all die schrecklichen Bilder des Vergangenen, bis die Schatten ihn wieder holten. *Doch noch war er weder völlig seelenloser Körper noch hüllenloser Geist. Er musste den Weg des Lebens wiederfinden, darauf vertrauen, noch etwas Kraft übrig zu haben. Da, irgendwo in der Tiefe seiner zerstörten Seele. Er musste nur auf die Stimme des Lichts hören, ihrem Ruf folgen und sich von ihr führen lassen. Aber wie konnte er gehen und die versprengten Fragmente seiner Seele in der Dunkelheit zurücklassen?* Und so begab er sich auf die Suche nach den Resten seines Selbst, und ein Weg führte ihn in das Land der Träume.

Er träumte wieder, selten, nicht die üblichen Alpträume, in denen er seinen Sohn suchen und bei der Behörde mit der Erinnerung an seinen blaukalten Körper in der Totenhalle seine Existenz beweisen musste. In seinen Träumen zeigte die Schöne keinerlei Furcht vor der Bestie. Offen lachte sie sie an, ergriff ihre Pranke und nahm sie mit sich in ihre Gemächer. In ihrem Schlafgemach umschlang sie sie mit den Armen, streichelte sanft durch ihre Mähne und schenkte ihr mit den Lippen ein Hauch unsagbarer Zärtlichkeit. Ein tiefes Beben durchlief die Bestie. Vergessen geglaubte Erinnerungen, verstorben geglaubte Gefühle wurden in ihr wach. Aber auch die Angst, mit einem ungewollten Streich der Pranke die Schöne zu zerschmettern. Mit jedem neu erlebten Gefühl verstärkte sich das innere Beben, bis die Bestie glaubte, es nicht länger ertragen zu können und schier zu zerbersten. Sie wusste, dass sie ohne die Schöne nie ihre innere Versteinerung lösen könnte, und eine tiefe Sehnsucht ergriff sie. Vorsichtig wagte sie sich an der Hand der Schönen weiter vor, zunächst innerlich gespannt auf Kampf oder Flucht. Doch mit jedem gemeinsamen Schritt fasste sie ein wenig mehr Vertrauen und vermochte am Ende die Gesellschaft der Schönen zu genießen. Da begannen die inneren Steine sich zu lösen, und der Bestie wurde leichter zumute. Aber beraubt der vertrauten Möglichkeiten sich zu wehren, war die Bestie nun dem eigenen Gefühlssturm schutzlos ausgesetzt. Und sie spürte eine große Angst vor den hartherzigen Menschen außerhalb ihres Schlosses. So sprach sie zu der Schönen: »Befreie mich aus meinem Fluch. Liebe auch das Untier, suche mich im Untier, hinter seiner Kontur. Liebe mich, mit dem lichten und dem dunklen Gesicht, dass meine Zerrissenheit ein Ende findet, und ich wieder schlafen darf, leben darf, mit Dir.«

Miteinander schlafen bedeutete für ihn Geborgensein und Vertrautheit. Der gemeinsame Schlaf war Ausdruck einer tiefen Verbundenheit. Einst hatte er sie an der Seite seiner Gefährtin gefunden. Eng umschlungen beieinander liegend, in der Umarmung hatten sie dem stetigen Wechsel der Jahreszeiten getrotzt und bei Sturm und Kälte die tröstende Wärme des anderen gespürt. Der gemeinsame Schlaf schien für ihre Liebe mitunter bedeutsamer als die körperliche Begierde im Liebesakt, war er doch ein Gleichnis, eine Erinnerung an das verlorene Paradies. Ihre Liebe hatte sich im Verlangen nach dem gemeinsamen Schlaf geäußert, und der Liebesakt hatte der Erfüllung dieses Begehrens gedient. So verbarg sich hinter seinem Wunsch, wieder schlafen zu können, auch die Sehnsucht nach dem verlorenen Paradies.

Er war kein Unmensch, eher ein Untier, ohne Seele auf der verzweifelten Suche, sie wieder zu finden oder das, was von ihr übrig geblieben war. Er wusste nicht, ob er nochmals lieben könnte. Er hatte längst verloren, wie sich Liebe anfühlt. Doch unendlich größer war die Sorge, sie, sein Licht, zu verlieren, den Weg aus dem Reich der Schatten nicht zu finden.

Vielleicht hätte er sie nicht im Halbschlaf anrufen sollen, so hatte er die Erinnerung an sie als Tagesrest mit in den Schlaf genommen. Er erlebte eine kurze Traumsequenz, wie er mit seiner Hand durch ihre Haare fuhr. Es war schön, in der Art wieder träumen, fühlen zu können, auch nur diesen Augenblick. Bei der nächsten Begegnung würde er versunken ihre Haare betrachten. Sie war in seinem Leben jetzt der wichtigste Mensch geworden. Und doch hatte er Angst vor ihr, Angst vor sich selbst. Er hatte Angst, sie in den Arm zu nehmen und nichts zu spüren. Er könnte diese Leere der Gefühle ihr gegenüber nicht ertragen. Es wäre die Erkenntnis, dass er alles verloren hätte und nichts mehr sei. Daher hatte er sie bei ihren Treffen zum Abschied noch nie berührt. Sie verdiente beides nicht, und er hoffte, sie könnte es bei jedem Scheiden in seinen Augen lesen. Mit ihr hatte er erstmals begonnen, sein Herz zu öffnen, Vertrauen zu suchen, wohl wissend, dass es mit jeder Äußerung, jedem Gefühl verletzbarer würde. Doch es gab einen Schmerz, der noch schlimmer zu ertragen war. So hoffte er, bereit zum Abschied vom Schattenreich zu sein und sich in neue Bindungen außerhalb begeben zu können. *Das Schicksal würde ihm Zeit geben. Bis dahin versuchte er zu überleben, noch ein wenig Kraft aufzuspüren, sich gegen den Reiz des Dunkels zu wehren, was ihm so viel genommen, wo er aber auch nichts vermisste. Und bald würde die Nacht wieder ohne Erinnerung sein. Vergessen oder Erinnern?*

Nur kurz kreuzten sich ihre Wege. Sie begleitete ihn ein Stück durch die Dunkelheit, gab ihm Licht, ein wenig Hoffnung und Wärme. Schon lange hatte er gefühlt, dass sie nicht mit ihm weitergehen würde, und es war gut so. Er verstand ihre Angst. Auch er hatte Angst, doch nicht vor dem Fremden, dem Unbekannten, sondern dem Alten, vor sich selbst oder dem, was aus ihm geworden war. *Vielleicht würde er reich sein, nicht von dem, was er besaß, sondern mit Würde zu entbehren wusste. Vielleicht würde er auch einst gewinnen, indem er sie jetzt verlor.* So ging er weiter, bis er einen Weg fände oder einen Ort, wo es auch für ihn Ruhe geben konnte, ohne Verzweiflung und ohne Schuld. Er befand sich auf einer Reise ohne Wiederkehr.

Es war ein mühsamer und langwieriger Weg, voller Rückschläge und schmerzvoller Erkenntnis. Zwar war er war ein großer Heiler und voller Finesse und unterzog sich seiner eigenen Kunstfertigkeit, aber es gelang ihm nie, schneller und gerissener als die eigenen Schatten zu sein. Zunächst vermochte er nur, sie kurze Zeit abzustreifen. Zwei Stunden vor Mitternacht war es ihm erlaubt, ihr Reich zu verlassen. Für eine kurze Zeit durfte er wieder fühlen, lieben, leiden, war ohne Angst und klar in seinen Gedanken. Und mit jenen Gedanken, mit denen er seine Situation erfasste, kam die Trauer über seinen Verlust.

Und er ging in die Nacht hinaus und klagte dem Mond einsam sein Leid. Vielleicht war dies der Moment, wo er zu einem Wandelwesen wurde oder wo es ihm erstmals bewusst war. Er war zu zwei Wesen in einem Körper geworden, tags in der Gestalt und Seele eines bedrohlichen Wolfes, welcher sich gleich einem Untoten ohne Gefühle und unzerstörbar im Dasein bewegte, nicht als grausamer böser Werwolf, sondern schlimmer als ein seelenloser Seelenwolf. Nachts, spät am Abend oder tief in der Nacht, wurde er wieder zu einem verletzlichen Wesen mit menschlichem Antlitz und bangem Herzen. Wenn sich die Schatten lösten, fühlte er sich mit einem Mal wie neu geboren, ohne jegliche Schwere, konnte wieder denken, fühlen, spürte seine Phantasie und hatte Kraft. Es war wunderbar. Diesen kurzen Augenblick konnte er die Welt umarmen, von neuem leben. Doch wenn die Schatten von ihm wichen, kam bald die Trauer mit quälenden Bildern von zerschmetterten Gliedern auf. Ein ewiger Wechsel, der sich Nacht für Nacht vollzog. Nur in dem Moment, wo die Schatten schon gegangen, aber die Trauer noch nicht da war, war er wirklich frei. Manchmal wenige Minuten, selten mehrere Stunden. Es war ein zehrender Fluch, nur schwer zu ertragen und er fragte sich oft, ob es Vergebung geben konnte. Aber er war froh und dankbar, in seiner zersprengten Brust mit ihrem ausgebrannten Herzen noch irgendetwas wie Regung, Gefühle spüren zu können. So gab er sich in diesen besonderen Stunden seiner Wehmut und seinen Erinnerungen hin. Und mit jeder Nacht vollzog sich unwiderruflich sein Wandel und jeden Morgen erwachte wieder das Biest in seiner verwunschenen Gestalt und erwartete die kommende Nacht, in der die Schwere sich löst.

So gingen die Jahre ins Land. Doch mit den Jahren gewann er mehr Kontrolle über das Tier in seiner Brust. Er lernte mit ihm zu leben, es zurück zu drängen oder zu rufen, aber vollständig vermochte er es nicht zu bezwingen. In den frühen Morgenstunden wurde er unverändert von ihm heimgesucht, und es war immer eine schwer auszuhaltende Zeit. Abgestumpfte Gefühle im Tageslicht, Alleinsein und Unabhängigkeit in der Dämmerung, Traurigkeit in der Dunkelheit wurden sein Los, seine Verurteilung. Dabei hatte er früher mit seinem offenen Wesen viel Bekannte und wenige gute Freunde, war geschätzt und geachtet seiner Fähigkeiten als Schattengänger. In einer Bekanntschaft fürchtete er nun die Möglichkeit, seinem Selbst zu begegnen, dass die eigene Zerstörtheit, die innere Zerrissenheit nach außen offensichtlich werden. Selbst wenn er Willens gewesen wäre, in engere Bindungen zu treten, umgab ihn alsbald der Nebel des Einsamen, Geheimnisvollen, eine still distanzierte Aura, die keine Sehnsucht zu durchdringen vermochte. Einmal wagte sich der Wolf in eine Bekanntschaft mit einer schönen Frau. Ihre helle Stimme hatte den Wolf zu ihr geführt, und er hatte sich in ihrem Geruch verfangen. Er konnte in ihre Seele blicken und öffnete dabei auch seine. Sie verstanden einander gut, und er lud sie zu sich nach Hause ein. Es war eine der schrecklichsten Nächte seines Lebens. Sie gab ihm die Erkenntnis, dass das Untier ihn noch tiefer zerstört hatte, als er bislang ahnte. Das Entsetzen ließ ihn lange nicht zur Ruhe finden. Obwohl er wusste, dass sie neben ihm lag, war er ohne jede Empfindung geblieben, einsam und verloren. *So sehr er zu lieben vermochte, liebte er sie, aber es war nichts. Er war ein Wandelwesen und barg ein kaltes Untier voll fremder Gedanken in sich.* Er hatte gedacht, es tief in der Nacht abschütteln zu können, nur um ein wenig zu leben, zu lieben. Aber er hätte es wohl aus seiner Brust reißen müssen.

Das Wissen, die Sicherheit, dass ihm der Weg aus dem Leben oder dem Dasein, wie es der Wolf selbst nannte, offen stand, gab ihm die innere Stärke auszuhalten, weiter zu machen und selbst größte Schmerzen zu ertragen. Er wurde mit dieser Gewissheit nahezu unzerstörbar. *Was sollte jemandem,*

dem alles genommen, der durch die Hölle gegangen und in ihren Feuern ausgebrannt war, noch passieren? Der Tod bedeutete ihm Trost, gab seinem Dasein einen Sinn, die Hoffnung, seinen Sohn endlich wieder zu sehen. Oft hatte er sich vorgestellt, durch gleißend blaues Licht zu schreiten, im dunkelvioletten Schein über Wiesen und Felder eine Anhöhe hinauf zu steigen, den einsamen ausladend gewachsenen Eichenbaum aufzusuchen, sich auf eine Holzbank zu seinem Fuße zu setzen und die Ankunft seines Sohnes zu erwarten. Der Gedanke an dem Tod gab ihm Kraft, hieß ihn weiter durchhalten und Strapazen überstehen. Er wurde sein ständiger Begleiter. Wenn er unterwegs war, spielte er mit ihm und ließ das eine und andere Mal das Schicksal entscheiden, ob er jetzt diese Verabredung eingehen sollte. Er setzte sich bewusst Gefahren aus, suchte sich den einen Jäger zu viel, dass dieser, das Leben ihn endlich hinstrecken würde. Jeden Tag stellte er alles, sich, sein Dasein, in Frage und entschied, ob er am nächsten Tag noch sein würde. *Wie viel Schmerz kann ein Einzelner aushalten, wann ist die Grenze des Erträglichen erreicht?* Seltsam war es, sich nicht zu spüren, ohne Hemmung zu sein, sich zu zerstören. Die Gefühllosigkeit und die dauerhaften Gesichtsschmerzen in Folge seines Eingriffs erschienen ihm wie ein Abbild seiner Seele.

Konnte er den Weg finden, wenn die Ungeheuer in ihm waren? Auf seiner langen Suche hatte er die Orientierung verloren. Das Schicksal hatte ihn zwischen zwei Ungeheuer geworfen, nun drohte er von einem sechsköpfigen schwarzen Untier zerrissen oder von einer Trauerstrom saufenden Bestie verschlungen zu werden. Es blieb wenig Zeit der Antwort, den richtigen Weg hindurch zu finden. Sein Weg gestaltete sich beschwerlich, steinig und irrläufig. Er führte ihn zu Verzicht, Entsagung und Verzweiflung. Die Lebensschicksale, die er unterwegs im Reich der Schatten traf, schmeckten bitter oder vergiftet. Er musste durch viel Kälte, Unverständnis und Gleichgültigkeit waten, und sein einziger Führer war die Sehnsucht, die Erinnerung an ein früheres Leben. *Galt es für ihn, die Erlösung der Zeit, die Ewigkeit zu finden?* Er war aus der Zeit herausgetreten und trieb nun in seinem Dasein einfach dahin, dem Tode nahe, den Tod suchend. Sein Innerstes strebte nach Ruhe, eine unendliche Zeit, und in seinem Kopf kreisten die Gedanken: *Sehnsucht nach Wirklichkeit, Leben, Sinn, Zukunft, nach unwiederbringlich Verlorenem.*

Eines Tages war er zur Mondenfrau gekommen. Er hatte sich einfach niedergelegt, um in der Kälte des Winters zu sterben. Er wusste, dass er diesen Jahreswechsel ohnehin nicht überleben würde, so ausgezehrt war er durch seine lange Suche. Er war so müde, dass er nicht einmal mehr schlafen konnte, monatelang kaum noch geschlafen hatte. Die anhaltende Schlaflosigkeit ließ ihn trotz der Kälte innerlich brennen, seine Haut war wie aufgeladen, das Haar starr nach oben gestellt und jede Berührung bereitete ihm unsägliche Schmerzen. Innerlich war er zu einem Scheit Holz verkommen und hatte jede Empfindung für andere, für sich verloren. *Was ist Liebe?* Noch konnte er sich nach ihr sehnen. Aber das Vergessen und damit die Versteinerung seiner Seele schritten fort. *Seltsam das Gefühl, sie wie Wasser durch die Hände rinnen zu sehen.* Zusammengerollt zum Schutz gegen die Kälte spürte er, wie er von den Schneeflocken langsam zugedeckt wurde. Sein Bewusstsein glitt in das Jenseits hinüber und nahm die Fährte eines zunächst verworrenen Traumes auf. Doch allmählich schoben sich die grauen Nebelschleier seines Verstandes einem Vorhang gleich zur Seite und ließen ein wenig Licht und Klarheit herein. In seinem Kopf entstand eine bildhafte Vorstellung, Worte fügten sich ineinander und ergaben alsbald einen Sinn:

Ein Engel hat mich angerührt.
Durch Nebelschwaden und Zwielicht
Mit klarer Stimme zu mir gedrungen in
Dunkelheit und Kälte.

Ich habe mich in den Arm nehmen lassen,
Ihre Wärme einfließen gespürt.
Ein Engel hat mich berührt.
Mit sanfter Hand gestreichelt, an die Hand genommen
Und in den Tag geführt.

Die Mondenfrau hielt ihn mit ihrem Schein am Leben und gab ihm etwas Wärme und Kraft. Sie half ihm, sich zu erinnern, wie man lächelt, und sie zeigte ihm, ein Streicheln zu ertragen. Und sie pflegte ihn, als er schwer krank wurde und vor Schmerzen beinahe die Sinne verlor. Allmählich erholte er sich und fand ein wenig in sein Dasein zurück. Und mit jedem Tag, an dem er kräftiger wurde, führte er sie in ihre Jugend und schenkte ihr längst verstorben geglaubte Gefühle. Er litt schreckliche Angst, sie zu verlieren, und musste sich oft ihrer vergewissern. *Konnte er sie noch in der Berührung spüren oder war sie bereits zu Holz geworden?* Mit jedem Tag einer Trennung verlor er sie ein Stück mehr, ihr Aussehen, ihren Duft und schließlich den Klang ihrer Stimme. Er tanzte in seinen Erinnerungen gegen das Vergessen und musste am Ende betrachten, wie er innerlich erstarb. *Würde sie ihn suchen? Bis in die Schattenwelt, bei Mensch und Untier?* Seine Welt war von ihrer verschieden, sie war eins und er ein Wandelwesen, sie sah weiß und er schwarz, sie lebte eine Zukunft und er einen Tag. Sie vermochte seine Unzulänglichkeit nicht zu akzeptieren, und er wollte in seiner Zerrissenheit als Ganzes geliebt werden. So konnte er nicht bei ihr bleiben. Er musste gehen, sein Schicksal finden, oder neben ihr sterben. Nach zwei Jahren fragte er sie, ob sie ihn weiter ziehen ließe seiner Bestimmung entgegen, selbst wenn es seinen Untergang bedeutete. Und die Mondenfrau gab ihn wieder frei, schweren Herzens, denn sie wusste, sie hatte ihre große Liebe, ihren Gefährten, ihren Bruder und ihr Kind verloren.

So war er aus dem Reich der Schatten getreten. Doch er war umschattet geblieben und hatte einen Teil seiner Selbst für immer in der Dunkelheit zurückgelassen.

Als er nach Jahren des schwarzen Nebels endlich der Schattenwelt entronnen war, war nichts mehr da, wofür es sich lohnte, wiederzukommen. Er hatte seine Familie verloren, kaum noch Freunde, vor allem aber keine Hoffnung, keinen Glauben und keine Freuden. Und er war jetzt ohne jede Furcht. Er hatte vollkommene Ruhe, in ungestörtem Alleinsein zu sein und sich selbst nachzuspüren, das Leben zu beschnuppern und zu bestaunen, es abzuwägen und festzustellen, dass es nichts mehr wert sei. Er war ein Außenseiter geworden. In einer wirren, fremden Welt der Unterhaltung, wo er immer ein Fremder bleiben würde. *War er durch seine Geschichte zu schwer geworden für das Eis der einfachen Zerstreuung und des oberflächlichen Vergnügens oder war er in seinem Bedürfnis zu anspruchsvoll, zu gierig? Musste er deswegen zwangsläufig einbrechen, untergehen in kalte Wasser bis auch die Reste seiner Seele in Eis erstarrt waren? Er hat versucht, seinem Schatten fortzulaufen, ein neues Leben zu beginnen. Doch wie kann er weiterleben, wenn er unzerstörbar wurde?*

Es gibt einen Zeitpunkt im Leben, wo das Sterben keine Angst auslöst. Wenn jemand das erlebt hat, was der Wolf erfahren musste, wenn jemand seine Illusionen verloren hat, dann ist er eines Tages bereit, ohne Zögern von der Erde, aus dem Leben zu treten. Irgendwann bestand seine Teilnahme am äußeren Leben darin, dass er die verstorbenen Menschen um ihren Tod beneidete. Irgendwann war er soweit, die oft erwogene Selbsttötung ohne Hemmungen auszuführen, malte sich ständig in Gedanken aus, wie er sein Dasein, nicht sein Leben, beenden würde, denn da unterschied er sehr sorgfältig, sein Leben hatte er bereits vor langem verloren. Willig folgte er seinem Todesruf, den Abgrund von Erlösung und Erbarmen. *Vielleicht war es edler unterzugehen, als ein sinnentleertes Dasein zu führen? War es nicht schlimmer zu leben als zu sterben?* Viele

Menschen haben sich ihr Leben genommen, aber er kannte niemanden, der sich den Tod genommen hatte. *Aber der Tod ereilte alle ohnehin, er war somit keine besondere Gnade, kein Geschenk, sondern unwiderruflich. Der Sinn des Lebens konnte nur leben sein, <<Leben Wolf, leben>>, aber wie fühlt sich Leben an, wie kann er leben ohne zu leben? Musste demnach sein Leben, sein Dasein Höheres bedeuten? Mochte er auch das letzte Stück des Weges bis zum Untergang noch vertun, einst war sein Leben klar auf ein Ziel gerichtet. Vielleicht müsste er nur die verstreuten Trümmer seines Daseins zusammensuchen, um ein eigenes Bild zu erstellen, es in die Welt der Menschenbilder einreihen und so Unsterblichkeit erlangen. War der Traum von Unsterblichkeit nicht das Ziel allen Menschseins? Mit seinen wissenschaftlichen Arbeiten hatte er sich bereits einen Namen gemacht und einen Zipfel festgehalten, aber er hatte ihn wieder losgelassen, als nichtig, nicht haltenswert erachtet und hatte seine Suche, seine Irrreise wieder aufgenommen. Was war seine Bestimmung? Suchte er Leiden, sehnte er sich nach ihnen, dass sie ihn willig und bereit zum Sterben machten?*

Diese und ähnliche Gedanken bewegten den Wolf. Aber bei seiner Suche nach dem Selbst, den Fragmenten seiner Seele, die die Zersprengung überdauert hatten, und den umschatteten Resten seiner Persönlichkeit, hatte er sich nochmals im Leben festgebissen. Er wandte sich wieder dem Leben zu, obwohl ihm wenig daran lag, aber er musste seiner Pflicht den Menschen gegenüber genügen, denn er wusste, dass er sie einst geliebt hatte. Und er begann die Menschen zu studieren, um wie ein Mensch zu wirken, und in der Maske eines Menschen nahm er seine Sinnsuche wieder auf.

Allein trabte er durch die dunkle Nacht, seine öde Seelenlandschaft der Hoffnungslosigkeit. Und wenn der Schmerz ihn zu überwältigen drohte, hielt er im Lauf inne, setzte sich auf die Hinterpfoten, streckte den Kopf zum Himmel empor und klagte dem Mond sein Leid. *In wolkenverhangener Nacht, dem Mond so fern. Menschen weinen auch morgens. Er konnte ihn nicht grüßen.* Und nie bekam er eine Antwort auf sein Klagen, auf seine Fragen. So zog er weiter sich einen Ort suchen, wo er sich niederlegen und ausruhen konnte, von schweren Wünschen mal in die eine, mal in die andere Richtung gezogen, umsonst nach Schlaf, Traum, Geborgenheit und Trost verlangen. Er kannte weder Heimat noch Frieden, doch er hatte noch ein Ziel. Dunkelheit umhüllte ihn bis weit in den Tag.

Bereits als er sie das erste Mal erblickte, spürte er ihre schicksalhafte Bedeutung für sein weiteres Sein. Die Waldfee war eine hohe, schlanke, über alle Maßen schöne Frau. Sie hatte ihr Reich verlassen und war in die dunklen Wälder des Ostens vorgedrungen, wo der Wolf sie traf. Er fühlte sich von ihr seltsam berührt, angezogen, war aber auch zugleich voller Scheu. Wenn er vermocht hätte, hätte er sich zurückgezogen, wäre er geflohen. Aber dafür war es zu spät, nachdem er sie gesehen hatte. Sie erinnerte ihn an seine frühere Gefährtin, und die damit verbundenen Bilder aus seiner Vergangenheit lähmten ihn. *Wie sollte er auch seinem Schicksal entfliehen können? Vormals war er davon gelaufen und wohin hatte es ihn geführt? Der Blick in die Zukunft verhindert das Schicksal nicht. Nein, sie bedeutete das Ende seiner langen Suche.*

Und er wusste es. Lange hatte er gesucht, sie zu finden. Viele Jahre mussten vergehen. Nun hoffte er, von der Waldfee Antworten auf seine Fragen zu bekommen. *Sie war sein Ziel.* Aber ihre Begegnung war nur kurz, und bevor der Wolf die Waldfee näher kennen lernen konnte, musste sie zurück. So nahm er ihre Fährte auf und folgte ihr durch das Land. Immer wieder traf er sie an fremden Orten, unter fremden Menschen. Es war ein Kommen und ein Fliehen, ein Reigen aus Sehnsucht und Angst. Mit besorgtem Blick suchte er sie in der Menge, unter den Menschen und war beruhigt, sie in seiner Nähe zu wissen. Er war dann weniger getrieben, gab sie ihm doch eine besänftigende Geborgenheit. Aber trotzdem blieb die Angst, eine Angst, er könne sie verletzen, entsetzen oder verlieren. Er scheute den Moment, ihr seine Unzulänglichkeit und Zerstörtheit zu offenbaren. *Sieben Jahre, gestohlene Jahre, Jahre der Trauer, des Schmerzes, der Dunkelheit, der Erinnerungslosigkeit, als Wandelwesen, als Umschatteter.* So gingen sie jeweils auseinander, ohne voneinander zu wissen, und näherten sich alsbald in behutsamer Berührung wieder an. Und mit jedem Annähern spürte die Waldfee ein wenig mehr, dass der Wolf sie suchte. Aber sie war verunsichert, wie viel Nähe sie ihm zugestehen konnte.

Ein Jahr war vergangen, seitdem der Wolf die Waldfee getroffen hatte. Der Winter hatte wieder Einzug gehalten und das Land mit einer Schneedecke überzogen. Vielleicht war es das Fieber, die Schatten oder die Sehnsucht, dem Wolf war so kalt, entsetzlich kalt. *Er mochte sie festhalten, ihre Wärme in sich aufnehmen, um die entsetzliche Kälte zu lindern. Er mochte weglaufen, vergessen können, keine zerschmetterten Glieder mehr sehen. Er mochte seine Gefühle wieder, seinen Körper spüren können, seine Begeisterung, seine Phantasie, seine Furcht. Wie fühlt sich Liebe an?* Die Dunkelheit zerfraß ihn. Ihm war so kalt. Er hatte am Morgen geträumt, neben ihr zu erwachen, ihre Haut zu spüren, ihren Duft zu atmen, ihre Lippen zu schmecken. *War es Anfang oder Untergang?* Die Nacht war voller schwerer Erinnerungen gewesen:

Das Morgengrauen nimmt die Erinnerung,
zurück bleiben
die Gefühle der vergangenen Nacht,
sich zu begegnen
im neuen Abend
umfange mich.

Er vermisste sie schmerzlich, mit den beiden Wesen in seiner Brust. *Komm zu mir und berühr mich mit deiner Stimme, lös mich aus meinem Schatten.*

Da wurde dem Wolf bewusst, dass er sich erneut der Waldfee stellen musste. Vielleicht führte das Schicksal sie ein letztes Mal zusammen, es sei denn, er konnte die Waldfee für sich gewinnen. Die Wolfsgestalt schimmerte durch ihn hindurch, als der Schattengänger in der Maske des Menschen die Waldfee aufsuchte. Traurig blickte der fließende halbgestaltene Wolf sie aus seinen schönen aber scheuen Augen an. »Es ist schwer ohne Dich zu sein«, sagte der unzerstörbare Wolf und entdeckte seine Seele wieder. Und die Waldfee legte gleichfalls ihre Scheu ab und nahm ihn in die Arme. Und sie begannen einander zu erzählen. Der Wolf weinte, als er seine Erinnerungen sicher bei der Waldfee geborgen wusste. Konnte er sich doch schon lange nicht mehr dem stetigen Zugriff des Vergessens erwehren. Was er auch getan, gesehen, gefühlt hatte, es hatte nur für einen Tag Bestand.

Endlich war die Zeit gekommen, der Waldfee drei Fragen zu stellen, deren Antwort der Wolf schon lange gesucht hatte. Der Blick seiner schrägstehenden Augen bohrte sich tief in ihr Inneres. Regungslos verharrte er in Schweigen und sah, dass ihr eine Liebe genommen war. Ihre Augen zeigten sich von einem Schleier wissender Trauer überzogen. So sprach er nur: »Auch Du?«

Die Waldfee erwiderte nichts, sie zitterte am Leibe und blickte ihn mit Tränen in den Augen an. Der Wolf war für einen Moment sehr zornig. Seine alte Wunde schmerzte. Gerne hätte er seine Zähne in etwas Lebendiges geschlagen und Muskelfleisch zerfetzt. Er wollte nicht am Ende einer langen Suche erneut vor dem Nichts stehen. Aber die Sehnsucht war größer als sein Zorn. So barg er seinen Kopf an ihrer Schulter und spürte eine tröstende Wärme, die ihn allmählich beruhigte. Die Waldfee zog den Wolf näher an sich ran und kraulte seinen Nacken. *Wenn dies das Ende seines Weges sein sollte, so sei es. Er hatte nicht mehr die Kraft, weiter zu suchen, fortzulaufen. Die*

Waldfee war sein Schicksal, vielleicht, weil sie ein Schicksal teilten.

So löste er sich wieder vorsichtig von ihr und begann mit rauer Stimme zu sprechen: »Ich weiß, Menschen aus dem Reich der Schatten zu führen, aber nicht zu leben. Lange, viele Jahre, habe ich jemanden wie Dich gesucht. Darf ich Dir drei Fragen stellen, von deren Beantwortung mein weiteres Schicksal abhängt?« Die Waldfee schaute ihn liebevoll an und ermunterte ihn, fortzufahren.

»Ich habe meinen Sohn verloren, ich habe meine Gefährtin verloren und am Ende habe ich mich selbst verloren. Nichts ist mehr so, wie es war. Ohne jede Orientierung fehlt mir die innere Kraft. Woran glaubst Du noch?«

»Ach, böser, armer Wolf. An das Wiedererstarken Deiner Selbst. Ein Teil von Dir will leben, wird immer leben. Lass ihn leben! Mach Dir Deine Schatten zu Eigen und nutze sie.«

Der Wolf vernahm ihre Antwort und neigte den Kopf ein wenig zur Seite, als ob er über ihre Worte nachdenken würde: »Einst kannte ich die Liebe. Aber dann sah ich sie wie Wasser durch meine Hände rinnen, und alles, jedes Gefühl, jede Berührung erstarrte zu Holz. Und ich betrachtete, wie ich starb, jeden Tag ein wenig mehr, und glitt tiefer in die Dunkelheit. Was ist Freude? Wie geht Furcht? Und wie fühlt sich Liebe an?«

»Ich zeige es Dir. Sei mein Gefährte und in der Umarmung werden wir Freude und Liebe voneinander lernen.«

Und der Wolf stellte seine dritte Frage: »Wann darf es genug sein?«

»Nie mein Wolf. Immer ist Hoffnung. Bis zum letzten Atemzug brauche ich Dich. Ich will Dich, so wie Du bist, zerrissen und schön, kraftvoll und schwach, unzerstörbar und verletzlich zugleich, entrückt und innig bei mir. Ich will bei und mit Dir sein. Zwei Seelen in einem Wolf. Kommt meine Wölfe, lasst uns miteinander spielen«, antwortete die Waldfee und schritt anmutig auf die Lichtung zu.

Und der Schattengängerwolf erhob sich schwerfällig, und ihm zur Seite stand plötzlich ein junger Wolf mit glänzendem hellen Fell, der ihn anstrahlte, mit leuchtend blauen Augen ihm zulächelte, ihn mit der Nase in die Flanke stupste und zum Spiel aufforderte. Endlich war er angekommen, zu Hause.

> **Merke**
>
> Psychosen entstehen aus einem Kontinuum, zwischen gesund und hirnorganisch, Raum und Zeit. Ihre Behandlung bewegt sich in einem Kontinuum zwischen Selbstinstruktion und psychiatrischer Psychotherapie, fester Hirnstruktur und funktioneller Plastizität. Sie ist immer individualisiert, an der Lebensgeschichte orientiert, symptom- oder syndromspezifisch, personenzentriert, lebensfeldnah, unter weitgehendem Einbezug des sozialen Umfelds. Ein guter Therapeut muss viel wissen, um wenig, aber das Richtige, zu tun.

7 Literatur

Aalbers S, Fusar-Poli L, Freeman RE, Spreen M, Ket JC, Vink AC, Maratos A, Crawford M, Chen XJ, Gold C (2017) Music therapy for depression. Cochrane Database Syst Rev 11: CD004517.

Abreu T, Bragança M (2015) The bipolarity of light and dark: A review on Bipolar Disorder and circadian cycles. J Affect Disord 185: 219-229.

Akiyama T, Tsuchiya M (2009) Study on pathological mechanisms of temporal lobe epilepsy and psychosis through kindling effect. Asian J Psychiatr 2(1): 37-39.

Aleman A, Enriquez-Geppert S, Knegtering H, Dlabac-de Lange JJ (2018) Moderate effects of noninvasive brain stimulation of the frontal cortex for improving negative symptoms in schizophrenia: Meta-analysis of controlled trials. Neurosci Biobehav Rev: S0149-7634(16) 30787-4.

Alexander PD, Gicas KM, Willi TS, Kim CN, Boyeva V, Procyshyn RM, Smith GN, Thornton AE, Panenka WJ, Jones AA, Vila-Rodriguez F, Lang DJ, William MacEwan G, Honer WG, Barr AM (2017) A comparison of psychotic symptoms in subjects with methamphetamine versus cocaine dependence. Psychopharmacology (Berl) 234(9-10): 1535-1547.

Altamura AC, Maggioni E, Dhanoa T, Ciappolino V, Paoli RA, Cremaschi L, Prunas C, Orsenigo G, Caletti E, Cinnante CM, Triulzi FM, Dell'Osso B, Yatham L, Brambilla P (2017) The impact of psychosis on brain anatomy in bipolar disorder: A structural MRI study. J Affect Disord: S0165-0327(17)31604-X. doi: 10.1016/j.jad.2017.11.092.

Andorko ND, Millman ZB, Klingaman E, Medoff D, Kline E, DeVylder J, Reeves G, Schiffman J (2018) Association between sleep, childhood trauma and psychosis-like experiences. Schizophr Res: S0920-9964(18)30132-4. doi: 10.1016/j.schres.2018.02.052

Andrade LH, Alonso J, Mneimneh Z, Wells JE, Al-Hamzawi A, Borges G, Bromet E, Bruffaerts R, de Girolamo G, de Graaf R, Florescu S, Gureje O, Hinkov HR, Hu C, Huang Y, Hwang I, Jin R, Karam EG, Kovess-Masfety V, Levinson D, Matschinger H, O'Neill S, Posada-Villa J, Sagar R, Sampson NA, Sasu C, Stein DJ, Takeshima T, Viana MC, Xavier M, Kessler RC (2014) Barriers to mental health treatment: results from the WHO World Mental Health surveys. Psychol Med 44(6): 1303-1317.

Andreasen NC, Calage CA, O'Leary DS (2008) Theory of Mind and Schizophrenia: A Positron Emission Tomography Study of Medication-Free Patients. Schizophr Bull 34(4): 708–719.

Andresen-Streichert H, Müller A, Glahn A, Skopp G, Sterneck M (2018) Alcohol biomarkers in clinical and forensic contexts. Dtsch Arztebl Int 115: 309-315.

Angst F, Stassen HH, Clayton PJ, Angst J (2002) Mortality of patients with mood disorders: follow-up over 34-38 years. J Affect Disord 68 (2-3): 167-181.

Angst J, Azorin JM, Bowden CL, Perugi G, Vieta E, Gamma A, Young AH; BRIDGE Study Group (2011) Prevalence and characteristics of undiagnosed bipolar disorders in patients with a major depressive episode: the BRIDGE study. Arch Gen Psychiatry 68(8): 791-798.

AP Association (2015) Diagnostisches und Statistisches Manual Psychischer Störungen DSM-V. Deutsche Ausgabe. Göttingen: Hogrefe.

AQUA. Ambulante psychotherapeutische Versorgung gesetzlich Krankenversicherter. Konzeptskizze (Stand: 12. Oktober 2015). Göttingen: AQUA – Institut für angewandte Qualitätsförderung und Forschung im Gesundheitswesen GmbH, www.aqua-institut.de und https://¬www.g-ba.de/downloads/39-261-2438/2015-¬12-17_PT-RL_Abnahme-Konzeptskizze-QS-¬ambul-PT.pdf.

Arbeitsgemeinschaft für Methodik und Dokumentation in der Psychiatrie (AMDP) (Hrsg.) (1995) Das AMDP-System. Manual zur Dokumentation psychiatrischer Befunde. 5. Aufl. Göttingen: Hogrefe.

Arolt V (2018) Welche Psychotherapie für wen? Nervenarzt 89(3): 239-240.

Asen E, Fonagy P (2010) Mentalisierungsbasierte Familientherapie. Psychotherapie im Dialog 3: 239-243.

Ashok AH, Mizuno Y, Volkow ND, Howes OD (2017) Association of Stimulant Use With Dopaminergic Alterations in Users of Cocaine, Amphetamine, or Methamphetamine: A Systematic Review and Meta-analysis. JAMA Psychiatry 74(5): 511-519.

Aust J, Bradshaw T (2017) Mindfulness interventions for psychosis: a systematic review of the literature. J Psychiatr Ment Health Nurs 24(1): 69-83.

Auszra L, Herrmann I (2012) Emotionsfokussierte Therapie – Prinzipien emotionaler Veränderung. Verhaltensther Psychosoz Prax 44: 777-791.

Aviezer O, Sagi A, Joels T, Ziv Y (1999) Emotional availability and attachment representations in kibbutz infants and their mothers. Dev Psychol 35(3): 811-821.

Ayesa-Arriola R, Alcaraz EG, Hernández BV, Pérez-Iglesias R, López Moríñigo JD, Duta R, David AS, Tabares-Seisdedos R, Crespo-Facorro B (2015) Suicidal behaviour in first-episode non-affective psychosis: Specific risk periods and stage-related factors. Eur Neuropsychopharmacol 25(12): 2278-2288.

Ayilara O, Ogunwale A, Babalola E (2017) Perceived expressed emotions in relatives of patients with severe mental illness: A comparative study. Psychiatry Res 257: 137-143.

Babu GN, Subbakrishna DK, Chandra PS (2008) Prevalence and correlates of suicidality among Indian women with post-partum psychosis in an inpatient setting. Aust N Z J Psychiatry 42 (11): 976-980.

Bäuml J, Pitschel-Walz G, Berger B, Gunia H, Heinz A, Juckel J (2005) Arbeitsbuch Psycho-Edukation bei Schizophrenie (APES). Stuttgart New York: Schattauer.

Bäuml J, Froböse T, Kraemer S, Rentrop M, Pitschel-Walz G (2006) Psychoeducation: a basic psychotherapeutic intervention for patients with schizophrenia and their families. Schizophr Bull 32 (Suppl. 01): S1–S9.

Bajbouj M, Aust S, Spies J, Herrera-Melendez AL, Mayer SV, Peters M, Plewnia C, Fallgatter AJ, Frase L, Normann C, Behler N, Wulf L, Brakemeier EL, Padberg F (2017) PsychotherapyPlus: augmentation of cognitive behavioral therapy (CBT) with prefrontal transcranial direct current stimulation (tDCS) in major depressive disorder-study design and methodology of a multicenter double-blind randomized placebo-controlled trial. Eur Arch Psychiatry Clin Neurosci; doi: 10.1007/s00406-017-0859-x.

Ball J, Mitchell P, Malhi G, Skillecorn A, Smith M (2003) Schema-focused cognitive therapy for bipolar disorder: reducing vulnerability to relapse through attitudinal change. Aust N Z J Psychiatry 37(1): 41-48.

Ball JR, Mitchell PB, Corry JC, Skillecorn A, Smith M, Malhi GS (2006) A randomised controlled trial of cognitive therapy for bipolar disorder: Focus on long-term change. J Clin Psychiatry 67: 277–286.

Barnow S (2007) Borderline-Patientinnen als Mütter. Psychotherapie im Dialog PiD 8(4): 378-381.

Bateman A, Campbell C, Luyten P, Fonagy P (2017) A mentalization-based approach to common factors in the treatment of borderline personality disorder. Curr Opin Psychol 21: 44-49.

Bauer M, Bauer R, Pfennig A, Meyer TD (2013) Bipolare Störungen. In: Herpertz SC, Schnell K, Falkai P (Hrsg.) Psychotherapie in der Psychiatrie. Störungsorientiertes Basiswissen. Stuttgart: Kohlhammer. S. 104-137.

Beardslee WR, Versage EM, Gladstone TR (1998) Children of affectively ill parents: a review of the past 10 years. J Am Acad Child Adolesc Psychiatry 37(11): 1134-1141.

Beardslee WR, Gladstone TR, O'Connor EE (2011) Transmission and prevention of mood disorders among children of affectively ill parents: a review. J Am Acad Child Adolesc Psychiatry 50(11): 1098-1109.

Bebbington PE, Bhugra D, Brugha T, Singleton N, Farrell M, Jenkins R, Lewis G, Meltzer H (2004) Psychosis, victimisation and childhood disadvantage: evidence from the second British National Survey of Psychiatric Morbidity. Br J Psychiatry 185: 220-226.

Bechdolf A, Knost B, Kuntermann C, Schiller S, Klosterkötter J, Hambrecht M, Pukrop R (2004) A randomized comparison of group cognitive-behavioural therapy and group psychoeducation in patients with schizophrenia. Acta Psychiatr Scand 110: 21–28.

Bechdolf A, Köhn D, Knost B, Pukrop R, Klosterkötter J (2005) A randomized comparison of group cognitive-behavioural therapy and group psychoeducation in acute patients with schizophrenia: outcome at 24 months. Acta Psychiatr Scand 112: 173–179.

Bechdolf A, Skutta M, Horn A (2011) Psychiatrische Akutbehandlung ohne Krankenhausbett – Klinische Wirksamkeit von »Home Treatment« am Beispiel der »Integrativen Psychiatrischen Behandlung (IPB)« am Alexianer-Krankenhaus Krefeld. Fortschr Neurol Psychiatr 79 (1): 26-31.

Bechdolf A, Klingberg S (2014) Psychotherapie bei schizophrenen Störungen: Kein Evidenz-, son-

dern ein Implementierungsproblem. Psychiat Prax 42: 8-10.
Belbasis L, Köhler CA, Stefanis N, Stubbs B, van Os J, Vieta E, Seeman MV, Arango C, Carvalho AF, Evangelou E (2018) Risk factors and peripheral biomarkers for schizophrenia spectrum disorders: an umbrella review of meta-analyses. Acta Psychiatr Scand 137(2): 88-97.
Benedetti G (1987) Psychotherapeutische Behandlungsmethoden. In: Kisker KP, Lauter H, Meyer JE, Strömgren E (Hrsg.) Psychiatrie der Gegenwart 4, Schizophrenien. Heidelberg New York London Paris Tokyo: Springer. S. 285-323.
Berry K, Haddock G (2008) The implementation of the NICE guidelines for schizophrenia: barriers to the implementation of psychological interventions and recommendations for the future. Psychol Psychother 81(Pt 4): 419-436.
Bighelli I, Salanti G, Reitmeir C, Wallis S, Barbui C, Furukawa TA, Leucht S (2018) Psychological interventions for positive symptoms in schizophrenia: protocol for a network meta-analysis of randomised controlled trials. BMJ Open 8(3): e019280.
Black CN, Bot M, Scheffer PG, Cuijpers P, Penninx BW (2015) Is depression associated with increased oxidative stress? A systematic review and meta-analysis. Psychoneuroendocrinology 51: 164-175.
Blumer D, Davies K, Alexander A, Morgan S (2001) Major Psychiatric Disorders Subsequent to Treating Epilepsy by Vagus Nerve Stimulation. Epilepsy Behav 2(5): 466-472.
Bock T (2018) Aneignung oder Entfremdung? Das Bedürfnis nach Sinn und die provozierende Frage nach einer »geglückten Psychose«. In: Jordan W, Stoecker R (Hrsg.) Ethik in der Psychiatrie – zum Glück! Psychiatrische Praxis 45 Supplement 1, Stuttgart: Thieme. S. 26-30.
Bodatsch M, Kuhn J (2016) Entfremdungserlebnisse – Psychopathologische Differenzierung der Ich-Störungen. Fortschr Neurol Psychiatr 84: 699-708.
Bohus M, Falkai P, Herpertz S (2012) Modulare Psychotherapie – Rationale und Grundprinzipien. Psychiatrie 9: 89-99.
Bojic S, Becerra R (2017) Mindfulness-Based Treatment for Bipolar Disorder: A Systematic Review of the Literature. Eur J Psychol 13(3): 573-598.
Bonnin CM, Torrent C, Arango C, Amann BL, Solé B, González-Pinto A, Crespo JM, Tabarés-Seisdedos R, Reinares M, Ayuso-Mateos JL, García-Portilla MP, Ibañez Á, Salamero M, Vieta E, Martinez-Aran A; CIBERSAM Functional Remediation Group (2016) Functional remediation in bipolar disorder: 1-year follow-up of neurocognitive and functional outcome. Br J Psychiatry 208(1): 87-93.
Bootzin RR, Perlis ML (1992) Nonpharmacologic treatments of insomnia. J Clin Psychiatry 53 Suppl: 37-41.
Bowlby J (1976) Trennung. München: Kindler.
Bradley J, Freeman D, Chadwick E, Harvey AG, Mullins B, Johns L, Sheaves B, Lennox B, Broome M, Waite F (2017) Treating Sleep Problems in Young People at Ultra-High Risk of Psychosis: A Feasibility Case Series. Behav Cogn Psychother 30: 1-16.
Bramesfeld A, Stegbauer C (2016) Assessing the performance of mental health service facilities for meeting patient priorities and health service responsiveness. Epidemiol Psychiatr Sci 25(5): 417-421.
Breit S, Kupferberg A, Rogler G, Hasler G (2018) Vagus Nerve as Modulator of the Brain-Gut Axis in Psychiatric and Inflammatory Disorders. Front Psychiatry 9:44. doi: 10.3389/fpsyt.2018.00044.
Brent BK, Holt DJ, Keshavan MS, Seidman LJ, Fonagy P (2014) Mentalization-based treatment for psychosis: linking an attachment-based model to the psychotherapy for impaired mental state understanding in people with psychotic disorders. Isr J Psychiatry Relat Sci 51(1): 17-24.
Broderick J, Vancampfort D (2017) Yoga as part of a package of care versus standard care for schizophrenia. Cochrane Database Syst Rev 9: CD012145.
Bromundt V, Köster M, Georgiev-Kill A, Opwis K, Wirz-Justice A, Stoppe G, Cajochen C (2011) Sleep-wake cycles and cognitive functioning in schizophrenia. Br J Psychiatry 198(4): 269-276.
Bromundt V, Wirz-Justice A, Kyburz S, Opwis K, Dammann G, Cajochen C (2013) Circadian sleep-wake cycles, well-being, and light therapy in borderline personality disorder. J Pers Disord 27(5): 680-696.
Broocks A, Ahrendt U, Sommer M (2007) Körperliches Training in der Behandlung depressiver Erkrankungen. Psychiatr Prax 34 Suppl 3: S300-S304.
Brouwer A, Nguyen HT, Snoek FJ, van Raalte DH, Beekman ATF, Moll AC, Bremmer MA (2017) Light therapy: is it safe for the eyes? Acta Psychiatr Scand 136(6): 534-548.
de Bruin EJ, Bögels SM, Oort FJ, Meijer AM (2015) Efficacy of Cognitive Behavioral Therapy for Insomnia in Adolescents: A Randomized Controlled Trial with Internet Therapy, Group Therapy and A Waiting List Condition. Sleep 38(12): 1913-1926.

Brune M (2005) Theory of mind in schizophrenia: A review of the literature. Schizophr Bull 31: 21-42.

Brunelin J, Mondino M, Gassab L, Haesebaert F, Gaha L, Suaud-Chagny MF, Saoud M, Mechri A, Poulet E (2012) Examining transcranial direct-current stimulation (tDCS) as a treatment for hallucinations in schizophrenia. Am J Psychiatry 169(7): 719-724.

Brunelin J, Mondino M, Bation R, Palm U, Saoud M, Poulet E (2018) Transcranial Direct Current Stimulation for Obsessive-Compulsive Disorder: A Systematic Review. Brain Sci 8 (2). pii: E37. doi: 10.3390/brainsci8020037.

Buchholz V, Kotsiari A, Bleich S, Frieling H (2013) Nature meets Nurture: Die Bedeutung der Epigenetik für die Ätiologie psychischer Erkrankungen. Fortschr Neurol Psychiatr 81: 368-380.

Buchkremer G, Klingberg S, Holle R, Schulze Mönking H, Hornung WP (1997) Psychoeducational psychotherapy for schizophrenic patients and their key relatives or care-givers: results of a 2-year follow-up. Acta Psychiatr Scand 96: 483–491.

Bulik CM, Prescott CA, Kendler KS (2001) Features of childhood sexual abuse and the development of psychiatric and substance use disorders. Br J Psychiatry 179: 444-449.

Bundespsychotherapeutenkammer BptK. Studie. Ein Jahr nach der Reform der Psychotherapie-Richtlinie. Wartezeiten 2018. http://www.bptk.de/uploads/media/20180411_BPtK-Studie_Wartezeiten_2018.pdf, http://www.bptk.de/aktuell/einzelseite/artikel/rund-20-woch.html: 11.04.2018.

Caspers J, Palomero-Gallagher N, Caspers S, Schleicher A, Amunts K, Zilles K (2015) Receptor architecture of visual areas in the face and word-form recognition region of the posterior fusiform gyrus. Brain Struct Funct 220 (1): 205-219.

Castle D, White C, Chamberlain J, Berk M, Berk L, Lauder S, Murray G, Schweitzer I, Piterman L, Gilbert M (2011) Group-based psychosocial intervention for bipolar disorder: randomised controlled trial. Br J Psychiatry 196: 383–388.

Chadwick P (2014) Mindfulness for psychosis. Br J Psychiatry 204: 333-334.

Chadwick P, Strauss C, Jones AM, Kingdon D, Ellett L, Dannahy L, Hayward M (2016) Group mindfulness-based intervention for distressing voices: A pragmatic randomised controlled trial. Schizophr Res 175(1-3): 168-173.

Chan MS, Chung KF, Yung KP, Yeung WF (2017) Sleep in schizophrenia: A systematic review and meta-analysis of polysomnographic findings in case-control studies. Sleep Med Rev 32: 69-84.

Chandra PS, Venkatasubramanian G, Thomas T (2002) Infanticidal ideas and infanticidal behavior in Indian women with severe postpartum psychiatric disorders. J Nerv Ment Dis 190 (7): 457-461.

Charney AW, Ruderfer DM, Stahl EA, Moran JL, Chambert K, Belliveau RA, Forty L, Gordon-Smith K, Di Florio A, Lee PH, Bromet EJ, Buckley PF, Escamilla MA, Fanous AH, Fochtmann LJ, Lehrer DS, Malaspina D, Marder SR, Morley CP, Nicolini H, Perkins DO, Rakofsky JJ, Rapaport MH, Medeiros H, Sobell JL, Green EK, Backlund L, Bergen SE, Juréus A, Schalling M, Lichtenstein P, Roussos P, Knowles JA, Jones I, Jones LA, Hultman CM, Perlis RH, Purcell SM, McCarroll SA, Pato CN, Pato MT, Craddock N, Landén M, Smoller JW, Sklar P (2017) Evidence for genetic heterogeneity between clinical subtypes of bipolar disorder. Transl Psychiatry 7(1): e993. doi: 10.1038/tp.2016.242.

Cimpianu CL, Strube W, Falkai P, Palm U, Hasan A (2017) Vagus nerve stimulation in psychiatry: a systematic review of the available evidence. J Neural Transm (Vienna) 124(1): 145-158.

Clementz BA, Sweeney JA, Hamm JP, Ivleva EI, Ethridge LE, Pearlson GD, Keshavan MS, Tamminga CA (2016) Identification of Distinct Psychosis Biotypes Using Brain-Based Biomarkers. Am J Psychiatry 173(4): 373-384.

Clementz BA; (on behalf of the B-SNIP principal investigators) (2016) Challenges Facing the Identification of Neurobiologically Distinct Psychosis Subtypes: Response to Neuhaus. Am J Psychiatry 173(8): 838-839.

Cohrs S, Pohlmann K, Guan Z, Jordan W, Meier A, Huether G, Rüther E, Rodenbeck A (2004a) Quetiapine reduces nocturnal urinary cortisol excretion in healthy subjects. Psychopharmacology (Berl) 174(3): 414-420.

Cohrs S, Rodenbeck A, Guan Z, Pohlmann K, Jordan W, Meier A, Rüther E (2004b) Sleep-promoting properties of quetiapine in healthy subjects. Psychopharmacology (Berl) 174(3): 421-429.

Cohrs S, Meier A, Neumann AC, Jordan W, Rüther E, Rodenbeck A (2005) Improved sleep continuity and increased slow wave sleep and REM latency during ziprasidone treatment: a randomized, controlled, crossover trial of 12 healthy male subjects. J Clin Psychiatry 66(8): 989-996.

Cohrs S, Röher C, Jordan W, Meier A, Huether G, Wuttke W, Rüther E, Rodenbeck A (2006) The atypical antipsychotics olanzapine and quetiapine, but not haloperidol, reduce ACTH and cortisol secretion in healthy subjects. Psychopharmacology (Berl) 185(1): 11-18.

Cohrs S (2008) Sleep disturbances in patients with schizophrenia: impact and effect of antipsychotics. CNS Drugs 22(11): 939-962.

Cohrs S, Gade K, Meier A, Jordan W, Falkai P, Rüther E, Rodenbeck A (2010) Quetiapine improves sleep disturbance in acute bipolar disorder: a case series. Pharmacopsychiatry 43 (4): 154-155.

Colbert SM, Peters ER (2002) Need for closure and jumping-to-conclusions in delusion-prone individuals. J Nerv Ment Dis 190(1): 27-31.

Coles AS, Kozak K, George TP (2018) A review of brain stimulation methods to treat substance use disorders. Am J Addict 27(2): 71-91.

Colom F, Vieta E, Martinez-Aran A, Reinares M, Goikolea JM, Benabarre A, Torrent C, Comes M, Corbella B, Parramon G, Corominas J (2003) A randomized trial on the efficacy of group psychoeducation in the prophylaxis of recurrences in bipolar patients whose disease is in remission. Arch Gen Psychiatry 60: 402–407.

Colom F, Vieta E, Sánchez-Moreno J, Palomino-Otiniano R, Reinares M, Goikolea JM, Benabarre A, Martínez-Arán A (2009) Group psychoeducation for stabilised bipolar disorders: 5-year outcome of a randomised clinical trial. Br J Psychiatry 194: 260–265.

Cooney GM, Dwan K, Greig CA, Lawlor DA, Rimer J, Waugh FR, McMurdo M, Mead GE (2013) Exercise for depression. Cochrane Database Syst Rev (9): CD004366.

Cosgrave J, Wulff K, Gehrman P (2018) Sleep, circadian rhythms, and schizophrenia: where we are and where we need to go. Curr Opin Psychiatry 31(3):176-182.

Craddock N, Owen MJ (2010) The Kraepelinian dichotomy - going, going... but still not gone. Br J Psychiatry 196(2): 92-95.

De Crescenzo F, Economou A, Sharpley AL, Gormez A, Quested DJ (2017a) Actigraphic features of bipolar disorder: A systematic review and meta-analysis. Sleep Med Rev 33: 58-69.

de Crescenzo F, Lennox A, Gibson JC, Cordey JH, Stockton S, Cowen PJ, Quested DJ (2017) Melatonin as a treatment for mood disorders: a systematic review. Acta Psychiatr Scand 136 (6): 549–558.

Curcic D, Stojmenovic T, Djukic-Dejanovic S, Dikic N, Vesic-Vukasinovic M, Radivojevic N, Andjelkovic M, Borovcanin M, Djokic G (2017) Positive impact of prescribed physical activity on symptoms of schizophrenia: randomized clinical trial. Psychiatr Danub 29(4): 459-465.

Dahlbender RW, Tritt K (2011) Einführung in die Operationalisierte Psychodynamische Diagnostik (OPD). In: Butollo W, Bronisch T, Möller H-J, Sulz SKD (Hrsg.) Psychotherapie. München: CIP-Medien 16(1). S. 28-39.

Dean K, Murray RM (2005) Environmental risk factors for psychosis. Dialogues Clin Neurosci 7(1): 69-80.

Deenik J, Kruisdijk F, Tenback D, Braakman-Jansen A, Taal E, Hopman-Rock M, Beekman A, Tak E, Hendriksen I, van Harten P (2017) Physical activity and quality of life in long-term hospitalized patients with severe mental illness: a cross-sectional study. BMC Psychiatry 17(1): 298. doi: 10.1186/s12888-017-1466-0.

Deister A, Zeichner D, Witt T, Forster HJ (2010) Veränderung der psychiatrischen Versorgung durch ein Regionales Budget. Psychiatr Prax 37 (7): 335-342.

Dilling H, Mombour W, Schmidt MH (Hrsg.) (2005) Internationale Klassifikation psychischer Störungen. ICD-10 Kapitel V (F). 5. Aufl. Bern Göttingen Toronto Seattle: Hans Huber.

Dierks T, Linden DE, Jandl M, Formisano E, Goebel R, Lanfermann H, Singer W (1999) Activation of Heschl's gyrus during auditory hallucinations. Neuron 22(3): 615-621.

Docherty NM (2012) On Identifying the Processes Underlying Schizophrenic Speech Disorder. Schizophr Bull 38(6): 1327–1335.

Dörner K (2007) Leben und sterben, wo ich hingehöre. Dritter Sozialraum und neues Hilfesystem. Neumünster: Paranus Verlag.

Dörner K (2014) Der gute Arzt. In: Jordan W, Rüther E (Hrsg.) Ethik in der Psychiatrie. Psychiatrische Praxis 41 Supplement 1, Stuttgart: Thieme. S. 16-18.

Downing G, Wortmann-Fleischer S, von Einsiedel R, Jordan W, Reck C (2014) Video Intervention Therapy with Parents With a Psychiatric Disturbance. In: Brandt K, Perry BD, Seligman S, Tronick E (Hrsg.) Infant and Early Childhood Mental Health: Core Concepts and Clinical Practice. Washington, DC: American Psychiatric Publishing. S. 261-279.

Downing G, Jordan W (2016) Körperfokussierte Psychotherapie nach Downing. In: Jordan W, Heinemann A, Marx A (Hrsg.) Notfallpsychiatrie und psychotherapeutische Krisenintervention. Stuttgart New York: Thieme. S. 132-135.

Dudley J, Eames C, Mulligan J, Fisher N (2018) Mindfulness of voices, self-compassion, and secure attachment in relation to the experience of hearing voices. Br J Clin Psychol 57(1): 1-17.

Dümpelmann M, Jaeger U, Leichsenring F, Masuhr O, Medlin C, Spitzer C (2013) Psychodynamische Psychotherapie im stationären Setting. PDP – Psychodynamische Psychotherapie 12(1): 45-58.

Eaton WW, Romanoski A, Anthony JC, Nestadt G (1991) Screening for psychosis in the general population with a self-report interview. J Nerv Ment Dis 179(11): 689-693.

Eggins PS, Hatton SN, Hermens DF, Hickie IB, Lagopoulos J (2018) Subcortical volumetric differences between clinical stages of young people with affective and psychotic disorders. Psychiatry Res 271: 8-16.

Eichner C, Berna F (2016) Acceptance and Efficacy of Metacognitive Training (MCT) on Positive Symptoms and Delusions in Patients With Schizophrenia: A Meta-analysis Taking Into Account Important Moderators. Schizophr Bull 42(4): 952-962.

Von Einsiedel R, Stammer A, Ossoba H, Schneck M, Kleinagel R, Jordan W (2012) Klinische Bewegungstherapie bei schizophrenen Störungen. In: Deimel H (Hrsg.) Brennpunkte der Sportwissenschaft, Band 33 - Facetten der Bewegungs- und Sporttherapie in Psychiatrie, Psychosomatik und Suchtbehandlung, Sankt Augustin: Academia Verlag. S. 160-181.

Engle-Friedman M, Bootzin RR, Hazlewood L, Tsao C (1992) An evaluation of behavioral treatments for insomnia in the older adult. J Clin Psychol 48(1): 77-90.

Epperson CN, Terman M, Terman JS, Hanusa BH, Oren DA, Peindl KS, Wisner KL (2004) Randomized clinical trial of bright light therapy for antepartum depression: preliminary findings. J Clin Psychiatry 65(3): 421-425.

Ered A, Cooper S, Ellman LM (2018) Sleep quality, psychological symptoms, and psychotic-like experiences. J Psychiatr Res 98: 95-98.

Erfurth A, Dobmeier M, Zechendorff M (2005) Kurzpsychoedukation für bipolare Patienten. Stuttgart: Thieme.

Erkkilä J, Punkanen M, Fachner J, Ala-Ruona E, Pöntiö I, Tervaniemi M, Vanhala M, Gold C (2011) Individual music therapy for depression: randomised controlled trial. Br J Psychiatry 199(2): 132-139.

Ermann M. Waldvogel B (2011) Psychodynamische Psychotherapie – Grundlagen und klinische Anwendungen. In: Möller H-J, Laux G, Kapfhammer H-P (Hrsg.) Psychiatrie Psychosomatik Psychotherapie. 4. Aufl. Berlin Heidelberg New York: Springer. S. 819-859.

Ermann M (2016) Psychotherapie und Psychosomatik. Ein Lehrbuch auf psychoanalytischer Grundlage. 6. Aufl. Stuttgart: Kohlhammer.

Etain B, Dumaine A, Bellivier F, Pagan C, Francelle L, Goubran-Botros H, Moreno S, Deshommes J, Moustafa K, Le Dudal K, Mathieu F, Henry C, Kahn JP, Launay JM, Mühleisen TW, Cichon S, Bourgeron T, Leboyer M, Jamain S (2012) Genetic and functional abnormalities of the melatonin biosynthesis pathway in patients with bipolar disorder. Hum Mol Genet 21(18): 4030-4037.

Falkai P, Malchow B, Schmitt A (2017) Aerobic exercise and its effects on cognition in schizophrenia. Curr Opin Psychiatry 30(3): 171-175.

Falloon IR, Boyd JL, McGill CW, Williamson M, Razani J, Moss HB, Gilderman AM, Simpson GM (1985) Family management in the prevention of morbidity of schizophrenia. Clinical outcome of a two-year longitudinal study. Arch Gen Psychiatry 42(9): 887-896.

Fava GA (2009) The decline of pharmaceutical psychiatry and the increasing role of psychological medicine. Psychother Psychosom 78(4): 220-227.

Feldman R (2010) The relational basis of adolescent adjustment: trajectories of mother-child interactive behaviors from infancy to adolescence shape adolescents' adaptation. Attach Hum Dev 12(1-2): 173-192.

Field T (2014) Massage therapy research review. Complement Ther Clin Pract 20(4): 224-229.

Field T, Gonzalez G, Diego M, Mindell J (2016) Mothers massaging their newborns with lotion versus no lotion enhances mothers' and newborns' sleep. Infant Behav Dev 45(Pt A): 31-37.

Flatow J, Buckley P, Miller BJ (2013) Meta-analysis of oxidative stress in schizophrenia. Biol Psychiatry 74: 400-440.

Flögel T (2015) Subjektivität und therapeutische Beziehung. Gesprächspsychotherapie für Menschen mit Psychosen. Psychotherapie im Dialog 3: 69-72.

Fonagy P, Gergely G, Jurist E, Target M (2002) Affect regulation, mentalization, and the development of the self. New York: Other Press.

Forman DR, O'Hara MW, Stuart S, Gorman LL, Larsen KE, Coy KC (2007) Effective treatment for postpartum depression is not sufficient to improve the developing mother-child relationship. Dev Psychopathol 19(2): 585-602.

Frank E, Kupfer DJ, Thase ME, Mallinger AG, Swartz HA, Fagiolini AM, Grochocinski V, Houck P, Scott J, Thompson W, Monk T (2005) Two-year outcomes of interpersonal and social rhythm therapy in individuals with bipolar I disorder. Arch Gen Psychiatry 62: 996–1004.

Frank E, Soreca I, Swartz HA, Fagiolini AM, Mallinger AG, Thase ME, Grochocinski VJ, Houck PR, Kupfer DJ (2008) The role of interpersonal and social rhythm therapy in improving occupational functioning in patients with bipolar 1 disorder. Am J Psychiatry 165: 1559–1565.

Freeman D, Garety PA, Bebbington PE, Smith B, Rollinson R, Fowler D, Kuipers E, Ray K, Dunn G (2005) Psychological investigation of the structure of paranoia in a non-clinical population. Br J Psychiatry 186: 427-435.

Freeman D, Garety P (2014) Advances in understanding and treating persecutory delusions: a review. Soc Psychiatry Psychiatr Epidemiol 49 (8): 1179-1189.

Freeman D, Waite F, Startup H, Myers E, Lister R, McInerney J, Harvey AG, Geddes J, Zaiwalla Z, Luengo-Fernandez R, Foster R, Clifton L, Yu LM (2015) Efficacy of cognitive behavioural therapy for sleep improvement in patients with persistent delusions and hallucinations (BEST): a prospective, assessor-blind, randomised controlled pilot trial. Lancet Psychiatry 2(11): 975-983.

Freeman D, Sheaves B, Goodwin GM, Yu LM, Nickless A, Harrison PJ, Emsley R, Luik AI, Foster RG, Wadekar V, Hinds C, Gumley A, Jones R, Lightman S, Jones S, Bentall R, Kinderman P, Rowse G, Brugha T, Blagrove M, Gregory AM, Fleming L, Walklet E, Glazebrook C, Davies EB, Hollis C, Haddock G, John B, Coulson M, Fowler D, Pugh K, Cape J, Moseley P, Brown G, Hughes C, Obonsawin M, Coker S, Watkins E, Schwannauer M, MacMahon K, Siriwardena AN, Espie CA (2017) The effects of improving sleep on mental health (OASIS): a randomised controlled trial with mediation analysis. Lancet Psychiatry 4(10): 749-758.

Frías Á, Baltasar I, Birmaher B (2016) Comorbidity between bipolar disorder and borderline personality disorder: Prevalence, explanatory theories, and clinical impact. J Affect Disord 202: 210-219.

Friedman L, Bliwise DL, Yesavage JA, Salom SR (1991) A preliminary study comparing sleep restriction and relaxation treatments for insomnia in older adults. J Gerontol 46(1): P1-8.

Frith C (2005) The neural basis of hallucinations and delusions. C R Biol 328(2): 169-175.

Fuchs T (2016) Das Gehirn - ein Beziehungsorgan: Eine phänomenologisch-ökologische Konzeption. Stuttgart: Kohlhammer.

Fugger G, Gleiss A, Baldinger P, Strnad A, Kasper S, Frey R (2016) Psychiatric patients' perception of physical restraint. Acta Psychiatr Scand 133(3): 221-231.

Fusar-Poli L, Bieleninik Ł, Brondino N, Chen XJ, Gold C (2017) The effect of music therapy on cognitive functions in patients with dementia: a systematic review and meta-analysis. Aging Ment Health Jul 10: 1-10.

Garety P, Freeman D (1999) Cognitive approaches to delusions: A critical review of theories and evidence. Br J Clin Psychol 38: 113-154.

Geoffroy PA, Scott J, Boudebesse C, Lajnef M, Henry C, Leboyer M, Bellivier F, Etain B (2015) Sleep in patients with remitted bipolar disorders: a meta-analysis of actigraphy studies. Acta Psychiatr Scand 131(2): 89-99.

Geretsegger M, Mössler KA, Bieleninik Ł, Chen XJ, Heldal TO, Gold C (2017) Music therapy for people with schizophrenia and schizophrenia-like disorders. Cochrane Database Syst Rev 5: CD004025.

Gerwood JB (1993) Nondirective counseling interventions with schizophrenics. Psychol Rep 73(3 Pt 2): 1147-1151.

Glessner JT, Li J, Wang D, March M, Lima L, Desai A, Hadley D, Kao C, Gur RE, Cohen N, Sleiman PMA, Li Q, Hakonarson H; Janssen-CHOP Neuropsychiatric Genomics Working Group (2017) Copy number variation meta-analysis reveals a novel duplication at 9p24 associated with multiple neurodevelopmental disorders. Genome Med 9(1): 106. doi: 10.1186/s13073-017-0494-1.

Goodman JH, Chenausky KL, Freeman MP (2014) Anxiety disorders during pregnancy: a systematic review. J Clin Psychiatry 75(10): e1153-1184.

Goodwin FK, Jamison KR (2007) Manic-Depressive Illness: Bipolar disorders and Recurrent Depression. 2. Aufl. New York: Oxford University Press.

Goldsmith DR, Rapaport MH, Miller BJ (2016) A meta-analysis of blood cytokine network alterations in psychiatric patients: comparisons between schizophrenia, bipolar disorder and depression. Mol Psychiatry 21(12): 1696-1709.

Gorczynski P, Faulkner G (2010a) Exercise therapy for schizophrenia. Cochrane Database Syst Rev (5): CD004412.

Gorczynski P, Faulkner G (2010b) Exercise therapy for schizophrenia. Schizophr Bull 36(4): 665-666.

Gottlieb JD, Gidugu V, Maru M, Tepper MC, Davis MJ, Greenwold J, Barron RA, Chiko BP, Mueser KT (2017) Randomized controlled trial of an internet cognitive behavioral skills-based program for auditory hallucinations in persons with psychosis. Psychiatr Rehabil J 40 (3): 283-292.

Grácio J, Gonçalves-Pereira M, Leff J (2018) Key Elements of a Family Intervention for Schizophrenia: A Qualitative Analysis of an RCT. Fam Process 57(1): 100-112.

Grawe K, Donati R, Bernauer F (2001) Psychotherapie im Wandel. Von der Konfession zur Profession. 5. Aufl. Göttingen: Hogrefe.

Grawe K (2004) Neuropsychotherapie. Göttingen: Hogrefe.

Grube M (2011) Psychische Erkrankung und Vaterschaft. Psychiat Prax 38: 16-22.

Guloksuz S, van Os J (2018) The slow death of the concept of schizophrenia and the painful birth of the psychosis spectrum. Psychol Med 48(2): 229-244.

Gumley A, O'Grady M, McNay L, Reilly J, Power K, Norrie J (2003) Early intervention for relapse in schizophrenia: results of a 12-month randomized controlled trial of cognitive behavioural therapy. Psychol Med 33(3): 419-431.

Guo Q, Li C, Wang J (2017) Updated Review on the Clinical Use of Repetitive Transcranial Magnetic Stimulation in Psychiatric Disorders. Neurosci Bull 33(6): 747-756.

Gupta T, Dean DJ, Kelley NJ, Bernard JA, Ristanovic I, Mittal VA (2017) Cerebellar Transcranial Direct Current Stimulation Improves Procedural Learning in Nonclinical Psychosis: A Double-Blind Crossover Study. Schizophr Bull doi: 10.1093/schbul/sbx179.

Gurillo P, Jauhar S, Murray RM, MacCabe JH (2015) Does tobacco use cause psychosis? Systematic review and meta-analysis. Lancet Psychiatry 2(8): 718-725.

Häfner H, Maurer K, an der Heiden W (2013a) ABC Schizophrenia study: an overview of results since 1996. Soc Psychiatry Psychiatr Epidemiol 48(7): 1021-1031.

Häfner H, Maurer K, an der Heiden W (2013b) Schizophrenie – eine einheitliche Krankheit? Nervenarzt 84(9): 1093. https://doi.org/10.1007/s00115-013-3788-6.

Härter M, Jansen A, Berger M, Baumeister H, Bschor T, Harfst T, Hautzinger M, Kriston L, Kühner C, Schauenburg H, Schorr SG, Schneider F, Meister R (2018) Psychotherapie depressiver Störungen: Evidenz bei chronischer Depression und bei Komorbidität. Nervenarzt 89 (3): 252-262.

Haffner P, Quinlivan E, Fiebig J, Sondergeld LM, Strasser ES, Adli M, Moritz S, Stamm TJ (2018) Improving functional outcome in bipolar disorder: A pilot study on metacognitive training. Clin Psychol Psychother 25(1): 50-58.

Hahn T, Kircher T, Straube B, Wittchen HU, Konrad C, Ströhle A, Wittmann A, Pfleiderer B, Reif A, Arolt V, Lueken U (2015) Predicting treatment response to cognitive behavioral therapy in panic disorder with agoraphobia by integrating local neural information. JAMA Psychiatry 72(1): 68-74.

Hahn T, Nierenberg AA, Whitfield-Gabrieli S (2017) Predictive analytics in mental health: applications, guidelines, challenges and perspectives. Mol Psychiatry 22(1): 37-43.

Haidl T, Rosen M, Schultze-Lutter F, Nieman D, Eggers S, Heinimaa M, Juckel G, Heinz A, Morrison A, Linszen D, Salokangas R, Klosterkötter J, Birchwood M, Patterson P, Ruhrmann S; European Prediction of Psychosis Study (EPOS) Group (2018) Expressed emotion as a predictor of the first psychotic episode - Results of the European prediction of psychosis study. Schizophr Res Apr 13. pii: S0920-9964(18) 30171-3. doi: 10.1016/j.schres.2018.03.019.

Hajak G, Rüther E (1995) Insomnie. Ursachen, Diagnostik und Therapie. Berlin Heidelberg: Springer.

Hajak G, Rodenbeck A, Bandelow B, Friedrichs S, Huether G, Rüther E (1996) Nocturnal plasma melatonin levels after flunitrazepam administration in healthy subjects. Eur Neuropsychopharmacol 6(2): 149-153.

Hajak G, Jordan W (1997) Verfahren der nichtmedikamentösen Insomnietherapie. Psycho 23 (Sonderausgabe II/10): 84-94.

Hajak G, Müller-Popkes K, Riemann D, Mayer G, Lauer C (1997) Psychologische, psychotherapeutische und andere nichtpharmakologische Therapieformen zur Behandlung der Insomnie. Eine Stellungnahme der Arbeitsgruppe „Insomnie" der Deutschen Gesellschaft für Schlafforschung und Schlafmedizin. Fortschr Neurol Psychiatr 65(3): 133-144.

Haller CS, Padmanabhan JL, Lizano P, Torous J, Keshavan M (2014) Recent advances in understanding schizophrenia. F1000Prime Rep 6:57.

Hardy A, Emsley R, Freeman D, Bebbington P, Garety PA, Kuipers EE, Dunn G, Fowler D (2016) Psychological Mechanisms Mediating Effects Between Trauma and Psychotic Symptoms: The Role of Affect Regulation, Intrusive Trauma Memory, Beliefs, and Depression. Schizophr Bull 42 Suppl 1: S34-S43.

Hartwich P, Grube M (2015) Psychotherapie bei Psychosen. Neuropsychodynamisches Handeln in Klinik und Praxis. Berlin Heidelberg: Springer.

Hasan A, Wobrock T, Palm U, Strube W, Padberg F, Falkai P, Fallgatter A, Plewnia C (2015a) Hirnstimulationsverfahren zur Behandlung schizophrener Psychosen. Nervenarzt 86(12): 1481-1491.

Hasan A, Wolff-Menzler C, Pfeiffer S, Falkai P, Weidinger E, Jobst A, Hoell I, Malchow B, Yeganeh-Doost P, Strube W, Quast S, Müller N, Wobrock T (2015b) Transcutaneous noninvasive vagus nerve stimulation (tVNS) in the treatment of schizophrenia: a bicentric randomized controlled pilot study. Eur Arch Psychiatry Clin Neurosci 265(7): 589-600.

Hauri PJ (1993) Consulting about insomnia: a method and some preliminary data. Sleep 16 (4): 344-350.

Hawke LD, Provencher MD, Arntz A (2011) Early Maladaptive Schemas in the risk for bipolar spectrum disorders. J Affect Disord 133(3): 428-436.

Hawke LD, Provencher MD (2012) Early Maladaptive Schemas among patients diagnosed with bipolar disorder. J Affect Disord 136(3): 803-811.

Heigl F (1972) Die Indikation und Prognose in Psychoanalyse und Psychotherapie. Göttingen: Vandenhoeck und Ruprecht.

Heigl-Evers H, Heigl F (1983) Das interaktionelle Prinzip in der Einzel- und Gruppenpsychotherapie. Z Psychsom Med Psychother 29(1): 1-14.

Heigl-Evers H, Nitzschke B (1991) Das Prinzip »Deutung« und das Prinzip »Antwort« in der psychoanalytischen Therapie. Z Psychsom Med Psychother 37(2): 115-127.

Heinemann A (2016) Stühle-Technik (Ein-Personen-Rollenspiel). In: Jordan W, Heinemann A, Marx A (Hrsg.) Notfallpsychiatrie und psychotherapeutische Krisenintervention. Stuttgart New York: Thieme. S. 139-141.

Heinemann A, Jordan W (2016) Beziehungsaufbau, Gesprächsführung und psychotherapeutische Techniken bei depressivem Erleben. In: Jordan W, Heinemann A, Marx A (Hrsg.) Notfallpsychiatrie und psychotherapeutische Krisenintervention. Stuttgart New York: Thieme. S. 61-67.

Heinz A (2017) A New Understanding of Mental Disorders. Computational Models for Dimensional Psychiatry. Cambridge (Massachusetts): MIT Press.

Helgason C, Sarris J (2013) Mind-body medicine for schizophrenia and psychotic disorders: a review of the evidence. Clin Schizophr Relat Psychoses 7(3): 138-148.

Hepp U, Stulz N (2017) Home Treatment: Von der Forschung zur klinischen Umsetzung. Psychiat Prax 44: 371-373.

Hermesh H, Lemberg H, Abadi J, Dagan Y (2001) Circadian rhythm sleep disorders as a possible side effect of fluvoxamine. CNS Spectr 6(6): 511-513.

Herz MI, Lamberti JS, Mintz J, Scott R, O'Dell SP, McCartan L, Nix G (2000) A program for relapse prevention in schizophrenia: a controlled study. Arch Gen Psychiatry 57(3): 277-283.

Hicks JK, Bishop JR, Sangkuhl K, Müller DJ, Ji Y, Leckband SG, Leeder JS, Graham RL, Chiulli DL, LLerena A, Skaar TC, Scott SA, Stingl JC, Klein TE, Caudle KE, Gaedigk A; Clinical Pharmacogenetics Implementation Consortium (2015) Clinical Pharmacogenetics Implementation Consortium (CPIC) Guideline for CYP2D6 and CYP2C19 Genotypes and Dosing of Selective Serotonin Reuptake Inhibitors. Clin Pharmacol Ther 98(2): 127-134.

Hicks JK, Sangkuhl K, Swen JJ, Ellingrod VL, Müller DJ, Shimoda K, Bishop JR, Kharasch ED, Skaar TC, Gaedigk A, Dunnenberger HM, Klein TE, Caudle KE, Stingl JC (2016) Clinical pharmacogenetics implementation consortium guideline (CPIC) for CYP2D6 and CYP2C19 genotypes and dosing of tricyclic antidepressants: 2016 update. Clin Pharmacol Ther doi: 10.1002/cpt.597.

Horn H, Federspiel A, Wirth M, Müller TJ, Wiest R, Walther S, Strik W (2010) Gray matter volume differences specific to formal thought disorder in schizophrenia. Psychiatry Res 182 (2): 183-186.

Hornstein C, Trautmann-Villalba P (2007) Infantizid als Folge einer postpartalen Bindungsstörung Nervenarzt 78(5): 580-583.

Hornstein C, Trautmann-Villalba P, Hohm E, Rave E, Wortmann-Fleischer S, Schwarz M (2007) Interaktionales Therapieprogramm für Mütter mit postpartalen psychischen Störungen. Erste Ergebnisse eines Pilotprojektes. Nervenarzt 78(6): 679-684.

Hunter EC, Sierra M, David AS (2004) The epidemiology of depersonalisation and derealisation. A systematic review. Soc Psychiatry Psychiatr Epidemiol 39(1): 9-18.

Insel TR, Cuthbert BN (2015) Brain disorders? Precisely. Science 348(6234): 499-500.

Isvoranu AM, van Borkulo CD, Boyette LL, Wigman JT, Vinkers CH, Borsboom D; Group Investigators (2017) A Network Approach to Psychosis: Pathways Between Childhood Trauma and Psychotic Symptoms. Schizophr Bull 43(1): 187-196.

Jäger M (2015) Aktuelle psychiatrische Diagnostik: Ein Leitfaden für das tägliche Arbeiten mit ICD und DSM. Stuttgart New York: Thieme.

Jääskeläinen E, Juola T, Korpela H, Lehtiniemi H, Nietola M, Korkeila J, Miettunen J (2018) Epidemiology of psychotic depression - systematic review and meta-analysis. Psychol Med 48(6): 905-918.

Janssen I, Krabbendam L, Hanssen M, Bak M, Vollebergh W, de Graaf R, van Os J (2005) Are apparent associations between parental representations and psychosis risk mediated by early trauma? Acta Psychiatr Scand 112(5): 372-375.

Jelley R, Elmer OM (2005) HOPE – Handlungsorientierte Psychoedukation bei Bipolaren Störungen. Tübingen: DGVT.

Johnson S, Nolan F, Pilling S, Sandor A, Hoult J, McKenzie N, White IR, Thompson M, Bebbington P (2005) Randomised controlled trial of acute mental health care by a crisis resolution team: the north Islington crisis study. BMJ 331(7517): 599.

Jones I, Chandra PS, Dazzan P, Howard LM (2014) Bipolar disorder, affective psychosis, and schizophrenia in pregnancy and the postpartum period. Lancet 384(9956): 1789-1799.

Jordan W, Hajak G (1996) Konzepte zur Pharmakotherapie von Insomnien. Internist 37: 490-499.

Jordan W, Hajak G (1997) Gestörter Schlaf - was tun? Ein Ratgeber. Arcis Verlag.

Jordan W, Adler L, Bleich S, Cohrs S, von Einsiedel R, Falkai P, Großkopf V, Hauth I, Steiner J (2011a) Rechtliche Aspekte von Delegation und Neuorganisation ärztlicher Tätigkeiten im psychiatrischen Fachgebiet. Psychiat Prax 38, Suppl. 2: S1-S7.

Jordan W, Adler L, Bleich S, von Einsiedel R, Falkai P, Großkopf V, Hauth I, Steiner J, Cohrs S (2011b) Ärztemangel im psychiatrischen Krankenhaus – Zukunftssicherung durch Neuordnung des ärztlichen Dienstes. Eine Umsetzungsanalyse. Psychiat Prax 38, Suppl. 2: S16-S24.

Jordan W, Adler L, von Einsiedel R, Großkopf V, Hauth I, Leidinger F (2011c) Neuorganisation der diagnostischen und therapeutischen Abläufe im psychiatrischen Versorgungszentrum – von der Analyse zur Umsetzung. Eine Fallstudie. Psychiat Prax 38, Suppl. 2: S25-S34.

Jordan W, Bleich S, Cohrs S, von Einsiedel R, Falkai P, Großkopf V, Hauth I, Steiner J, Adler L (2011d) Definition des Kernbereichs ärztlicher Tätigkeit im psychiatrisch-psychotherapeutischen Fachgebiet – Voraussetzung für jede Delegation. Psychiat Prax 38, Suppl. 2: S8-S15.

Jordan W, Bielau H, Cohrs S, Hauth I, Hornstein C, Marx A, Reck C, von Einsiedel R (2012) Aktuelle Versorgungs- und Finanzierungslage von Mutter-Kind-Einheiten für schwangerschaftsassoziierte psychische Störungen in Deutschland. Psychiatr Prax 39 (5): 205-210.

Jordan W, von Einsiedel R (2012) K(l)eine Psychopharmakotherapie in Schwangerschaft und Stillzeit - Ein Leitfaden zum rationalen Einsatz von Psychopharmaka und alternativen Behandlungsmethoden. In: Wortmann-Fleischer S, von Einsiedel R, Downing G (Hrsg.) Stationäre Eltern-Kind-Behandlung – Ein interdisziplinärer Leitfaden. Stuttgart: Kohlhammer. S. 235-250.

Jordan W (2014) Anmerkungen zur ethischen Krankenhausführung. Psychiat Prax 41, Suppl. 1: S26-S30.

Jordan W (2016a) Syndromlehre – Der diagnostische Blick. In: Jordan W, Heinemann A, Marx A (Hrsg.) Notfallpsychiatrie und psychotherapeutische Krisenintervention. Stuttgart New York: Thieme. S. 32-41.

Jordan W (2016b) Beziehungsaufbau, Gesprächsführung und psychotherapeutische Techniken bei paranoid-halluzinatorischem und schizophrenem Erleben. In: Jordan W, Heinemann A, Marx A (Hrsg.) Notfallpsychiatrie und psychotherapeutische Krisenintervention. Stuttgart New York: Thieme. S. 55-61.

Jordan W (2016c) Explorationstechniken und Schlüsselfragen. In: Jordan W, Heinemann A, Marx A (Hrsg.) Notfallpsychiatrie und psychotherapeutische Krisenintervention. Stuttgart New York: Thieme. S. 14-18.

Jordan W (2016d) Beziehungsaufbau, Gesprächsführung und psychotherapeutische Techniken bei suizidalem Erleben. In: Jordan W, Heinemann A, Marx A (Hrsg.) Notfallpsychiatrie und psychotherapeutische Krisenintervention. Stuttgart New York: Thieme. S. 67-87.

Jordan W (2016e) Zirkuläres Fragen. In: Jordan W, Heinemann A, Marx A (Hrsg.) Notfallpsychiatrie und psychotherapeutische Krisenintervention. Stuttgart New York: Thieme. S. 127-128.

Jordan W (2016f) Selbsthilfe bei Überforderung. In: Jordan W, Heinemann A, Marx A (Hrsg.) Notfallpsychiatrie und psychotherapeutische Krisenintervention. Stuttgart New York: Thieme. S. 23-24.

Jordan W, Dobrowolny H, Bahn S, Bernstein HG, Brigadski T, Frodl T, Isermann B, Lessmann V, Pilz J, Rodenbeck A, Schiltz K, Schwedhelm E, Tumani H, Wiltfang J, Guest PC, Steiner J (2016) Oxidative stress in drug-naïve first episode patients with schizophrenia and major depression: effects of disease acuity and potential confounders. Eur Arch Psychiatry Clin Neurosci DOI 10.1007/s00406-016-0749-7.

Jordan W (2017a) Ethische Kernfragen in der Psychiatrie und Psychotherapie. In: Deister A, Pollmächer T, Falkai P, Erk K (Hrsg.) Krankenhausmanagement in der Psychiatrie und Psychotherapie. Strategien, Konzepte und Methoden. Berlin: Medizinische Wissenschaftliche Verlagsgesellschaft. S. 15-24.

Jordan W (2017b) Notfall Psyche – Diagnostik und Krisenintervention in der Präklinik. CME-Fortbildung. Der Notarzt 33(05): 224-241.

Jordan W (2018) Ethische Betrachtungen zur Elternschaft psychisch Erkrankter. Psychiat Prax 45 (Suppl. 1): S41-S45

Joy CB, Adams CE, Rice K (2006) Crisis intervention for people with severe mental illnesses. Cochrane Database of Syst Rev CD001087.

Judd LL, Akiskal HS (2003) Depressive episodes and symptoms dominate the longitudinal course of bipolar disorder. Curr Psychiatry Rep 5 (6): 417-418.

Kabuto M, Namura I, Saitoh Y (1986) Nocturnal enhancement of plasma melatonin could be suppressed by benzodiazepines in humans. Endocrinol Jpn 33(3): 405-414.

Kandel ER (1998) A new intellectual framework for psychiatry. Am J Psychiatry 155(4): 457-469.

Kanfer FH, Reinecker H, Schmelzer D (2011) Selbstmanagement-Therapie. Berlin Heidelberg: Springer.

Kazdin AE (2009) Understanding how and why psychotherapy leads to change. Psychother Res 19(4-5): 418-248.

Keefe RS, Perkins DO, Gu H, Zipursky RB, Christensen BK, Lieberman JA (2006) A longitudinal study of neurocognitive function in individuals at-risk for psychosis. Schizophr Res 88(1-3): 26-35.

Keller-Varady K, Varady PA, Röh A, Schmitt A, Falkai P, Hasan A, Malchow B (2018) A systematic review of trials investigating strength training in schizophrenia spectrum disorders. Schizophr Res 192: 64-68.

Kendell RE, Chalmers JC, Platz C (1987) Epidemiology of puerperal psychoses. Br J Psychiatry 150: 662-673.

Kendler KS, Bulik CM, Silberg J, Hettema JM, Myers J, Prescott CA (2000) Childhood sexual abuse and adult psychiatric and substance use disorders in women: an epidemiological and cotwin control analysis. Arch Gen Psychiatry 57(10): 953-959.

Kennedy NI, Lee WH, Frangou S (2018) Efficacy of non-invasive brain stimulation on the symptom dimensions of schizophrenia: A meta-analysis of randomized controlled trials. Eur Psychiatry 49: 69-77.

Kennerley H, Gath D (1989) Maternity blues. III. Associations with obstetric, psychological, and psychiatric factors. Br J Psychiatry 155: 367-373.

Kernberg OF (2016) New developments in transference focused psychotherapy. Int J Psychoanal 97(2): 385-407.

Kessing LV, Andersen PK (2017) Evidence for clinical progression of unipolar and bipolar disorders. Acta Psychiatr Scand 135(1): 51-64.

Khalifeh H, Oram S, Osborn D, Howard LM, Johnson S (2016) Recent physical and sexual violence against adults with severe mental illness: a systematic review and meta-analysis. Int Rev Psychiatry 28(5): 433-451.

Kircher TT, Liddle PF, Brammer MJ, Williams SC, Murray RM, McGuire PK (2001) Neural correlates of formal thought disorder in schizophrenia: preliminary findings from a functional magnetic resonance imaging study. Arch Gen Psychiatry 58(8): 769-774.

Kircher TT, Liddle PF, Brammer MJ, Williams SC, Murray RM, McGuire PK (2002) Reversed lateralization of temporal activation during speech production in thought disordered patients with schizophrenia. Psychol Med 32(3): 439-449.

Kircher T, Bröhl H, Meier F, Engelen J (2018) Formal thought disorders: from phenomenology to neurobiology. Lancet Psychiatry 5(6): 515-526.

Klein JP, Berger T, Schröder J, Späth C, Meyer B, Caspar F, Lutz W, Arndt A, Greiner W, Gräfe V, Hautzinger M, Fuhr K, Rose M, Nolte S, Löwe B, Anderssoni G, Vettorazzi E, Moritz S, Hohagen F (2016) Effects of a Psychological Internet Intervention in the Treatment of Mild to Moderate Depressive Symptoms: Results of the EVIDENT Study, a Randomized Controlled Trial. Psychother Psychosom 85(4): 218-228.

Klerman GL, Weissman MM, Rounsaville BJ, Chevron ES (1984) Interpersonal psychotherapy of depression. New York: Basic Books.

Klingberg S, Wittorf A, Meisner C, Wölwer W, Wiedemann G, Herrlich J, Bechdolf A, Müller BW, Sartory G, Wagner M, Kircher T, König HH, Engel C, Buchkremer G (2010) Cognitive behavioural therapy versus supportive therapy for persistent positive symptoms in psychotic disorders: The POSITIVE Study, a multicenter, prospective, singleblind, randomised controlled clinical trial. Trials 11: 123.

Klingberg S, Herrlich J, Wiedemann G, Wölwer W, Meisner C, Engel C, Jakobi-Malterre UE, Buchkremer G, Wittorf A (2012) Adverse effects of cognitive behavioral therapy and cognitive remediation in schizophrenia: results of the treatment of negative symptoms study. J Nerv Ment Dis 200(7): 569-576.

Klingberg S, Wittorf A (2013) Schizophrenie. In: Herpertz SC, Schnell K, Falkai P (Hrsg.) Psychotherapie in der Psychiatrie. Störungsorientiertes Basiswissen. Stuttgart: Kohlhammer. S. 138-166.

Klingberg S, Hesse K (2018) Differenzialindikation für die Psychotherapie bei Psychosen. Gibt es empirisch begründbare Kriterien? Nervenarzt 89(3): 276-282.

Knorr R, Hoffmann K (2018) Wahn: aktuelle psychodynamische und neurokognitive Ansätze. Nervenarzt 89(1): 8-17.

König HH, Heider D, Rechlin T, Hoffmann P, Birker T, Heinrich S, Brettschneider C, Hierholzer C, Riedel-Heller SG, Roick C (2013) Wie wirkt das Regionale Psychiatriebudget (RPB) in einer Region mit initial niedriger Bettenmessziffer? Psychiatr Prax 40(8): 430-438.

Kompus K, Westerhausen R, Hugdahl K (2011) The «paradoxical« engagement of the primary auditory cortex in patients with auditory verbal hallucinations: a meta-analysis of functional neuroimaging studies. Neuropsychologia 49: 3361-3369.

Kong J, Fang J, Park J, Li S, Rong P (2018) Treating Depression with Transcutaneous Auricular Vagus Nerve Stimulation: State of the Art and Future Perspectives. Front Psychiatry 9:20. doi: 10.3389/fpsyt.2018.00020.

Kornreich C, Cole P, Kajosch H (2018) [Transcranial Direct Current Stimulation (tDCS): psychiatric use]. Rev Med Brux 39(1): 47-49.

Kovac S, Alferink J, Ahmetspahic D, Arolt V, Melzer N (2018) Update Anti-N-Methyl-D-Aspartat-Rezeptor-Enzephalitis. Nervenarzt 89(1): 99-112.

Kragh M, Martiny K, Videbech P, Møller DN, Wihlborg CS, Lindhardt T, Larsen ER (2017) Wake and light therapy for moderate-to-severe depression – a randomized controlled trial. Acta Psychiatr Scand 136(6): 559–570.

Krieger E, Fieker M, Moritz S, Nagel M (2015) Individualisiertes Metakognitives Therapieprogramm für Menschen mit Psychose (MKT+). Psychotherapie im Dialog 3: 64-68.

Kronbichler L, Tschernegg M, Martin AI, Schurz M, Kronbichler M (2017) Abnormal Brain Activation During Theory of Mind Tasks in Schizophrenia: A Meta-Analysis. Schizophr Bull 43(6): 1240-1250.

Küchenhoff J (2015) Die Suche nach dem Subjekt im psychotischen Erleben. Psychotherapie im Dialog 3: 43-47.

Kulkarni J, de Castella A, Fitzgerald PB, Gurvich CT, Bailey M, Bartholomeusz C, Burger H (2008) Estrogen in severe mental illness: a potential new treatment approach. Arch Gen Psychiatry 65(8): 955-960.

Kurtz MM, Mueser KT (2008) A meta-analysis of controlled research on social skills training for schizophrenia. J Consult Clin Psychol 76(3): 491-504.

Kurtz MM, Richardson CL (2012) Social cognitive training for schizophrenia: a meta-analytic investigation of controlled research. Schizophr Bull 38(5): 1092-1104.

Lam DH, Watkins ER, Hayward P, Bright J, Wright K, Kerr N, Parr-Davis G, Sham P (2003) A randomized controlled study of cognitive therapy for relapse prevention for bipolar disorder: Outcome of the first year. Arch Gen Psychiatry 60: 145–152.

Lam DH, Hayward P, Watkins ER, Wright K, Sham P (2005) Relapse prevention in patients with bipolar disorder: cognitive therapy outcome after 2 years. Am J Psychiatry 162: 324–329.

Latalova K, Kamaradova D, Prasko J (2014) Violent victimization of adult patients with severe mental illness: a systematic review. Neuropsychiatr Dis Treat 10: 1925-1939.

Laucht M, Esser G, Schmidt MH (1994) Contrasting infant predictors of later cognitive functioning. J Child Psychol Psychiatry 35(4): 649-662.

Laucht M, Esser G, Baving L, Gerhold M, Hoesch I, Ihle W, Steigleider P, Stock B, Stoehr RM, Weindrich D, Schmidt MH (2000) Behavioral sequelae of perinatal insults and early family adversity at 8 years of age. J Am Acad Child Adolesc Psychiatry 39(10): 1229-1237.

Laucht M, Esser G, Schmidt MH (2002a) Heterogene Entwicklung von Kindern postpartal depressiver Mütter. Z Klin Psychol Psychother 31: 127–134.

Laucht M, Schmidt MH, Esser G (2002b) Motor, cognitive and socio-emotional development of 11-year-olds with early childhood risk factors: late sequelae. Z Kinder Jugendpsychiatr Psychother 30(1): 5-19.

Leach LS, Mackinnon A, Poyser C, Fairweather-Schmidt AK (2015) Depression and anxiety in expectant and new fathers: longitudinal findings in Australian men. Br J Psychiatry 206 (6): 471-478.

Leach LS, Poyser C, Cooklin AR, Giallo R (2016) Prevalence and course of anxiety disorders (and symptom levels) in men across the perinatal period: A systematic review. J Affect Disord 190: 675-686.

Leff J (1994) Stress reduction in the social environment of schizophrenic patients. Acta Psychiatr Scand Suppl 384: 133-139.

Lefort-Besnard J, Bassett DS, Smallwood J, Margulies DS, Derntl B, Gruber O, Aleman A, Jardri R, Varoquaux G, Thirion B, Eickhoff SB, Bzdok D (2018) Different shades of default mode disturbance in schizophrenia: Subnodal covariance estimation in structure and function. Hum Brain Mapp 39(2): 644-661.

Leichsenring F, Dümpelmann M, Berger J, Jaeger U, Rabung S (2005) Ergebnisse stationärer psychiatrischer und psychotherapeutischer Behandlung von schizophrenen, schizoaffektiven und anderen psychotischen Störungen. Z Psychosom Med Psychother 51: 23-37.

Leung BM, Kaplan BJ (2009) Perinatal depression: prevalence, risks, and the nutrition link–a review of the literature. J Am Diet Assoc 109 (9): 1566-1575.

Levenson J, Frank E (2011) Sleep and circadian rhythm abnormalities in the pathophysiology of bipolar disorder. Curr Top Behav Neurosci 5: 247-262.

Li T, Wang Q, Zhang J, Rolls ET, Yang W, Palaniyappan L, Zhang L, Cheng W, Yao Y, Liu Z, Gong X, Luo Q, Tang Y, Crow TJ, Broome MR, Xu K, Li C, Wang J, Liu Z, Lu G, Wang F, Feng J (2017) Brain-Wide Analysis of Functional Connectivity in First-Episode and Chronic Stages of Schizophrenia. Schizophr Bull 43(2): 436-448.

Lieberman JA, Stroup TS, McEvoy JP, Swartz MS, Rosenheck RA, Perkins DO, Keefe RS, Davis SM, Davis CE, Lebowitz BD, Severe J, Hsiao JK; Clinical Antipsychotic Trials of Intervention Effectiveness (CATIE) Investigators (2005) Effectiveness of antipsychotic drugs in patients with chronic schizophrenia. N Engl J Med 353 (12): 1209-1223.

Lincoln TM, Wilhelm K, Nestoriuc Y (2007) Effectiveness of psychoeducation for relapse, symptoms, knowledge, adherence and functioning in psychotic disorders: a meta-analysis. Schizophr Res 96(1-3): 232-245.

Linden DE, Habes I, Johnston SJ, Linden S, Tatineni R, Subramanian L, Sorger B, Healy D, Goebel R (2012) Real-time self-regulation of emotion networks in patients with depression. PLoS One 7(6):e38115.

Lindsay EK, Young S, Smyth JM, Brown KW, Creswell JD (2018) Acceptance lowers stress reactivity: Dismantling mindfulness training in a randomized controlled trial. Psychoneuroendocrinology 87: 63-73.

Louise S, Fitzpatrick M, Strauss C, Rossell SL, Thomas N (2018) Mindfulness- and acceptance-based interventions for psychosis: Our current understanding and a meta-analysis. Schizophr Res 192: 57-63.

Luby JL, Belden AC, Jackson JJ, Lessov-Schlaggar CN, Harms MP, Tillman R, Botteron K, Whalen D, Barch DM (2016) Early Childhood Depression and Alterations in the Trajectory of Gray Matter Maturation in Middle Childhood and Early Adolescence. JAMA Psychiatry 73 (1): 31-38.

Lueken U, Straube B, Konrad C, Wittchen HU, Ströhle A, Wittmann A, Pfleiderer B, Uhlmann C, Arolt V, Jansen A, Kircher T (2013) Neural substrates of treatment response to cognitive-behavioral therapy in panic disorder with agoraphobia. Am J Psychiatry 170(11): 1345-1355.

Lutgens D, Gariepy G, Malla A (2017) Psychological and psychosocial interventions for negative symptoms in psychosis: systematic review and meta-analysis. Br J Psychiatry 210(5): 324-332.

MacMillan HL, Fleming JE, Streiner DL, Lin E, Boyle MH, Jamieson E, Duku EK, Walsh CA, Wong MY, Beardslee WR (2001) Childhood abuse and lifetime psychopathology in a community sample. Am J Psychiatry 158(11): 1878-1883.

Mäki P, Veijola J, Jones PB, Murray GK, Koponen H, Tienari P, Miettunen J, Tanskanen P, Wahlberg KE, Koskinen J, Lauronen E, Isohanni M (2005) Predictors of schizophrenia - a review. Br Med Bull 73-74: 1-15.

Magez J, Ruppert D, Valentini J, Stegbauer C, Götz K (2017) »Die Krücke steht in der Eckeâ...« – Erfahrungen psychisch kranker Menschen in einem Versorgungsmodell der ambulanten sektorenübergreifenden vernetzten Versorgung. Psychiat Prax May 23. doi: 10.1055/s-0043-107472.

Maguire M, Singh J, Marson A (2017) Epilepsy and psychosis: a practical approach. Review. Pract Neurol pii: practneurol-2017-001775.

Malatesta CZ, Grigoryev P, Lamb C, Albin M, Culver C (1986) Emotion socialization and expressive evelopment in preterm and full-term infants. Child Dev 57(2): 316-330.

Malatesta CZ, Culver C, Tesman JR, Shepard B (1989) The development of emotion expression during the first two years of life. Monogr Soc Res Child Dev 54(1-2): 1-104; discussion 105-136.

Malmberg L, Fenton M (2001) Individual psychodynamic psychotherapy and psychoanalysis for schizophrenia and severe mental illness. Cochrane Database Syst Rev (3): CD001360.

Malone D, Newron-Howes G, Simmonds S, Marriot S, Tyrer P (2007) Community mental health teams (CMHTs) for people with severe mental illnesses and disordered personality. Cochrane Database of Syst Rev CD000270.

Marconi A, Di Forti M, Lewis CM, Murray RM, Vassos E (2016) Meta-analysis of the Association Between the Level of Cannabis Use and Risk of Psychosis. Schizophr Bull 42(5): 1262-1269.

Markowitz JC (2008) Depressed mothers, depressed children. Am J Psychiatry 165(9): 1086-1088.

Marks I, Bird J, Lindley P (1978) Behavioural nurse therapists 1978 – Developments and Implications. Behavioural Psychotherapy; 6: 25-36.

Marshall M, Lockwood A (2000) Assertive community treatment for people with severe mental disorders. Cochrane Database Syst Rev (2): CD001089.

Martin JL, Martín-Sánchez E (2012) Systematic review and meta-analysis of vagus nerve stimulation in the treatment of depression: variable results based on study designs. Eur Psychiatry 27(3): 147-155.

Martin DM, Teng JZ, Lo TY, Alonzo A, Goh T, Iacoviello BM, Hoch MM, Loo CK (2018) Clinical pilot study of transcranial direct current stimulation combined with Cognitive Emotional Training for medication resistant depression. J Affect Disord 232: 89-95.

Martinsen EW (2008) Physical activity in the prevention and treatment of anxiety and depression. Nord J Psychiatry 62 Suppl 47: 25-29.

Marx A (2016a) Beziehungsaufbau, Gesprächsführung und psychotherapeutische Techniken bei traumatisierten Patienten. In: Jordan W, Heinemann A, Marx A (Hrsg.) Notfallpsychiatrie und psychotherapeutische Krisenintervention. Stuttgart New York: Thieme. S. 116-126.

Marx A (2016b) Körperorientierte Techniken – Grounding, Atemübung, Bodyscan, Haltekontakte und Körperressource. In: Jordan W, Heinemann A, Marx A (Hrsg.) Notfallpsychiatrie und psychotherapeutische Krisenintervention. Stuttgart New York: Thieme. S. 135-138.

Marx A, Heinemann A (2016) Imaginative Verfahren: Sicherer Ort, Tresor-Übung, Innerer Beobachter, Bildschirmtechnik, Lichtstromübung, Innerer Helfer und Kraftquelle. In: Jordan W, Heinemann A, Marx A (Hrsg.) Notfallpsychiatrie und psychotherapeutische Krisenintervention. Stuttgart New York: Thieme. S. 142-150.

Marx A, Jordan W (2016) Beziehungsaufbau, Gesprächsführung und psychotherapeutische Techniken bei dissoziiertem Erleben. In: Jordan W, Heinemann A, Marx A (Hrsg.) Notfallpsychiatrie und psychotherapeutische Krisenintervention. Stuttgart New York: Thieme. S. 103-108.

Mattejat F, Remschmidt H (2008) Kinder psychisch kranker Eltern. Dtsch Arztebl 105(23): 413-418.

Mauritz MW, Goossens PJ, Draijer N, van Achterberg T (2013) Prevalence of interpersonal trauma exposure and trauma-related disorders in severe mental illness. Eur J Psychotraumatol 4. doi: 10.3402/ejpt.v4i0.19985.

Mavrogiorgou P, Illes F, Juckel G (2011) Perinatale Zwangsstörungen. Fortschr Neurol Psychiatr 79(9): 507-516.

McCrone P, Johnson S, Nolan F, Pilling S, Sandor A, Hoult J, McKenzie N, Thompson M, Bebbington P (2009) Economic evaluation of a crisis resolution service: a randomised controlled trial. Epidemiologia e Psichiatria Sociale 18 (1): 54-58.

McGowan PO, Sasaki A, D'Alessio AC, Dymov S, Labonté B, Szyf M, Turecki G, Meaney MJ (2009) Epigenetic regulation of the glucocorticoid receptor in human brain associates with childhood abuse. Nat Neurosci 12(3): 342-348.

McGrath JJ, Saha S, Lim CCW, Aguilar-Gaxiola S, Alonso J, Andrade LH, Bromet EJ, Bruffaerts R, Caldas de Almeida JM, Cardoso G, de Girolamo G, Fayyad J, Florescu S, Gureje O, Haro JM, Kawakami N, Koenen KC, Kovess-Masfety V, Lee S, Lepine JP, McLaughlin KA, Medina-Mora ME, Navarro-Mateu F, Ojagbemi A, Posada-Villa J, Sampson N, Scott KM, Tachimori H, Ten Have M, Kendler KS, Kessler RC; WHO World Mental Health Survey Collaborators (2017) Trauma and psychotic experiences: transnational data from the World Mental Health Survey. Br J Psychiatry 211(6): 373-380.

McGurk SR, Twamley EW, Sitzer DI, McHugo GJ, Mueser KT (2007) A meta-analysis of cognitive remediation in schizophrenia. Am J Psychiatry 164(12): 1791-1802.

McKetin R, Baker AL, Dawe S, Voce A, Lubman DI (2017) Differences in the symptom profile of methamphetamine-related psychosis and primary psychotic disorders. Psychiatry Res 251: 349-354.

Meier A, Neumann AC, Jordan W, Huether G, Rodenbeck A, Rüther E, Cohrs S (2005) Ziprasidone decreases cortisol excretion in healthy subjects. Br J Clin Pharmacol 60(3): 330-336.

Meinlschmidt G, Tegethoff M (2017) Psychotherapie: Quo vadis? Fortschr Neurol Psychiatr 85: 479-491.

Meister R, Jansen A, Berger M, Baumeister H, Bschor T, Harfst T, Hautzinger M, Kriston L, Kühner C, Schauenburg H, Schorr SG, Schneider F, Härter M (2018) Psychotherapie depressiver Störungen. Verfahren, Evidenz und Perspektiven. Nervenarzt 89(3): 241-251.

Mentzos S (1991) Psychodynamische Modelle in der Psychiatrie. Göttingen: Vandenhoeck und Ruprecht.

Mentzos S (2005) Psychotherapie in der Behandlung von chronisch schizophrenen Patienten. Psychotherapie im Dialog PiD 3: 264-271.

Merikangas KR, Jin R, He JP, Kessler RC, Lee S, Sampson NA, Viana MC, Andrade LH, Hu C, Karam EG, Ladea M, Medina-Mora ME, Ono Y, Posada-Villa J, Sagar R, Wells JE, Zarkov Z

(2011) Prevalence and correlates of bipolar spectrum disorder in the world mental health survey initiative. Arch Gen Psychiatry 68(3): 241-251.

Meyer TD, Hautzinger M (2004) Manisch-depressive Störungen. Kognitiv-verhaltenstherapeutisches Behandlungsmanual. Weinheim: Beltz Psychologie Verlags Union.

Meyer TD, Hautzinger M (2012) Cognitive behaviour therapy and supportive therapy for bipolar disorders: relapse rates for treatment period and 2-year folllow-up. Psychological Medicine 42: 1429–1439.

Michel TM, Pulschen D, Thome J (2012) The role of oxidative stress in depressive disorders. Curr Pharm Des 18: 5890-5899.

Miklowitz DJ, Simoneau TL, George EL, Richards JA, Kalbag A, Sachs-Ericsson N, Suddath R (2000) Family-focused treatment of bipolar disorder: 1-year effects of a psychoeducational program in conjunction with pharmacotherapy. Biol Psychiatry 48: 582–592.

Miklowitz DJ, George EL, Richards JA, Simoneau TL, Suddath RL (2003) A randomized study of family-focused psychoeducation and pharmacotherapy in the outpatient management of bipolar disorder. Arch Gen Psychiatry 60: 904–912.

Miklowitz DJ, Otto MW, Frank E, Reilly-Harrington NA, Wisniewski SR, Kogan JN, Nierenberg AA, Calabrese JR, Marangell LB, Gyulai L, Araga M, Gonzalez JM, Shirley ER, Thase ME, Sachs GS (2007) Psychosocial treatments for bipolar disorder: a 1-year randomized trial from the Systematic Treatment Enhancement Program. Arch Gen Psychiatry 64: 419–427.

Miller LJ (1994) Use of electroconvulsive therapy during pregnancy. Hosp Community Psychiatry 45: 444-450.

Miller WR, Rollnick S (2009) Motivierende Gesprächsführung. 2. Aufl. Freiburg: Lambertus.

Miller BJ, Buckley P, Seabolt W, Mellor A, Kirkpatrick B (2011) Meta-analysis of cytokine alterations in schizophrenia: clinical status and antipsychotic effects. Biol Psychiatry 70: 663-671.

Minuchin S (1977) Familie und Familientherapie. Freiburg (Breisgau): Lambertus.

Mittal VA, Vargas T, Osborne KJ, Dean D, Gupta T, Ristanovic I, Hooker CI, Shankman SA (2017) Exercise Treatments for Psychosis: A Review. Curr Treat Options Psychiatry 4(2): 152-166.

Montano C, Taub MA, Jaffe A, Briem E, Feinberg JI, Trygvadottir R, Idrizi A, Runarsson A, Berndsen B, Gur RC, Moore TM, Perry RT, Fugman D, Sabunciyan S, Yolken RH, Hyde TM, Kleinman JE, Sobell JL, Pato CN, Pato MT, Go RC, Nimgaonkar V, Weinberger DR, Braff D, Gur RE, Fallin MD, Feinberg AP (2016) Association of DNA Methylation Differences With Schizophrenia in an Epigenome-Wide Association Study. JAMA Psychiatry 73 (5): 506-514.

Monteleone P, Forziati D, Orazzo C, Maj M (1989) Preliminary observations on the suppression of nocturnal plasma melatonin levels by short-term administration of diazepam in humans. J Pineal Res 6(3): 253-258.

Von Moreau D, Wormit AF, Hillecke TK (2013) Musiktherapeutische Techniken. In: Senf W, Broda M, Wilms B (Hrsg.) Techniken der Psychotherapie. Stuttgart: Thieme. S. 236-243.

Moreira ALR, Van Meter A, Genzlinger J, Youngstrom EA (2017) Review and Meta-Analysis of Epidemiologic Studies of Adult Bipolar Disorder. J Clin Psychiatry 78(9): e1259-e1269.

Morin CM (1993) Psychological management of insomnia. New York: Guilford.

Morin CM, Culbert JP, Schwartz SM (1994) Nonpharmacological interventions for insomnia: a meta-analysis of treatment efficacy. Am J Psychiatry 151(8): 1172-1180.

Morin CM, Hauri PJ, Espie CA, Spielman AJ, Buysse DJ, Bootzin RR (1999) Nonpharmacologic treatment of chronic insomnia. An American Academy of Sleep Medicine review. Sleep 22(8): 1134-1156.

Moritz S, Andreou C, Schneider BC, Wittekind CE, Menon M, Balzan RP, Woodward TS (2014) Sowing the seeds of doubt: a narrative review on metacognitive training in schizophrenia. Clin Psychol Rev 34(4): 358-366.

Moritz S, Cludius B, Hottenrott B, Schneider BC, Saathoff K, Kuelz AK, Gallinat J (2015) Mindfulness and relaxation treatment reduce depressive symptoms in individuals with psychosis. Eur Psychiatry 30(6): 709-714.

Morrison AP, Turkington D, Pyle M, Spencer H, Brabban A, Dunn G, Christodoulides T, Dudley R, Chapman N, Callcott P, Grace T, Lumley V, Drage L, Tully S, Irving K, Cummings A, Byrne R, Davies LM, Hutton P (2014) Cognitive therapy for people with schizophrenia spectrum disorders not taking antipsychotic drugs: a single-blind randomised controlled trial. Lancet 383(9926): 1395-1403.

Moses-Kolko EL, Roth EK (2004) Antepartum and postpartum depression: healthy mom, healthy baby. J Am Med Womens Assoc (1972) 59(3): 181-191.

Müller H, Haag I, Jessen F, Kim EH, Klaus J, Konkol C, Bechdolf A (2016) Kognitive Verhaltenstherapie und Assertive Community Treatment reduzieren die Anzahl stationärer Tage und verlängern die Zeit bis zu einer stationären Aufnahme bei schweren psychotischen Störungen. Fortschr Neurol Psychiatr 84(2): 76-82.

Münch M, Schmieder M, Bieler K, Goldbach R, Fuhrmann T, Zumstein N, Vonmoos P, Scartezzini JL, Wirz-Justice A, Cajochen C (2017) Bright Light Delights: Effects of Daily Light Exposure on Emotions, Restactivity Cycles, Sleep and Melatonin Secretion in Severely Demented Patients. Curr Alzheimer Res 14 (10): 1063-1075.

Mueser KT, Salyers MP, Rosenberg SD, Goodman LA, Essock SM, Osher FC, Swartz MS, Butterfield MI; 5 Site Health and Risk Study Research Committee (2004) Interpersonal trauma and posttraumatic stress disorder in patients with severe mental illness: demographic, clinical, and health correlates. Schizophr Bull 30(1): 45-57.

Munz I, Ott M, Jahn H, Rauscher A, Jäger M, Kilian R, Frasch K (2011) Vergleich stationärpsychiatrischer Routinebehandlung mit wohnfeldbasierter psychiatrischer Akutbehandlung (»Home Treatment«). Psychiatr Prax 38(3): 123-128.

Murphy SM, Irving CB, Adams CE, Waqar M (2015) Crisis intervention for people with severe mental illnesses. Cochrane Database Syst Rev (12): CD001087.

Murray L, Sinclair D, Cooper P, Ducournau P, Turner P, Stein A (1999) The socioemotional development of 5-year-old children of postnatally depressed mothers. J Child Psychol Psychiatry 40(8): 1259-1271.

Murtagh DR, Greenwood KM (1995) Identifying effective psychological treatments for insomnia: a meta-analysis. J Consult Clin Psychol 63 (1): 79-89.

Nagels A, Cabanis M, Oppel A, Kirner-Veselinovic A, Schales C, Kircher T (2017) S-Ketamine-Induced NMDA Receptor Blockade During Natural Speech Production and its Implications for Formal Thought Disorder in Schizophrenia: A Pharmaco-fMRI Study. Neuropsychopharmacology doi: 10.1038/npp.2017.270.

Neria Y, Bromet EJ, Carlson GA, Naz B (2005) Assaultive trauma and illness course in psychotic bipolar disorder: findings from the Suffolk county mental health project. Acta Psychiatr Scand 111(5): 380-383.

Ng TH, Chung KF, Ho FY, Yeung WF, Yung KP, Lam TH (2015) Sleep-wake disturbance in interepisode bipolar disorder and high-risk individuals: a systematic review and meta-analysis. Sleep Med Rev 20: 46-58.

Noordsy DL, Burgess JD, Hardy KV, Yudofsky LM, Ballon JS (2018) Therapeutic Potential of Physical Exercise in Early Psychosis. Am J Psychiatry 175(3): 209-214.

van den Noort M, Yeo S, Lim S, Lee SH, Staudte H, Bosch P (2018) Acupuncture as Add-On Treatment of the Positive, Negative, and Cognitive Symptoms of Patients with Schizophrenia: A Systematic Review. Medicines (Basel) 5 (2). pii: E29. doi: 10.3390/medicines5020029.

Ohm D (2013) Progressive Relaxation. In: Senf W, Broda M, Wilms B (Hrsg.) Techniken der Psychotherapie. Ein methodenübergreifendes Kompendium. Stuttgart New York: Thieme. S. 216-220.

Onozawa K, Glover V, Adams D, Modi N, Kumar RC (2001) Infant massage improves mother-infant interaction for mothers with postnatal depression. J Affect Disord 63(1-3): 201-207.

Oren DA, Wisner KL, Spinelli M, Epperson CN, Peindl KS, Terman JS, Terman M (2002) An open trial of morning light therapy for treatment of antepartum depression. Am J Psychiatry 159(4): 666-669.

Osoegawa C, Gomes JS, Grigolon RB, Brietzke E, Gadelha A, Lacerda ALT, Dias ÁM, Cordeiro Q, Laranjeira R, de Jesus D, Daskalakis ZJ, Brunelin J, Cordes J, Trevizol AP (2018) Non-invasive brain stimulation for negative symptoms in schizophrenia: An updated systematic review and meta-analysis. Schizophr Res pii: S0920-9964(18)30031-8.

Paksarian D, Mojtabai R, Kotov R, Cullen B, Nugent KL, Bromet EJ (2014) Perceived trauma during hospitalization and treatment participation among individuals with psychotic disorders. Psychiatr Serv 65(2): 266-269.

Palaniyappan L, Mahmood J, Balain V, Mougin O, Gowland PA, Liddle PF (2015) Structural correlates of formal thought disorder in schizophrenia: An ultra-high field multivariate morphometry study. Schizophr Res 168(1-2): 305-312.

Palta P, Samuel LJ, Miller ER 3rd, Szanton SL (2014) Depression and oxidative stress: results from a meta-analysis of observational studies. Psychosom Med 76:12-19.

Parikh SV, Zaretsky A, Beaulieu S, Yatham LN, Young LT, Patelis-Siotis I, Macqueen GM, Levitt A, Arenovich T, Cervantes P, Velyvis V, Kennedy SH, Streiner DL (2012) A randomized controlled trial of psychoeducation or cognitive-behavioral therapy in bipolar disorder: a Canadian Network for Mood and Anxiety treatments (CANMAT) study [CME]. J Clin Psychiatry 73(6): 803-810.

Parker S, Foley S, Walker P, Dark F (2013) Improving the social cognitive deficits of schizophrenia: a community trial of Social Cognition and Interaction Training (SCIT). Australas Psychiatry 21(4): 346-351.

Parnas J (2011) A disappearing heritage: the clinical core of schizophrenia. Schizophr Bull 37(6): 1121-1130.

Patton GC, Romaniuk H, Spry E, Coffey C, Olsson C, Doyle LW, Oats J, Hearps S, Carlin JB, Brown S (2015) Prediction of perinatal depression from adolescence and before conception (VIHCS): 20-year prospective cohort study. Lancet 386: 875-883.

Pawlby S, Fernyhough C, Meins E, Pariante CM, Seneviratne G, Bentall RP (2010) Mind-mindedness and maternal responsiveness in infant-mother interactions in mothers with severe mental illness. Psychol Med 40(11): 1861-1869.

Pawlby S, Hay D, Sharp D, Waters CS, Pariante CM (2011) Antenatal depression and offspring psychopathology: the influence of childhood maltreatment. Br J Psychiatry 199(2): 106-112.

Perlick DA, Miklowitz DJ, Lopez N, Chou J, Kalvin C, Adzhiashvili V, Aronson A (2010) Family-focused treatment for caregivers of patients with bipolar disorder. Bipolar Disorders 12: 627–637.

Peters UH (1990) Wörterbuch der Psychiatrie und medizinischen Psychologie. 4. Aufl. München Wien Baltimore: Urban und Schwarzenberg.

Pezzoli S, Emsell L, Yip SW, Dima D, Giannakopoulos P, Zarei M, Tognin S, Arnone D, James A, Haller S, Frangou S, Goodwin GM, McDonald C, Kempton MJ (2018) Meta-analysis of regional white matter volume in bipolar disorder with replication in an independent sample using coordinates, T-maps, and individual MRI data. Neurosci Biobehav Rev 84: 162-170.

Pharoah F, Mari J, Rathbone J, Wong W (2010) Family intervention for schizophrenia. Cochrane Database Syst Rev (12): CD000088.

Pitschel-Walz G, Leucht S, Bäuml J, Kissling W, Engel RR (2001) The effect of family interventions on relapse and rehospitalization in schizophrenia—a meta-analysis. Schizophr Bull 27 (1): 73-92.

Popa-Wagner A, Mitran S, Sivanesan S, Chang E, Buga AM (2013) Ros and brain diseases: the good, the bad, and the ugly. Oxidative Med Cell Longev 963520.

Porter ME (2008) Value-based health care delivery. Ann Surg 248(4): 503-509.

Porter ME (2009) A strategy for health care reform—toward a value-based system. N Engl J Med 361(2): 109-112.

Porter ME, Pabo EA, Lee TH (2013) Redesigning primary care: a strategic vision to improve value by organizing around patients' needs. Health Aff (Millwood) 32(3): 516-525.

Post RM (1992) Transduction of psychosocial stress into the neurobiology of recurrent affective disorder. Am J Psychiatry 149(8): 999-1010.

Post RM (2016) Epigenetic basis of sensitization to stress, affective episodes, and stimulants: implications for illness progression and prevention. Bipolar Disord 18(4): 315-324.

Post RM, Leverich GS, McElroy S, Kupka R, Suppes T, Altshuler L, Nolen W, Frye M, Keck P, Grunze H, Hellemann G (2018) Prevalence of axis II comorbidities in bipolar disorder: relationship to mood state. Bipolar Disord doi: 10.1111/bdi.12596.

Postmes L, Sno HN, Goedhart S, van der Stel J, Heering HD, de Haan L (2014) Schizophrenia as a self-disorder due to perceptual incoherence. Schizophr Res 152(1): 41-50.

Psychotherapie-Richtlinie Stand 16. Februar 2017. http://www.kbv.de/media/sp/2016_06_16_¬PT_RL_2016_11_24_2017_02_16_neu.pdf.

Rakoczy H, Hamann K, Warneken F, Tomasello M (2010) Bigger knows better: young children selectively learn rule games from adults rather than from peers. Br J Dev Psychol 28(Pt 4): 785-798.

Ramchandani P, Stein A, Evans J, O'Connor TG; ALSPAC study team (2005) Paternal depression in the postnatal period and child development: a prospective population study. Lancet 365(9478): 2201-2205.

Ramchandani PG, O'Connor TG, Evans J, Heron J, Murray L, Stein A (2008) The effects of pre- and postnatal depression in fathers: a natural experiment comparing the effects of exposure to depression on offspring. J Child Psychol Psychiatry 49(10): 1069-1078.

Rea MM, Tompson MC, Miklowitz DJ, Goldstein MJ, Hwang S, Mintz J (2003) Family-focused treatment versus individual treatment for bipolar disorder: Results of a randomized clinical trial. J Consult Clin Psychol 71: 482–492.

Read J, Mosher L, Bentall R (2004) Models of madness. Hove: Brunner-Routledge.

Read J, van Os J, Morrison AP, Ross CA (2005) Childhood trauma, psychosis and schizophrenia: a literature review with theoretical and clinical implications. Acta Psychiatr Scand 112 (5): 330-350.

Reck C, Struben K, Backenstrass M, Stefenelli U, Reinig K, Fuchs T, Sohn C, Mundt C (2008) Prevalence, onset and comorbidity of postpartum anxiety and depressive disorders. Acta Psychiatr Scand 118(6): 459-468.

Redlich R, Almeida JJ, Grotegerd D, Opel N, Kugel H, Heindel W, Arolt V, Phillips ML, Dannlowski U (2014) Brain morphometric biomarkers distinguishing unipolar and bipolar depression. A voxel-based morphometry-pattern classification approach. JAMA Psychiatry 71(11): 1222-1230.

Redlich R, Opel N, Grotegerd D, Dohm K, Zaremba D, Bürger C, Münker S, Mühlmann L, Wahl P, Heindel W, Arolt V, Alferink J, Zwanzger P, Zavorotnyy M, Kugel H, Dannlowski U (2016) Prediction of Individual Response to Electroconvulsive Therapy via Machine Learning on Structural Magnetic Resonance Imaging Data. JAMA Psychiatry 73(6): 557-564.

Reinares M, Colom F, Sánchez-Moreno J, Torrent C, Martínez-Arán A, Comes M, Goikolea JM, Benabarre A, Salamero M, Vieta E (2008) Impact of caregiver group psychoeducation on the course and outcome of bipolar patients in remission: a randomised controlled trial. Bipolar Disord 10: 511–519.

Reynolds CF 3rd, Frank E, Houck PR, Mazumdar S, Dew MA, Cornes C, Buysse DJ, Begley A, Kupfer DJ (1997) Which elderly patients with remitted depression remain well with continued interpersonal psychotherapy after discontinuation of antidepressant medication? Am J Psychiatry 154(7): 958-962.

Riecher-Rössler A (2017) Oestrogens, prolactin, hypothalamic-pituitary-gonadal axis, and schizophrenic psychoses. Lancet Psychiatry 4(1): 63-72.

Riemann D, Baum E, Cohrs S, Crönlein T, Hajak G, Hertenstein E, Klose P, Langhorst J, Mayer G, Nissen C, Pollmächer T, Rabstein S, Schlarb A, Sitter H, Weeß HG, Wetter T, Spiegelhalder K (2017) S3-Leitlinie Nicht erholsamer Schlaf/Schlafstörungen. Kapitel »Insomnie bei Erwachsenen« (AWMFRegisternummer 063-003), Update 2016. Somnologie 21: 2–44.

Rimer J, Dwan K, Lawlor DA, Greig CA, McMurdo M, Morley W, Mead GE (2012) Exercise for depression. Cochrane Database Syst Rev (7): CD004366.

Riordan D, Appleby L, Faragher B (1999) Mother-infant interaction in post-partum women with schizophrenia and affective disorders. Psychol Med 29(4): 991-995.

Riva Crugnola C, Ierardi E, Albizzati A, Downing G (2016) Effectiveness of an Attachment-Based Intervention Program in Promoting Emotion Regulation and Attachment in Adolescent Mothers and their Infants: A Pilot Study. Front Psychol 7: 195. doi: 10.3389/fpsyg.2016.00195.

Robinson D, Woerner MG, Alvir JM, Bilder R, Goldman R, Geisler S, Koreen A, Sheitman B, Chakos M, Mayerhoff D, Lieberman JA (1999) Predictors of relapse following response from a first episode of schizophrenia or schizoaffective disorder. Arch Gen Psychiatry 56(3): 241-247.

Röh A, Falkai P, Hasan A (2016) Differenzialdiagnose psychotischer Symptome. Fortschr Neurol Psychiatr 84: 499-510.

Rogers CR (1951) Client-centered therapy. Boston: Houghton Mifflin.

Rogers CR (1993) Die klientenzentrierte Gesprächspsychotherapie. Client-Centered Therapy. Frankfurt: Fischer TB.

Roncero C, Grau-López L, Palma-Álvarez RF, Rodriguez-Cintas L, Ros-Cucurull E, Esojo A, Daigre C (2017) Higher severity of cocaine addiction is associated with tactile and somatic hallucinations. Eur Psychiatry 42: 63-69.

Romain J (2001) Knock oder Der Triumph der Medizin. Ditzingen: Reclam.

Ross S, Cidambi I, Dermatis H, Weinstein J, Ziedonis D, Roth S, Galanter M (2008) Music therapy: a novel motivational approach for dually diagnosed patients. J Addict Dis 27(1): 41-53.

Rote Liste (2017) Rote Liste ® Service GmbH Frankfurt/Main.

Rudolf G (2013) Strukturbezogene Psychotherapie. Leitfaden zur psychodynamischen Therapie struktureller Störungen. 3. Aufl. Stuttgart: Schattauer.

Rudolf G, Henningsen (Hrsg.) (2017) Psychotherapeutische Medizin und Psychosomatik. Ein einführendes Lehrbuch auf psychodynamischer Grundlage. Stuttgart New York: Thieme.

Rüsch N, Corrigan PW, Wassel A, Michaels P, Larson JE, Olschewski M, Wilkniss S, Batia K (2009) Self-stigma, group identification, perceived legitimacy of discrimination and mental health service use. Br J Psychiatry 195(6): 551-552.

Sachverständigenrat zur Begutachtung der Entwicklung im Gesundheitswesen (2018) Kurzfassung des Gutachtens 2018: Bedarfsgerechte Steuerung der Gesundheitsversorgung – Einleitung und Zusammenfassung – Gutachten 2018. https://www.svr-gesundheit.de/fileadmin/user_upload/Gutachten/2018/SVR-Gutachten_2018_Kurzfassung.pdf

Sagheer TA, Assaad S, Haddad G, Hachem D, Haddad C, Hallit S (2018) Neurological soft signs in bipolar and unipolar disorder: A case-control study. Psychiatry Res 261: 253-258.

Sampaio-Junior B, Tortella G, Borrione L, Moffa AH, Machado-Vieira R, Cretaz E, Fernandes da Silva A, Fraguas R, Aparício LV, Klein I, Lafer B, Goerigk S, Benseñor IM, Lotufo PA,

Gattaz WF, Brunoni AR (2018) Efficacy and Safety of Transcranial Direct Current Stimulation as an Add-on Treatment for Bipolar Depression: A Randomized Clinical Trial. JAMA Psychiatry 75(2): 158-166.

Sander L, Ebert DD, Baumeister H (2017) Internet- und mobilebasierte Psychotherapie der Depression. Fortschr Neurol Psychiatr 85: 48–58.

Scharfetter C (2002) Allgemeine Psychopathologie. Eine Einführung. 5. Aufl. Stuttgart: Thieme.

Schaub A, Bernhard B, Gauck L (2004) Kognitiv-psychoedukative Therapie bei bipolaren Erkrankungen. Ein Therapiemanual. Göttingen: Hogrefe.

Schaub A, Neubauer N (2013) Psychotherapie bei bipolaren Störungen – Therapiekonzepte, ihre Inhalte und Wirksamkeit. Fortschr Neurol Psychiatr 81 (Suppl. 1): S22–S29.

Schizophrenia Working Group of the Psychiatric Genomics Consortium (2014) Biological insights from 108 schizophrenia-associated genetic loci. Nature 511(7510): 421-427. doi: 10.1038/nature13595

Schmid B, Blomeyer D, Buchmann AF, Trautmann-Villalba P, Zimmermann US, Schmidt MH, Esser G, Banaschewski T, Laucht M (2011) Quality of early mother-child interaction associated with depressive psychopathology in the offspring: a prospective study from infancy to adulthood. J Psychiatr Res 45(10): 1387-1394.

Schmid P, Steinert T, Borbé R (2013) Systematische Literaturübersicht zur Implementierung der sektorübergreifenden Versorgung (Regionalbudget, integrierte Versorgung) in Deutschland. Psychiat Prax 40(8): 414-424.

Schmid P, Flammer E, Grupp D, Steinert T (2015) Evaluation eines Modells zur sektorübergreifenden Integrierten Versorgung mittels Leistungsnutzung, Zufriedenheit und Symptomlast. Psychiat Prax 42: 448-454.

Schöttle D, Schimmelmann BG, Ruppelt F, Bussopulos A, Frieling M, Nika E, Nawara LA, Golks D, Kerstan A, Lange M, Schödlbauer M, Daubmann A, Wegscheider K, Rohenkohl A, Sarikaya G, Sengutta M, Luedecke D, Wittmann L, Ohm G, Meigel-Schleiff C, Gallinat J, Wiedemann K, Bock T, Karow A, Lambert M (2018) Effectiveness of integrated care including therapeutic assertive community treatment in severe schizophrenia-spectrum and bipolar I disorders: Four-year follow-up of the ACCESS II study. PLoS One 13(2): e0192929 doi: 10.1371/journal.pone.0192929.

Schubert FC (1986) Kognitive Therapie psychogener Schlafstörungen: Ein Erklärungs- und Handlungsansatz. Psychiat Prax 13: 1-9.

Scott J, Paykel E, Morriss R, Bentall R, Kinderman P, Johnson T, Abbott R, Hayhurst H (2006) Cognitive-behavioural therapy for severe and recurrent bipolar disorders: randomised controlled trial. Br J Psychiat 188: 313–320.

Scott J, Colom F, Vieta E (2007) A meta-analysis of relapse rates with adjunctive psychological therapies compared to usual psychiatric treatment for bipolar disorders. Int J Neuropsychopharmacol 10(1): 123-129.

Seikkula J, Alakare B (2015) Bedürfnisorientierter Ansatz und Dialog. Von der Mobilisation familiärer Entwicklungsprozesse in der Therapie psychotischer Störungen. Psychotherapie im Dialog 3: 28-33.

Senf W, Broda M. (Hrsg.) (2007) Praxis der Psychotherapie. Ein integratives Lehrbuch. 4. Aufl. Stuttgart New York: Thieme.

Serafini G, Vazquez GH, Gonda X, Pompili M, Rihmer Z, Amore M (2018) Depressive residual symptoms are associated with illness course characteristics in a sample of outpatients with bipolar disorder. Eur Arch Psychiatry Clin Neurosci doi: 10.1007/s00406-018-0875-5.

Shen H, Magnusson C, Rai D, Lundberg M, Lê-Scherban F, Dalman C, Lee BK (2016) Associations of Parental Depression With Child School Performance at Age 16 Years in Sweden. JAMA Psychiatry 73(3): 239-246.

Shevlin M, Dorahy MJ, Adamson G (2007) Trauma and psychosis: an analysis of the National Comorbidity Survey. Am J Psychiatry 164(1): 166-169.

Shevlin M, Houston JE, Dorahy MJ, Adamson G (2008) Cumulative traumas and psychosis: an analysis of the national comorbidity survey and the British Psychiatric Morbidity Survey. Schizophr Bull 34(1): 193-199.

Shiozawa P, Silva ME, Carvalho TC, Cordeiro Q, Brunoni AR, Fregni F (2014) Transcutaneous vagus and trigeminal nerve stimulation for neuropsychiatric disorders: a systematic review. Arq Neuropsiquiatr 72(7): 542-547.

Shumay E, Wiers CE, Shokri-Kojori E, Kim SW, Hodgkinson CA, Sun H, Tomasi D, Wong CT, Weinberger DR, Wang GJ, Fowler JS, Volkow ND (2017) New Repeat Polymorphism in the *AKT1* Gene Predicts Striatal Dopamine D2/D3 Receptor Availability and Stimulant-Induced Dopamine Release in the Healthy Human Brain. J Neurosci 37(19): 4982-4991.

Simon GE, Ludman EJ, Unützer J, Bauer MS, Operskalski B, Rutter C (2005) Randomized trial of a population-based care program for people with bipolar disorder. Psychol Med 35: 13–24.

Simon GE, Ludman EJ, Bauer MS, Unützer J, Operskalski B (2006) Long-term effectiveness and cost of a systematic care program for bipolar disorder. Arch Gen Psychiatry 63: 500–508.

de Sousa P, Sellwood W, Spray A, Fernyhough C, Bentall RP (2016) Inner Speech and Clarity of Self-Concept in Thought Disorder and Auditory-Verbal Hallucinations. J Nerv Ment Dis 204 (12): 885-893.

Spielman AJ, Saskin P, Thorpy MJ (1987) Treatment of chronic insomnia by restriction of time in bed. Sleep 10(1): 45-56.

Spitzer C, Rullkötter N, Dally A (2016) Stationäre Psychotherapie. Nervenarzt 87: 99-110.

Stamm TJ, Sondergeld L-M, Juckel G, Bauer M (2018) Psychotherapie für Menschen mit bipolaren Störungen. Übersicht über evidenzbasierte Verfahren und neuere Entwicklungen. Nervenarzt 89(3): 263-270.

Steel C, Tarrier N, Stahl D, Wykes T (2012) Cognitive behaviour therapy for psychosis: the impact of therapist training and supervision. Psychother Psychosom 81(3): 194-195.

Steele M, Steele H, Bate J, Knafo H, Kinsey M, Bonuck K, Meisner P, Murphy A (2014) Looking from the outside in: the use of video in attachment-based interventions. Attach Hum Dev 16(4): 402-415.

Steenhuis LA, Nauta MH, Bocking CL, Pijnenborg GH (2015) Treating Depressive Symptoms in Psychosis: A Network Meta-Analysis on the Effects of Non-Verbal Therapies. PLoS One 10(10): e0140637.

Stegbauer C, Szecsenyi J, Bramesfeld A (2017a) Studien zur Evaluation ambulanter psychiatrischer Versorgung: Werden die Prioritäten psychisch kranker Menschen berücksichtigt? Psychiat Prax 44(1): 13-20.

Stegbauer C, Willms G, Kleine-Budde K, Bramesfeld A, Stammann C, Szecsenyi J (2017b) Development of indicators for a nationwide cross-sectoral quality assurance procedure for mental health care of patients with schizophrenia, schizotypal and delusional disorders in Germany. Z Evid Fortbild Qual Gesundhwes 126: 13-22.

Stein A, Pearson RM, Goodman SH, Rapa E, Rahman A, McCallum M, Howard LM, Pariante CM (2014) Effects of perinatal mental disorders on the fetus and child. Lancet 384 (9956): 1800-1819.

Steiner J, Walter M, Glanz W, Sarnyai Z, Bernstein HG, Vielhaber S, Kästner A, Skalej M, Jordan W, Schiltz K, Klingbeil C, Wandinger KP, Bogerts B, Stoecker W (2013) Increased prevalence of diverse N-methyl-D-aspartate glutamate receptor antibodies in patients with an initial diagnosis of schizophrenia: specific relevance of IgG NR1a antibodies for distinction from N-methyl-D-aspartate glutamate receptor encephalitis. JAMA Psychiatry 70(3): 271-278.

Steinert T, Bergbauer G, Schmid P, Gebhardt RP (2007) Seclusion and restraint in patients with schizophrenia: clinical and biographical correlates. J Nerv Ment Dis 195(6): 492-496.

Stratenwert I, Bock T (2013) Die Bettelkönigin (kids in BALANCE). Köln: Psychiatrie Verlag

Strik W, Stegmayer K, Walther S, Dierks T (2017) Systems Neuroscience of Psychosis: Mapping Schizophrenia Symptoms onto Brain Systems. Neuropsychobiology 75(3): 100-116.

Stubbs B, Vancampfort D, Veronese N, Solmi M, Gaughran F, Manu P, Rosenbaum S, De Hert M, Fornaro M (2016) The prevalence and predictors of obstructive sleep apnea in major depressive disorder, bipolar disorder and schizophrenia: A systematic review and meta-analysis. J Affect Disord 197: 259-267.

Subramanian K, Sarkar S, Kattimani S, Philip Rajkumar R, Penchilaiya V (2017) Role of stressful life events and kindling in bipolar disorder: Converging evidence from a mania-predominant illness course. Psychiatry Res 258: 434-437.

Subramaniam M, Abdin E, Shahwan S, Satghare P, Vaingankar JA, Rama Sendren J, Picco L, Chua BY, Ng BT, Chong SA, Verma S (2018) Prevalence, correlates and outcomes of insomnia in patients with first episode psychosis from a tertiary psychiatric institution in Singapore. Gen Hosp Psychiatry 51: 15-21.

Szasz T (2013) Geisteskrankheit – ein moderner Mythos. Grundlagen einer Theorie des persönlichen Verhaltens. Heidelberg: Carl Auer Verlag.

S3-Behandlungsleitlinie Schizophrenie (2006). https://www.dgppn.de/_Resources/Persistent/a6e04aa47e146de9e159fd2ca1e6987853a055d7/S3_Schizo_Kurzversion.pdf.

S3-Leitlinie Nicht erholsamer Schlaf/Schlafstörungen (2009) Somnologie 13: 4–160.

S3-Leitlinie/Nationale VersorgungsLeitlinie Unipolare Depression. Langfassunghttps://www.dgppn.de/_Resources/Persistent/d689bf8322a5bf507bcc546eb9d61ca566527f2f/S3-NVL_depression-2aufl-vers5-lang.pdf.

S3-Leitlinie zur Diagnostik und Therapie Bipolarer Störungen (2012). https://www.dgppn.de/_Resources/Persistent/02c5331d181fbf33dfb4c774c6e6a23e80f358aa/S3_Leitlinie%20Bipolar_11052012_.pdf.

S3-Leitlinic Psychosoziale Therapien bei schweren psychischen Erkrankungen (2012). https://www.dgppn.de/_Resources/Persistent/f320d

aa10ab4cada882d178c82c995a47b39726f/¬S3-LL-PsychosozTherapien-Kurzfassung.pdf.

Taubner S (2015) Konzept Mentalisieren. Gießen: Psychosozial-Verlag.

Thygesen JH, Zambach SK, Ingason A, Lundin P, Hansen T, Bertalan M, Rosengren A, Bjerre D, Ferrero-Miliani L, Rasmussen HB, Parnas J, Werge T (2015) Linkage and whole genome sequencing identify a locus on 6q25-26 for formal thought disorder and implicate MEF2A regulation. Schizophr Res 169(1-3): 441-446.

Thippeswamy H, Paul P, Purushottam M, Philip M, Jain S, Chandra PS (2017) Estrogen pathway related genes and their association with risk of postpartum psychosis: A case control study. Asian J Psychiatr 26: 82-85.

Torrent C, Bonnin Cdel M, Martínez-Arán A, Valle J, Amann BL, González-Pinto A, Crespo JM, Ibáñez Á, Garcia-Portilla MP, Tabarés-Seisdedos R, Arango C, Colom F, Solé B, Pacchiarotti I, Rosa AR, Ayuso-Mateos JL, Anaya C, Fernández P, Landín-Romero R, Alonso-Lana S, Ortiz-Gil J, Segura B, Barbeito S, Vega P, Fernández M, Ugarte A, Subirà M, Cerrillo E, Custal N, Menchón JM, Saiz-Ruiz J, Rodao JM, Isella S, Alegría A, Al-Halabi S, Bobes J, Galván G, Saiz PA, Balanzá-Martínez V, Selva G, Fuentes-Durá I, Correa P, Mayoral M, Chiclana G, Merchan-Naranjo J, Rapado-Castro M, Salamero M, Vieta E (2013) Efficacy of functional remediation in bipolar disorder: a multicenter randomized controlled study. Am J Psychiatry 170(8): 852-859.

Trautmann-Villalba P, Hornstein C (2007) Tötung des eigenen Kindes in der Postpartalzeit. Nervenarzt 78(11): 1290-1295.

Tse S, Yuen YM, Suto M (2014) Expected possible selves and coping skills among young and middle-aged adults with bipolar disorder. East Asian Arch Psychiatry 24(3): 117-124.

Tseng PT, Chen YW, Tu KY, Chung W, Wang HY, Wu CK, Lin PY (2016) Light therapy in the treatment of patients with bipolar depression: A meta-analytic study. Eur Neuropsychopharmacol 26(6): 1037-1047.

Turner DT, van der Gaag M, Karyotaki E, Cuijpers P (2014) Psychological interventions for psychosis: a meta-analysis of comparative outcome studies. Am J Psychiatry 171(5): 523-538.

Turner DT, McGlanaghy E, Cuijpers P, van der Gaag M, Karyotaki E, MacBeth A (2017) A Meta-Analysis of Social Skills Training and Related Interventions for Psychosis. Schizophr Bull doi: 10.1093/schbul/sbx146.

Twomey C, O'Reilly G, Meyer B (2017) Effectiveness of an individually-tailored computerised CBT programme (Deprexis) for depression: A meta-analysis. Psychiatry Res 256: 371-377.

Uebelacker LA, Weinstock LM, Kraines MA (2014) Self-reported benefits and risks of yoga in individuals with bipolar disorder. J Psychiatr Pract 20(5): 345-352.

Uebelacker L, Dufour SC, Dinerman JG, Walsh SL, Hearing C, Gillette LT, Deckersbach T, Nierenberg AA, Weinstock L, Sylvia LG (2018) Examining the Feasibility and Acceptability of an Online Yoga Class for Mood Disorders: A MoodNetwork Study. J Psychiatr Pract 24(1): 60-67.

Uguz F, Gezginc K, Kayhan F, Sari S, Büyüköz D (2010a) Is pregnancy associated with mood and anxiety disorders? A cross-sectional study. Gen Hosp Psychiatry 32(2): 213-215.

Uguz F, Sahingoz M, Gezginc K, Karatayli R (2010b) Obsessive-compulsive disorder in postmenopausal women: prevalence, clinical features, and comorbidity. Aust N Z J Psychiatry 44(2): 183-187.

Umehara H, Fangerau H, Gaebel W, Kim Y, Schott H, Zielasek J (2011) Von der »Schizophrenie« zur »Störung der Einheit des Selbst«. Nervenarzt 82(9): 1160-1168.

Underdown A, Barlow J, Chung V, Stewart-Brown S (2006) Massage intervention for promoting mental and physical health in infants aged under six months. Cochrane Database Syst Rev (4): CD005038.

Veerman SRT, Schulte PFJ, de Haan L (2017) Treatment for Negative Symptoms in Schizophrenia: A Comprehensive Review. Drugs 77 (13): 1423-1459.

Voderholzer U (2013) Kotherapeuten als Verhaltenstherapeuten? Verhaltenstherapie 23(1): 4-5.

Wabnitz P, Löhr M, Nienaber A, Hemkendreis B, Kronmüller KT, Schulz M (2017) Low-Intensity Cognitive Behavioral Therapy (LI-CBT) – Eine Einführung in Konzepte und Rahmenbedingungen. PPmP-Psychotherapie Psychosomatik Medizinische Psychologie 67(08): 362-368.

Wagner P, Bräunig P (2004) Psychoedukation bei bipolaren Störungen. Ein Therapiemanual für Gruppen. Stuttgart: Schattauer.

Walker EF, Trotman HD, Goulding SM, Holtzman CW, Ryan AT, McDonald A, Shapiro DI, Brasfield JL (2013) Developmental mechanisms in the prodrome to psychosis. Dev Psychopathol 25(4 Pt 2): 1585-1600.

Walton E, Hibar DP, van Erp TG, Potkin SG, Roiz-Santiañez R, Crespo-Facorro B, Suarez-Pinilla P, Van Haren NE, de Zwarte SM, Kahn RS, Cahn W, Doan NT, Jørgensen KN, Gurholt TP, Agartz I, Andreassen OA, Westlye LT, Melle I, Berg AO, Mørch-Johnsen L, Faerden A, Flyckt L, Fatouros-Bergman H; Karolinska Schizophrenia Project Consortium (KaSP), Jönsson

EG, Hashimoto R, Yamamori H, Fukunaga M, Preda A, De Rossi P, Piras F, Banaj N, Ciullo V, Spalletta G, Gur RE, Gur RC, Wolf DH, Satterthwaite TD, Beard LM, Sommer IE, Koops S, Gruber O, Richter A, Krämer B, Kelly S, Donohoe G, McDonald C, Cannon DM, Corvin A, Gill M, Di Giorgio A, Bertolino A, Lawrie S, Nickson T, Whalley HC, Neilson E, Calhoun VD, Thompson PM, Turner JA, Ehrlich S (2017) Positive symptoms associate with cortical thinning in the superior temporal gyrus via the ENIGMA Schizophrenia consortium. Acta Psychiatr Scand 135(5): 439-447.

Walton E, Hibar DP, van Erp TGM, Potkin SG, Roiz-Santiañez R, Crespo-Facorro B, Suarez-Pinilla P, van Haren NEM, de Zwarte SMC, Kahn RS, Cahn W, Doan NT, Jørgensen KN, Gurholt TP, Agartz I, Andreassen OA, Westlye LT, Melle I, Berg AO, Morch-Johnsen L, Færden A, Flyckt L, Fatouros-Bergman H; Karolinska Schizophrenia Project Consortium (KaSP), Jönsson EG, Hashimoto R, Yamamori H, Fukunaga M, Jahanshad N, De Rossi P, Piras F, Banaj N, Spalletta G, Gur RE, Gur RC, Wolf DH, Satterthwaite TD, Beard LM, Sommer IE, Koops S, Gruber O, Richter A, Krämer B, Kelly S, Donohoe G, McDonald C, Cannon DM, Corvin A, Gill M, Di Giorgio A, Bertolino A, Lawrie S, Nickson T, Whalley HC, Neilson E, Calhoun VD, Thompson PM, Turner JA, Ehrlich S (2018) Prefrontal cortical thinning links to negative symptoms in schizophrenia via the ENIGMA consortium. Psychol Med 48(1): 82-94.

Wampold BE (2015) How important are the common factors in psychotherapy? An update. World Psychiatry 14: 270-277.

Wampold BE, Flückiger C, Del Re AC, Yulish NE, Frost ND, Pace BT, Goldberg SB, Miller SD, Baardseth TP, Laska KM, Hilsenroth MJ (2017) In pursuit of truth: A critical examination of meta-analyses of cognitive behavior therapy. Psychother Res 27(1): 14-32.

Wan MW, Moulton S, Abel KM (2008a) A review of mother-child relational interventions and their usefulness for mothers with schizophrenia. Arch Womens Ment Health 11(3): 171-179.

Wan MW, Warren K, Salmon MP, Abel KM (2008b) Patterns of maternal responding in postpartum mothers with schizophrenia. Infant Behav Dev 31(3): 532-538.

Wang HR, Woo YS, Bahk WM (2015) Caffeine-induced psychiatric manifestations: a review. Int Clin Psychopharmacol 30(4): 179-182.

Wang J, Zhou Y, Gan H, Pang J, Li H, Wang J, Li C (2017) Efficacy Towards Negative Symptoms and Safety of Repetitive Transcranial Magnetic Stimulation Treatment for Patients with Schizophrenia: A Systematic Review. Shanghai Arch Psychiatry 29(2): 61-76.

Watzke B, Rüddel H, Jürgensen R, Koch U, Kriston L, Grothgar B, Schulz H (2010) Effectiveness of systematic treatment selection for psychodynamic and cognitive-behavioural therapy: randomised controlled trial in routine mental healthcare. Br J Psychiatry 197(2): 96-105.

Watzke B, Rüddel H, Jürgensen R, Koch U, Kriston L, Grothgar B, Schulz H (2012) Longer term outcome of cognitive-behavioural and psychodynamic psychotherapy in routine mental health care: randomised controlled trial. Behav Res Ther 50(9): 580-587.

Weijers J, Ten Kate C, Eurelings-Bontekoe E, Viechtbauer W, Rampaart R, Bateman A, Selten JP (2016) Mentalization-based treatment for psychotic disorder: protocol of a randomized controlled trial. BMC Psychiatry 16: 191, doi: 10.1186/s12888-016-0902-x.

Weiss RB, Stange JP, Boland EM, Black SK, LaBelle DR, Abramson LY, Alloy LB (2015) Kindling of life stress in bipolar disorder: comparison of sensitization and autonomy models. J Abnorm Psychol 124(1): 4-16.

Weltgesundheitsorganisation (2005) Dilling H, Mombour W, Schmidt MH (Hrsg.) Internationale Klassifikation psychischer Störungen. ICD-10 Kapitel V (F). Klinisch-diagnostische Leitlinien. Bern Göttingen Toronto Seattle: Hans Huber.

Wetherell JL, Hershey T, Hickman S, Tate SR, Dixon D, Bower ES, Lenze EJ (2017) Mindfulness-Based Stress Reduction for Older Adults With Stress Disorders and Neurocognitive Difficulties: A Randomized Controlled Trial. J Clin Psychiatry 78(7): e734-e743.

Wheeler K (2013) Psychotherapy for the advanced practice psychiatric nurse: A how-to guide for evidence-based practice. 2. Aufl. New York: Springer Publishing Company.

Widmann F, Bachhuber G, Riedelsheimer A, Schiele A, Ullrich S, Kilian R, Becker T, Frasch K (2016) Home Treatment. Fortschr Neurol Psychiatr 84(1): 42-48.

Wieck HH (1977) Lehrbuch der Psychiatrie. Stuttgart: Schattauer.

Wiegand-Grefe S, Geers P, Petermann F, Plass A (2011) Kinder psychisch kranker Eltern: Merkmale elterlicher psychiatrischer Erkrankung und Gesundheit der Kinder aus Elternsicht. Fortschr Neurol Psychiatr 79(1): 32-40.

Williams JM, Alatiq Y, Crane C, Barnhofer T, Fennell MJ, Duggan DS, Hepburn S, Goodwin GM (2008) Mindfulness-based Cognitive Therapy (MBCT) in bipolar disorder: preliminary evaluation of immediate effects on between-episode functioning. J Affect Disord 107(1-3): 275-279.

Winship G, Bray J, Repper J, Hinshelwood RD (2009) Collective biography and the legacy of Hildegard Peplau, Annie Altschul and Eileen Ckellern; the origins of mental health nursing and its relevance to the current crisis in psychiatry. Journal of Research in Nursing 14: 505-517.

Wirz-Justice A, Cajochen C, Nussbaum P (1997) A schizophrenic patient with an arrhythmic circadian rest-activity cycle. Psychiatry Res 73 (1-2): 83-90.

Wirz-Justice A, Werth E, Savaskan E, Knoblauch V, Gasio PF, Müller-Spahn F (2000) Haloperidol disrupts, clozapine reinstates the circadian rest-activity cycle in a patient with early-onset Alzheimer disease. Alzheimer Dis Assoc Disord 14(4): 212-215.

Wirz-Justice A (2006) Biological rhythm disturbances in mood disorders. Int Clin Psychopharmacol 21 Suppl 1: S11-15.

Wirz-Justice A, Bader A, Frisch U, Stieglitz RD, Alder J, Bitzer J, Hösli I, Jazbec S, Benedetti F, Terman M, Wisner KL, Riecher-Rössler A (2011) A randomized, double-blind, placebo-controlled study of light therapy for antepartum depression. J Clin Psychiatry 72(7): 986-993.

Wirz-Justice A (2017) Chronobiology comes of age. Acta Psychiatr Scand 136(6): 531-533.

Wise T, Radua J, Via E, Cardoner N, Abe O, Adams TM, Amico F, Cheng Y, Cole JH, de Azevedo Marques Périco C, Dickstein DP, Farrow TFD, Frodl T, Wagner G, Gotlib IH, Gruber O, Ham BJ, Job DE, Kempton MJ, Kim MJ, Koolschijn PCMP, Malhi GS, Mataix-Cols D, McIntosh AM, Nugent AC, O'Brien JT, Pezzoli S, Phillips ML, Sachdev PS, Salvadore G, Selvaraj S, Stanfield AC, Thomas AJ, van Tol MJ, van der Wee NJA, Veltman DJ, Young AH, Fu CH, Cleare AJ, Arnone D (2017) Common and distinct patterns of grey-matter volume alteration in major depression and bipolar disorder: evidence from voxel-based meta-analysis. Mol Psychiatry 22(10): 1455-1463.

Wissenschaftlicher Beirat der Bundesärztekammer (2003) Stellungnahme des wissenschaftlichen Beirats der Bundesärztekammer. Dtsches Ärzteblatt 100(8): A 504-506.

Wykes T, Steel C, Everitt B, Tarrier N (2008) Cognitive behavior therapy for schizophrenia: effect sizes, clinical models, and methodological rigor. Schizophr Bull 34(3): 523-537.

Wykes T, Huddy V, Cellard C, McGurk SR, Czobor P (2011) A meta-analysis of cognitive remediation for schizophrenia: methodology and effect sizes. Am J Psychiatry 168(5): 472-485.

Xia J, Merinder LB, Belgamwar MR (2011) Psychoeducation for schizophrenia. Cochrane Database Syst Rev (6): CD002831.

Yalincetin B, Bora E, Binbay T, Ulas H, Akdede BB, Alptekin K (2017) Formal thought disorder in schizophrenia and bipolar disorder: A systematic review and meta-analysis. Schizophr Res 185: 2-8.

Zerbo E, Cohen S, Bielska W, Caligor E (2013) Transference-focused psychotherapy in the general psychiatry residency: a useful and applicable model for residents in acute clinical settings. Psychodyn Psychiatry 41(1): 163-181.

Zimmermann T, Puschmann E, van den Bussche H, Wiese B, Ernst A, Porzelt S, Daubmann A, Scherer M (2016) Collaborative nurse-led self-management support for primary care patients with anxiety, depressive or somatic symptoms: Cluster-randomised controlled trial (findings of the SMADS study). Int J Nurs Stud 63: 101-111.

Stichwortverzeichnis

A

Abstinenz, selektive 87
Abwehrmechanismen 114–115, 129, 143–145
Achtsamkeitstechniken 151–152
Affektinkontinenz 44–45
Affektisolierung 129
affektivdominant depressiv 115
affektivdominant maniform 115
Affektlabilität 44
Affektregulation 17, 60
Affektstörung 32, 44
Agentenschaft 18–19, 33
Akupunktur 156
Akute Intoxikation 38
Akute polymorphe psychotische Störung 63
Akute vorübergehende psychotische Störungen 112
Akuttherapie 118
Alkohol 36
– Alkoholdelir 38, 108
– Alkoholentzugsdelir 108
– Alkoholhalluzinose 37, 44, 109
– Alkohol-induzierte psychotische Störungen 108
– Alkoholintoxikation 35
– Alkoholischer Eifersuchtswahn 37–38, 44, 108
– Laborveränderungen bei Alkoholismus 35
Als-ob-Modus 96, 98, 129
Amnesie, dissoziativ 128
Amotivationales Syndrom 44
Amphetamine 36–37
Anfallsleiden 34
Angel Dust 36–37
Angst-Glücks-Psychose 112
Ängstlich-agitiertes Entzugssyndrom 44
Angststörung 133
Antipsychotika 111
Antriebsminderung 75
Antriebstörung 44
Äquivalenzmodus 96, 98
Assertive Communitiy Treatment (ACT) 184
Atemtechnik 158
Atemübung 157

Autogenes Training 66, 146, 156, 163
Autoimmunerkrankungen 41
Autonomieentwicklung 17

B

Baby Blues 134
Babymassage 142
Barbiturate 36
Befund, psychopathologischer 29
Behandlungstechnik, implizite 87
Belastungsstörung 124
Benzodiazepine 36
Benzodiazepinhypnotika 170
Beschreibende Sprache 69, 103, 131, 141–142
Besessenheitszustände 128
Besondere Versorgung, § 140a 181
Beurteilungskriterien zur Indikation einer Psychotherapie bei Psychosen 59–60
Bewegungstherapie 66, 146, 152–154
Bewusstseinsstörung 34, 44–45
Beziehungsgestaltung 31, 67, 72
Bindung 18
Bindungsstörung 139
Bindungsverhalten 16
Biologische Verfahren 172
Bipolaritätsmodell 19–20, 83
Bipolar-Spektrumserkrankungen 121
Body-Scan-Übung 158
Borderline-Persönlichkeitsorganisation, posttraumatische 130
Borderline-Persönlichkeitsstörung 15, 97
Bouffée délirante 112
Bundesverband BApK 179
Bundesverband der Psychiatrie-Erfahrenen 179

C

Cannabis 36–38
Capgras-Syndrom 18
Circadianer Rhythmus 152, 162
Circadianität 44

Cognitive Behavioral Analysis System of Psychotherapy (CBASP) 66
Community Mental Health Teams (CMHT) 184
Container 82, 177
Containing 82, 87
Coping-Strategien 74, 77, 79
Crack 36–37
Crisis Resolution Team (CRT) 183
Crystal 36–37
Cytochrom-P450-Isoenzyme 39

D

deklarativ-explizit 16
Delir 44, 101, 105
– Delirante Symptomatik 38
– Delirante Syndrome 44–45
– Prävention 105
– Trockenes Alkohol-Delir 36
– Trockenes Delir 108
Demenz 40, 42–45, 101, 104
Denkstörung
– formale 19, 32, 59
– inhaltliche 32, 44
Depersonalisation 33, 124, 129
Depersonalisationssyndrom 133
Depression 42–43
– agitierte 42, 44
– antenatale 134
– Depressive Episode 116
– postpartale 134
– saisonale 171
Derealisation 33, 124, 129
Derealisationssyndrom 133
Deutung 87–88
Deutungsstrategien 88
Deutungsvorgang 88
Dialogische Positivierung 84
Differenzialdiagnostik 41
– symptomorientierte 44
Dissoziation 124–125, 128–129, 132
– Dissoziatives Erleben 129, 131–132
Distanzierungstechniken 161
double-bind 80
Dritter Sozialraum 180
Drogenintoxikationspsychose 44
Drogenscreening 36

E

Ecstasy 36–37
Ein-Personen-Rollenspiel 92
Elektrokonvulsionstherapie (EKT) 172–173
Elektrolytstörung 40–41

Eltern-Kind-Beziehung 18
Embodiment 153
Empathische Validierung 97
Entängstigung, aktive 73
Entdecken, geleitetes 68
Entfremdungserleben 33
Entgiftungsstörung 41
Entwertung 144
Entwicklung
– frühkindliche 15
– ödipale 17
– präödipale 17
– sensorische 15, 20, 143
Entwicklungspathologie 15, 47
Epigenetik 14
– Epigenetische Regulation 14
Epilepsie 40
Ergotherapie 146, 175–176
Erinnerungstherapie 103
Erleben, paranoid-halluzinatorisches 67
Erotomanie 112
Erregungsniveau 158
Essstörung 17
Ethischer Therapeut 28
Explorationstechnik 50
– Columbo 53, 97
Expressed-Emotion-Konzept 75, 91
Externalisierungen 161
Eye Movement Desensitization and Reprocessing (EMDR) 131

F

Facharztstandard 146
Familienaufstellung 94
Familienfokussierte Behandlung 25
Familieninterventionen 24
Familienmedizin 89
Familienskulptur 94
Familienstammbaum 94
Familientherapie 89–90, 146
– mentalisierungsbasierte 99
– psychodynamisch orientierte 91
– strategische 92
– strukturelle 91
– systemische 92
– verhaltenstherapeutische 91
Flashbacks 124
Folie à deux 114
Förderung der Realitätsprüfung 67
Fragmentierung der gesundheitlichen Versorgung 179
Fragmentierung des Gesundheitswesens 26
Fragmentierung des psychiatrischen Versorgungssystems 181

Fragmentierungsangst 143
Fremdbeurteilung 31
Früherwachen 44
Fugue 128
Functional-Remediation-Program 81
Funktionsniveau 63
– psychiatrisches 63

G

Gamma-Hydroxybutyrat 36
Gedächtnismodus 16
Gegenübertragung 82
Gemeindepsychiatrische Netze 181
Genetische Beteiligung 13
Genogramm 94
Gesamtbehandlungsplan 45, 146
Gesetzliche Krankenversicherung (GKV) 178
Gesprächsführung
– motivierende 55
– suggestive 53
– tangentiale 53
Gesprächstherapie 23
– nicht-direktive klientenzentrierte 95
Gestaltungstherapie 66
Gewalterlebnisse 18
Gewissensangst 17
Größenwahn 115
Grounding-Technik 157
Grundkonflikt
– der Nähe 15–16
– depressiver 16
– der Autonomie 17
– der Bindung 16
Gruppentherapie 100–101

H

Halluzinationen 51, 74, 114, 116
– akustische 18, 59
– Umgang 79
Halt geben 159
Haltekontakte 159
Handlungsorientierte Verfahren 175
High-Expressed-Emotion-Verhalten 75, 91, 119
Hilflosigkeit, gelernte 121–122
Hilfs-Ich 74, 81, 86, 97, 123
Hirnstimulation, nicht-invasive 173
Hometreatment 183
HPA-Achse 14
Hyperthyreose 41
Hypnose 66
Hypochondrie 112

I

Ich-Bewusstsein 154
Ich-dyston 42
Ich-Psychologie 20
Ich-Störung 19, 31–33, 44, 59
Ich-synton 42
Ich-Zugehörigkeit 42
Idealisierung 144
Identifizierung, projektive 82, 144
Immunsystem 14
individualisiertes metakognitives Training 78
Individuationsentwicklung 16, 20, 143
induzierte wahnhafte Störung 113–114
Insomnie 164
Insomnietherapie 163, 168
– Medikamentöse Verfahren 169
Integrative Versorgungsmodelle 181
Integrierte Versorgung 181
Intellektualisierung 144
Intelligenzminderung 145
Internetbasierte
– Anwendung psychotherapeutischer Verfahren 186
– Therapieverfahren 187
– Verfahren 186
Interpersonelle und soziale Rhythmustherapie 99
Interpretation 88
Intervention
– familienbezogene 24
– paradoxe 68, 92
Intrapsychische Gegensätzlichkeit 19
Introjektion 144
Isolierung 144

J

Jumping-To-Conclusion-Bias 78

K

Kindling 118, 121
Klarifikation 88
Klärung, psychische 46
Kleinheitswahn 122
Koffein 38
Kognitive Beeinträchtigungen 60
Kognitive Remediation 81
Kognitives Training 81, 103
Kokain 36–37
– Kokainerger Dermatozoenwahn 38, 44
– Kokainschock 36–37

Kollusion 90, 140
Kombinationstherapie, niedrigdosierte 170
Kommstruktur 26, 185
Komorbidität 42, 120, 127
Kompetenztraining, soziales 24, 66, 149
Konflikt 15
Konfliktabwehr-Konzept 20
Konflikterleben 47
Konfliktpathologie 15, 49–50
Konfrontation 87–88
Konkretismus 81
Kontaktstörung 85
Kontinuitätsdelir 108
Kontrollierte Bedarfsintervalltherapie 169
Körperbezogene Verfahren 142
Körpererleben 160
Körperliche Gegenregulation 160
Körperressource 160
Körpersprache 54
Korsakow-Syndrom 109, 128
Krankenhauspsychiatrie 180
Krankenpflegepersonal 21
Krankheitsbegriff 11
Krankheitskonzept, lebensgeschichtlich begründetes Erklärungsmodell 72
Krankheitskonzept, psychophysiologisches Erklärungsmodell 70
Kreativtherapeutische Verfahren 175
Kunsttherapie 103–104, 146, 176–177

L

Lähmung 34–35
Leading 54
Leitlinien 25, 178
– S3-Leitlinie 25
Lichttherapie 171
Liquid Ecstasy 36
LSD 36–37

M

Malignes neuroleptisches Syndrom 105
Manie 123
– akute 119
– dysphorische 42
– gereizte 42, 123
– psychotische 116
– verworrene 124
Megalomanie 112
Mehrgenerationenperspektive 90
Mentalisierung 18, 74, 86, 88, 93, 96, 98–99, 143
– komplexe 97

Mentalisierungsdefizite 80
Mentalisierungsfähigkeit 22
Mentalisierungsniveau 98
mentalization-based therapy 95
Metakognitionen 19
Metakognitives Training 78
Missbrauch 127
– sexueller 14
Mobile psychiatrische Akutbehandlung 184
Modellprojekte nach § 64b SGB V 181
Modus 96–98, 129
Moral Hazard 179–180
Morgentief 44
Musiktherapie 66, 103–104, 146, 177
Mutismus 116
Müttergruppe 141
Mutter-Kind-Beziehung 139
Mutter-Kind-Interaktion 140, 142
Mutter-Säuglings-Dyaden 138

N

Nähe-Distanz-Konflikt 133
Narzisstische Pathologie 50
Negativsymptomatik 20, 75, 111
Negativsymptome 80
Neurose 12
NMDA-Rezeptor 14
NMDA-Rezeptor-Antikörper-Enzephalitis 31, 113

O

Objektbeziehungsregulation 60
Objektbeziehungstheorie 20
Objektentzugsangst 17
Offener Dialog 94
OPD-2-System 47
Operationalisierte Psychodynamische Diagnostik 47
Opiatabhängigkeit 44
Opiate 36
Organische psychische Störungen ersten Ranges 107
Organische psychische Störungen zweiten Ranges 107
Organische Störungen 101
Orientierungsstörungen 44
Orientierungstherapie 103
Östrogenspiegel 135
Othello-Syndrom 112

P

parathym 116
Pathognomische Laboranalytik 35
Pathognomische Neurologie 33
Pathognomische Psychopathologie 31–32
Pathognomischer Drogenblick 36
Peer support 21
Perseveration 44–45
Persönliche Budgets 185
Persönlichkeitsstörung 42, 143
– depressive 15, 17
– hysterische 17
– narzisstische 15, 17
– paranoide 15
– schizoide 15, 63
– schizotypische 15
Persönlichkeitsstruktur
– Einschätzung 46
Pflegekräfte 21, 146
Pflegerischer Dienst 146
Pharmakotherapie 91, 99, 110–111, 162
7-Phasenmodell von Kanfer 65
Phasenprophylaxe 118
Polypharmazie 39
Positivsymptomatik 111
Positivsymptome 111
Posttraumatische Belastungsstörung 15, 124–125, 127–128
– Komorbidität 127
Prätraumatische Amnesie 128
Prävention 89
präventiv 14
Prinzip Antwort 74, 86
Progressive Muskelrelaxation 66, 146, 155, 163
Projektion 144
Propfpsychose 145
prozedural-implizit 16
Pseudo-Demenz 44
Psychiatrie, ambulante 181
Psychodynamische Behandlung 81
– allgemeines Vorgehen 81
Psychoedukation 21, 23–24, 119, 147–149
Psychometrie 30
Psychomotorische Anspannung 60
Psychopharmaka bedingte Verwirrtheitszustände 105
Psychose
– affektive 63
– Allgemeines Vorgehen 29
– bei Traumatisierung 63
– Definition 12–13, 19, 29
– drogeninduzierte 44
– Entstehung 13–15, 20
– erlebnisreaktive 63
– hirnorganische 40
– induzierende Substanzen 39
– organische 63
– postpartale 135–138
– schizophrene 20–21, 115
– somatopsychische 40
– substanzinduzierte 36, 43–44
– symbiotische 114
– zykloide 112
Psychotherapeutische Beziehung 65
Psychotherapeutische Frühintervention 66, 75
Psychotherapeutische Postakutbehandlung 76
Psychotherapie
– analytische 66
– bei älteren Menschen 101–102
– bei Demenzerkrankten 103
– bei Schizophrenie 27
– Definition 21–22
– Erstgespräch 29
– evidenzbasierte 23
– humanistische 66, 94
– Indikation 60
– interpersonelle 66, 99
– mentalisierungsbasierte 66, 81, 95, 98
– modular aufgebaute 61
– Nebenwirkungen 27
– psychodynamisch begründete 61
– psychodynamische 65
– strukturbezogene 85
– tiefenpsychologisch fundierte 23, 66, 146
– tiefenpsychologische 65, 87
– übertragungsfokussierte 66, 100
– Verfahren 65–66
– Wirkfaktoren 22
– Wirksamkeit 23, 25, 118
Psychotherapie, stationäre 64
– Indikationen 64
– Kontraindikationen 65
Psychotherapiemethoden 23
Psychotherapie-Richtlinie 27
Psychotrope Substanzen 108
PsychVVG 180

Q

Querulanz 112
Quotengerechte Bedarfstherapie 169

R

Rationalisierung 129, 144
Reaktionsbildung 144
Realitätsorientierungstherapie 104
Regionalbudget 181, 185
Remission 118

227

Reorientierungstechniken 161
Repetitive Transkranielle Magnetstimulation (rTMS) 146, 174
Research Domain Criteria (RDoc) Projekt 11–12
Rhythmusstabilisierung 163
Rhythmustherapie 25
Richtlinienpsychotherapie 25–26, 64, 146

S

Schematherapie 24, 66
schizodominant 115
Schizophrenie 15, 24, 41–42, 44, 62–63, 84, 109–111
Schlafentzug
– partieller 170
– REM-Schlafentzug 170
– therapeutischer 170
Schlafhygiene 163, 165–167
Schlafrestriktion 163–164, 167
Schlafstörung 51, 162–163, 168–169
Schlaf-Wach-Rhythmus 162, 164
Schlaf-Wach-Rhythmus-Störung 162
Schuldwahn 122
Sehstörung 34
Selbstbeurteilung 31
Selbsthilfe 21, 188
Selbstmanagement 149–150
Selbst-Psychologie 20
Selbstregulation 17, 60
Selbstsicherheit 149
Selbstwert 149–150
Selbstwertstärkung 149
Sense of Agency 18–19, 33
Sensibilitätsstörung 34–35
Setting 31
Sichere-Ort-Arbeit 74
Sinnesmodalitäten und Möglichkeiten ihrer Reizung 151
Sinnestäuschungen 31
Skillstechniken 150–151
Social Cognitive Interaction and Treatment Program (SCIT) 78
Social Rhythm Therapy 24
soft-signs 107
Sokratischer Dialog 68–69
Somatisierungsstörung 42
SORC-Schema 79
Soziale Gesetzbücher (SGB) 26, 181
Soziale Kompetenz 81, 149
Soziale Menschenwürde 185
Spaltung 82, 129, 143–144
Spektrumerkrankung 19
Spielgruppe 142
Sporttherapie 146, 152

Standardintervalltherapie 169
Stationsäquivalente Behandlung (StäB) 182
Stimulanzienabhängige 38
Stimuluskontrolle 160, 163–164
Stimuluskontrolltherapie 166
Störung
– affektive 116
 – bipolare 116
 – rezidivierende 117
 – unipolare 116
– bipolare 117
– dissoziative 124, 128, 130
– hypochondrische 42
– kognitive 44
– organisch wahnhafte (schizophreniforme) 42
– phobische 133
– psychogene 34
– psychotische 38
– Realitätsbezüge 13
– schizoaffektive 63, 114–115
– schizotype 63, 112
– somatische 34
– wahnhafte 41, 63, 109, 112
Stress, oxidativer 14
Struktur 15
Strukturniveau 60, 63, 144
– höheres 17, 49
– mittleres 17, 50
– niederes 16, 47
– niedriges 143
– psychologisches 63
Stühle-Arbeit 93
Stühle-Technik 92, 102, 122
Stupor 116
Stuporöse Zustände 44–45
Subjektivität 20
– im psychotischen Erleben 19
Sublimierung 144
Suggestibilität 44
Suizid, erweiterter 143
Suizidales Verhalten 56–57
Suizidalität 57, 60
Suizidrate 118
Suizidrisiko 57
SVK-Schema 79
Symptomatik, paranoide 18
Symptomprofil drogenbezogener Psychosen 38
Symptomverschreibung 92
synthym 116
Systemische Therapie 66, 146

T

Tabak 38
Tagträume 51
Tandemkonzepte 27

Täterintrojekt 125
Täterposition 125
Teamkonzepte 27
Techniken
– suggestive 52
– tangentiale 52
Teleologischer Modus 96
Theory of Mind 17, 86
Theory-of-Mind-Defizit 18, 44, 54, 78
Therapeutische Haltung 73, 82–83, 87
Therapie
– achtsamkeitsbasierte 24
– chronobiologisch orientierte 162
– emotionsfokussierte 24
– interpersonelle 23, 146
– systemische 23
Tracks 183
Trance 128
transference-focused psychotherapy 100
Transkranielle Gleichstromstimulation
 (Transcranial direct current stimulation
 (tDCS)) 173–174
Trauma 14, 124
Traumatherapie 126–127
Traumatisierung 15, 124, 127
Traumverarbeitung, intrapsychische 124
Trennungsangst 17
Triangulierung 17
Triggerkontrolle 160
Trugwahrnehmungen 70, 73
Typus
– ängstlich agitierter 57
– anhedon-hoffnungsloser 57
– impulsiv-aggressiver 57

U

Übertragung 88, 102
Übertragungspsychose 83, 144
Umweltfaktoren 14
Ungeschehenmachen 124, 129

V

Vagusnervstimulation (VNS) 173
Validation 104
Validieren 97–98, 161
value-based-healthcare Konzept 178
Verdrängung 129, 144
Verfolgungsangst 16, 143
Verfolgungswahn 20
Verhaltenstherapie
– Dritte Welle 26, 61, 117
– kognitive 21, 23, 25, 61, 66, 76, 116, 146

– allgemeines Vorgehen 76
Verlassenheitsangst 16, 143
Verleugnung 124
Verlustangst 17
Verschlimmerungsfrage 92
Verschmelzungsangst 16, 143
Versorgung
– Hemmnisse 26
– psychiatrische 26
Versorgungsmodelle
– integrative 181
– sektorenübergreifende 184
Versündigungswahn 122
Videointerventionstherapie 140–141
Vitalgefühle 115
Vulnerabilität 74
Vulnerabilitäts-Stress-Modell 76

W

Wachtherapie 170
Wahn 19, 31, 33, 109, 114, 116
– bizarrer 33
– Größenwahn 116
– hypochondrischer 42, 116
– nihilistischer 116
– Umgang 77
Wahninhalte 33
Wahrnehmungsstörungen 32
Weinsberger Skalen 154
Weitschweifigkeit 44–45
Wernicke-Enzephalopathie 109
Wochenbett 134, 136

Y

Yoga 146, 156

Z

Zentrale pontine Myelinolyse 109
Zentrales anticholinerges Syndrom 105
Zentrales Serotoninsyndrom 105
Zirkuläre Exploration 52
Zukunftsfrage 92
Zustandsmarker für Alkoholkonsum
– direkte 35
– indirekte 35
Zwangsmaßnahmen 74, 127–128
Zwangsstörung 42, 133–134
– perinatale 134
Zwei-Stühle-Technik 122

Stefan Klingberg/Klaus Hesse

Stationäre evidenzbasierte Psychotherapie bei Psychosen

Kognitiv-verhaltens-therapeutisches Praxismanual

2014. 148 Seiten mit 7 Abb. und 7 Tab. Kart. Inkl. CD-ROM
€ 39,99
ISBN 978-3-17-017616-4

Störungsspezifische Psychotherapie

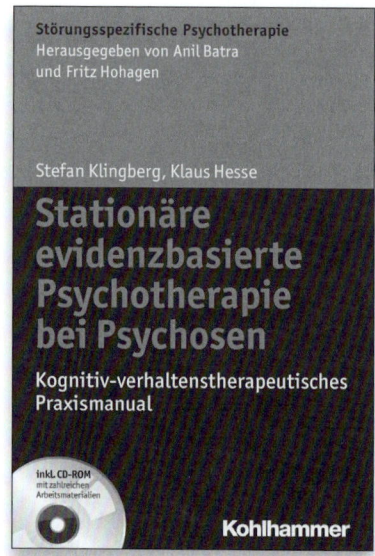

Evidenzbasierte Behandlungsleitlinien empfehlen einhellig Kognitive Verhaltenstherapie und Familieninterventionen für die Regelbehandlung von Menschen mit psychotischen Störungen. In der stationären Versorgung ist Psychotherapie bei dieser Patientengruppe jedoch noch zu wenig verbreitet. Dieses Behandlungsmanual gibt Orientierung und konkrete Anleitung, wie ein kognitiv-verhaltenstherapeutisches Behandlungskonzept im stationären Rahmen umzusetzen ist. Dabei wird auf die besonderen Anforderungen an das Behandlungsteam, sowie die Beziehungs- und Motivationsarbeit eingegangen.
Anhand vieler Beispiele und Arbeitsmaterialien wird die Gruppen- und Einzelpsychotherapie anschaulich und konkret dargestellt.

Leseproben und weitere Informationen unter www.kohlhammer.de

W. Kohlhammer GmbH · 70549 Stuttgart
Fax 0711 7863-8430 · vertrieb@kohlhammer.de

kohlhammer

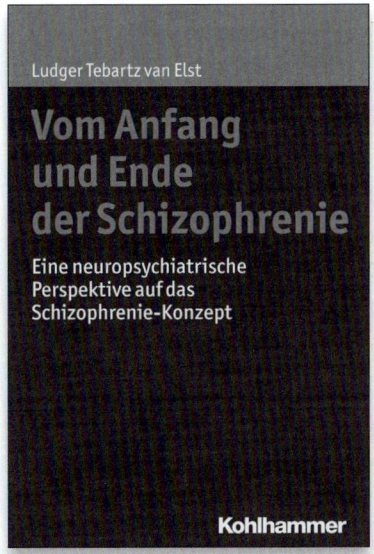

Ludger Tebartz van Elst

Vom Anfang und Ende der Schizophrenie

Eine neuropsychiatrische Perspektive auf das Schizophrenie-Konzept

2017. 254 Seiten mit 17 Abb. und 18 Tab. Kart.
€ 35,-
ISBN 978-3-17-031258-6

Die Schizophrenie gehört zu den dramatischsten Diagnosen der Medizin der Neuzeit. Sie fungiert nicht nur als Bezeichnung für eine Gruppe psychischer Symptome, sondern hat darüber hinaus weitreichende gesellschaftliche Implikationen. Kaum eine andere Diagnose der Medizin wird so sehr gefürchtet und von Betroffenen wie Angehörigen als Makel, Stigmatisierung und Omen einer umfassenden gesellschaftlichen Abwertung und Ausgrenzung erlebt.

In diesem Buch werden Symptome, Klassifikation, Geschichte, Ursachen und Therapie der Schizophrenie umfassend beschrieben. Darauf aufbauend wird begründet, wieso auf der Grundlage neuester neuropsychiatrischer Erkenntnisse nach Überzeugung des Autors die Schizophrenie in 100 Jahren Geschichte sein wird.

Leseproben und weitere Informationen unter www.kohlhammer.de

W. Kohlhammer GmbH · 70549 Stuttgart
Fax 0711 7863-8430 · vertrieb@kohlhammer.de

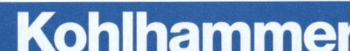

Psychotherapiekompakt

Hrsg. von Freyberger, Rosner, Seidler, Stieglitz und Strauß

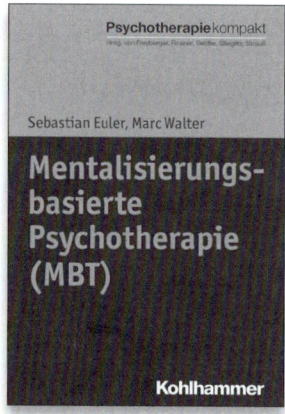

Sebastian Euler/Marc Walter
Mentalisierungsbasierte Psychotherapie (MBT)
2018. 190 Seiten mit 6 Abb. und 4 Tab. Kart.
€ 29,-
ISBN 978-3-17-031651-5

Timo Storck
Psychoanalyse nach Sigmund Freud
2018. 224 Seiten. Kart.
€ 29,-
ISBN 978-3-17-030874-9

Hans-Joachim Hannich
Individualpsychologie nach Alfred Adler
2018. 168 Seiten mit 1 Abb. Kart.
€ 29,-
ISBN 978-3-17-031226-5

Annegret Boll-Klatt/Mathias Kohrs
Tiefenpsychologisch fundierte Psychotherapie
2018. 276 Seiten mit 9 Abb. Kart.
€ 35,-
ISBN 978-3-17-032007-9

Ralf T. Vogel
Analytische Psychologie nach C. G. Jung
2018. 192 Seiten. Kart.
€ 29,-
ISBN 978-3-17-028678-8

Ullmann/Friedrichs-Dachale
Bauer-Neustädter
Linke-Stillger
Katathym Imaginative Psychotherapie (KIP)
2017. 191 Seiten mit 5 Abb. Kart.
€ 29,-
ISBN 978-3-17-030519-9

Burkhard Peter/Dirk Revenstorf
Hypnotherapie
2018. 186 Seiten mit 7 Tab. Kart.
€ 29,-
ISBN 978-3-17-030866-4

Eva-Maria Biermann-Ratjen/Jochen Eckert
Gesprächspsychotherapie
Ursprung – Vorgehen – Wirksamkeit
2017. 190 Seiten mit 2 Abb. und 6 Tab. Kart.
€ 29,-
ISBN 978-3-17-029080-8

Leseproben und weitere Informationen unter www.kohlhammer.de

W. Kohlhammer GmbH · 70549 Stuttgart
Fax 0711 7863-8430 · vertrieb@kohlhammer.de

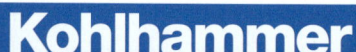